A. B. Imhoff (Hrsg.)

# Fortbildung Orthopädie
Die ASG-Kurse der DGOT

Band 5: **Magnet-Resonanz-Tomographie**

Mit 153 Abbildungen in 304 Teilabbildungen
und 15 Tabellen

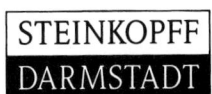
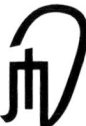

*Prof. Dr. med. Andreas B. Imhoff*
Abteilung und Poliklinik für Sportorthopädie
TU München
Connollystraße 32, 80809 München

ISBN 3-7985-1183-7 Steinkopff Verlag, Darmstadt

Die Deutsche Bibliothek – CIP-Einheitsaufnahme
Fortbildung Orthopädie: die ASG-Kurse der DGOT /
A.B. Imhoff (Hrsg.). – Darmstadt: Steinkopff
 Bd. 5. Magnetresonanztomographie – 2001
 ISBN 3-7985-1183-7

Dieses Werk ist urheberrechtlich geschützt. Die dadurch begründeten Rechte, insbesondere die der Übersetzung, des Nachdrucks, des Vortrags, der Entnahme von Abbildungen und Tabellen, der Funksendung, der Mikroverfilmung oder der Vervielfältigung auf anderen Wegen und der Speicherung in Datenverarbeitungsanlagen, bleiben, auch bei nur auszugsweiser Verwertung, vorbehalten. Eine Vervielfältigung dieses Werkes oder von Teilen dieses Werkes ist auch im Einzelfall nur in den Grenzen der gesetzlichen Bestimmungen des Urheberrechtsgesetzes der Bundesrepublik Deutschland vom 9. September 1965 in der jeweils geltenden Fassung zulässig. Sie ist grundsätzlich vergütungspflichtig. Zuwiderhandlungen unterliegen den Strafbestimmungen des Urheberrechtsgesetzes.

Steinkopff Verlag Darmstadt
ein Unternehmen der BertelsmannSpringer Science+Business Media GmbH

http://www.steinkopff.springer.de

© Steinkopff Verlag, Darmstadt, 2001
 Printed in Germany

Die Wiedergabe von Gebrauchsnamen, Handelsnamen, Warenbezeichnungen usw. in diesem Werk berechtigt auch ohne besondere Kennzeichnung nicht zu der Annahme, daß solche Namen im Sinne der Warenzeichen- und Markenschutz-Gesetzgebung als frei zu betrachten wären und daher von jedermann benutzt werden dürften.

Produkthaftung: Für Angaben über Dosierungsanweisungen und Applikationsformen kann vom Verlag keine Gewähr übernommen werden. Derartige Angaben müssen vom jeweiligen Anwender im Einzelfall anhand anderer Literaturstellen auf ihre Richtigkeit überprüft werden.

Herstellung: Klemens Schwind
Umschlaggestaltung: Erich Kirchner, Heidelberg
Satz: K+V Fotosatz GmbH, Beerfelden

SPIN 10736182    105/7231-5 4 3 2 1 0 – Gedruckt auf säurefreiem Papier

# Vorwort

Der Vorstand der DGOOC hat zusammen mit dem BVO seit Jahrzehnten die ASG-Fortbildungskurse, die mittlerweile ja fester Bestandteil der Deutschen Orthopädenkongresse geworden sind, gefördert und die Buchreihe Fortbildung Orthopädie mit der Schirmherrschaft der DGOOC unterstützt. Der Vorstand ist deshalb Frau Dr. Gertrud Volkert und dem Steinkopff-Verlag sehr dankbar, dass sie mit neuem Engagement seit 1999 die Fortführung der Buchreihe übernommen haben.

Die Fortbildungskurse der ASG-Fellows richten sich nach dem Vorbild der „Instructional Courses der AAOS (American Association of Orthopaedic Surgeons)" an angehende Fachärzte für Orthopädie und Orthopädische Chirurgie, aber auch an erfahrene Orthopäden in Praxis und Klinik, die von bestausgewiesenen Wissenschaftlern eine kompetente Übersicht über Neues zu aktuellen und modernen Krankheitsbildern erfahren möchten. Die ASG-Kursbücher erschienen bereits von 1990 bis 1996 unter dem Titel „Aktuelle Schwerpunkte der Orthopädie" im Georg-Thieme-Verlag. Das neue Konzept hat das Ziel, mit der Reihe Fortbildung Orthopädie über 3–4 Jahre in 6 Bänden die gesamte Thematik der Orthopädie nach topographischen Gesichtspunkten gegliedert darzustellen. Die bisherigen Bände waren mit Band I dem Thema Schulter – Ellbogen – Hüfte – Stoßwelle, mit Band II dem Thema Wirbelsäule, mit Band III dem Thema Knie und mit Band IV dem Thema Fuß gewidmet.

Jetzt liegt der Band V vor, der die Technik der Kernspintomographie/Magnetresonanztomographie in der Orthopädie behandelt. Es ist das große Verdienst von Herrn Prof. Dr. S. Hofmann, Stolzalpe, der die letzten 3 Jahre die Kurse MRT betreut hatte, viele Beiträge mit den Autoren neu gefasst, redigiert und auf aktuellstem Niveau zusammengestellt hat. Weitere Beiträge zu den Indikationen und Möglichkeiten der MRT an den oberen und unteren Extremitäten, der Wirbelsäule, dem Becken und bei der Diagnosestellung und Staging in der Tumororthopädie haben die Gestaltung eines umfassenden Fortbildungsbuches ‚MRT in der Orthopädie' möglich gemacht.

Wiederum danken wir allen Referenten und Mitarbeitern, die mit ihren Beiträgen zum Gelingen dieses nunmehr fünften Bandes der neuen Fortbildungsreihe Orthopädie beigetragen haben. Auch dieses Buch ist nur dank der sehr guten Zusammenarbeit mit Frau Dr. Gertrud Volkert, Steinkopff Verlag, und meiner Sekretärin, Frau Gabi Gistl, möglich geworden.

Für die ASG-Kurskommission 2001                                    Andreas B. Imhoff

# Inhaltsverzeichnis

## Grundlagen

1  Biologie und Technik der Magnetresonanztomographie .............. 3
   K. Hittmair

2  MR-Arthrographie ............................................. 6
   J. Kramer, S. Hofmann

## Obere Extremität

3  Schultergelenkinstabilität – Klinische und bildgebende Diagnostik ........ 15
   S. Sell, I. Sell, P. Reize, M. Niemeyer, F. Martini

4  MRT der Schulter ............................................ 25
   W. Kenn

5  MRT bei Polyarthritis ........................................ 35
   K. Fritz, J. Raith, J. Hermann

## Untere Extremität

6  MRT der Hüfte .............................................. 45
   S. Hofmann, J. Kramer

7  MRT des Knorpels: Frühstadien der Chondromalazie ................ 56
   K. Wörtler

8  MRT des Knorpels: Sequenztechniken ........................... 63
   J. Kramer, S. Hofmann

9  MRT der Osteochondrosis dissecans des Kniegelenks ............... 70
   J. Kramer, S. Hofmann

10 MRT des vorderen Kreuzbandes und der Menisken ................ 76
   J. S. Träger

11 MRT des oberen Sprunggelenks ............................... 87
   G. M. Öttl, A. Heuck

12 MRT des Fußes .............................................. 97
   H.-J. Trnka, S. Trattnig

13 MRT bei der Osteonekrose .................................... 107
S. Hofmann, J. Kramer

## Wirbelsäule

14 MRT der degenerativen Wirbelsäule ............................ 121
R. Eyb, M. Urban

15 MRT bei entzündlichen Wirbelsäulenerkrankungen ................. 129
Andrea Ruppert-Kohlmayr, J. Simbrunner, C. Aigner, R. Windhager

## Tumor

16 MRT bei Tumoren ............................................ 141
J. Raith, H. Welkerling, R. Windhager

17 MRT bei Tumoren: Indikationen, Abklärung und Operationsplanung ...... 162
H. Rechl, R. Burgkart, N. Hof

18 Zukunft der MRT – Aus der Perspektive orthopädischer Anwendungen .... 173
W. R. Nitz

# Autorenverzeichnis

Dr. med. Ch. Aigner
Universitätsklinik für Chirurgie
Klinische Abteilung für Orthopädie
und orthopädische Chirurgie
Auenbrugger Platz 29
A-8036 Graz

Dr. med. R. Burgkart
Klinik für Orthopädie und Sportorthopädie
der Technischen Universität München
Ismaningerstr. 22
81675 München

Dr. med. R. Eyb
SMZ Ost Donauspital
Orthopädische Abteilung
Langobardenstraße 122
A-1220 Wien

Dr. med. K. Fritz
Universitätsklinik für Radiologie
Auenbrugger Platz 9
A-8036 Graz

Dr. med. J. Hermann
Universitätsklinik für Innere Medizin
Auenbrugger Platz 9
A-8036 Graz

Prof. Dr. med. K. Hittmair
LKH Bruck an der Mur
Institut für Radiologie
Tragösser Straße 1
A-8600 Bruck

Dr. med. N. Hof
Institut für Röntgendiagnostik
Klinikum rechts der Isar
Technische Universität München
Ismaningerstraße 22
81675 München

Univ. Doz. Dr. med. S. Hofmann
Allgemeines und Orthopädisches LKH
Abteilung für Orthopädie
Department 1
A-8852 Stolzalpe

Dr. med. W. Kenn
Institut für Radiologie
Universitätsklinikum Würzburg
Josef-Schneider-Straße 2
97080 Würzburg

Univ. Doz. Dr. med. J. Kramer
Klinik für Radiodiagnostik
Universität Wien
Institut für CT & MRT Diagnostik
am Schillerpark
Rainerstr. 6–8
A-4020 Linz

Dr. med. F. Martini
Universitätsklinikum Tübingen
Orthopädische Klinik und Poliklinik
Hoppe-Seyler-Str. 1–3
72076 Tübingen

Dr. med. M. Niemeyer
Vor dem Haagtor 1/1
72072 Tübingen

Dr. rer. nat. W. R. Nitz
Applikationsentwicklung der Siemens AG
Medizinische Technik
Geschäftsgebiet MR Erlangen
Klinikum der Universität Regensburg/
Institut für Röntgendiagnostik
Franz-Josef-Strauss-Allee 11
93042 Regensburg

Dr. med. G. Öttl
Nymphenburger Straße 108a
80636 München

Dr. med. J. Raith
Universitätsklinik für Radiologie
Auenbrugger Platz 9
A-8036 Graz

PD Dr. med. Dr. med. vet. H. Rechl
Klinik für Orthopädie und Sportorthopädie
der Technischen Universität München
Ismaningerstr. 22
81675 München

Dr. med. P. Reize
Universitätsklinikum Tübingen
Orthopädische Klinik und Poliklinik
Hoppe-Seyler-Str. 1–3
72076 Tübingen

Dr. med. A. Ruppert-Kohlmayr
Universitätsklinik für Radiologie
Auenbrugger Platz 9
A-8036 Graz

Prof. Dr. med. S. Sell
Universitätsklinikum Tübingen
Orthopädische Klinik und Poliklinik
Hoppe-Seyler-Str. 1–3
72076 Tübingen

Dr. med. I. Sell
Im Grotthaus 1
72072 Tübingen

Dr. med. J. Simbrunner
Gemeinsame Einrichtung MR
Auenbrugger Platz 9
A-8036 Graz

PD Dr. med. habil. S. J. Träger
Facharzt für Orthopädie
Bahnhofstraße 8
94032 Passau

Prof. Dr. med. S. Trattnig
Universitätsklinik für Radiologie
der Universität Wien
Währinger Gürtel 18–20
A-1090 Wien

Univ. Doz. Dr. med. H.-J. Trnka
Orthopädisches KH Gersthof
Wielemansgasse 28
A-1180 Wien

Dr. med. M. Urban
SMZ Ost Donauspital
Radiologische Abteilung
Langobardenstraße 122
A-1220 Wien

Dr. med. H. Welkerling
Universitätsklinik für Chirurgie
Klinische Abteilung für Orthopädie
und orthopädische Chirurgie
Auenbrugger Platz 29
A-8036 Graz

Prof. Dr. med. R. Windhager
Universitätsklinik für Chirurgie
Klinische Abteilung für Orthopädie
und orthopädische Chirurgie
Auenbrugger Platz 29
A-8036 Graz

PD Dr. med. K. Wörtler
Institut für Röntgendiagnostik
Klinikum rechts der Isar
Technische Universität München
Ismaningerstraße 22
81675 München

# Grundlagen

# Biologie und Technik der Magnetresonanztomographie

K. Hittmair

Dieses Kapitel wendet sich an Kliniker, die Patienten zur MRT-Untersuchung zuweisen und folglich mit radiologischen Befunden und den dazugehörigen MRT-Bildern konfrontiert sind. Eine gewisse Kenntnis der physikalischen Grundlagen und deren Implikationen auf die Untersuchungstechnik und Bildinterpretation ist auch für den nicht befundenen Bildbetrachter wichtig und soll im folgenden Kapitel kurz vermittelt werden.

## Zugrundeliegender physikalischer Effekt, Magnetfelder

Für konventionelle Röntgenaufnahmen und Computertomographie (CT) wird die unterschiedliche Durchlässigkeit verschiedener Gewebe für Röntgenstrahlung zur Bildgebung ausgenützt. Eine Röntgenröhre sendet Röntgenstrahlung aus, diese durchstrahlt den Körper und trifft dann auf einen Röntgenfilm bzw. einen Röntgendetektor. Je röntgendichter ein Gewebe ist, desto weniger Röntgenstrahlung erreicht den Röntgenfilm bzw. den Röntgenstrahlendetektor und desto heller erscheint das korrespondierende Areal auf der (negativen) Röntgenaufnahme bzw. dem CT-Bild.

Bei der Magnetresonanztomographie (MRT) hingegen wird ein elektromagnetischer Impuls in den Körper gesendet; bestimmte Atomkerne, die als kleinste Magnete fungieren, werden durch diesen Impuls sozusagen zur *Resonanz* angeregt und senden ihrerseits einen elektromagnetischen Impuls zurück (man spricht von einem Echo). Die Stärke dieses Echos bestimmt nun die Helligkeit eines Raumelementes (Voxel) bzw. des korrespondierenden Bildelementes (Pixel) auf einem MRT-Bild. Für die klinische Bildgebung werden fast ausschließlich Wasserstoffkerne (Protonen) verwendet. Um ein meßbares Echo zu erzeugen, müssen die unzähligen Protonen, die ungeordnet in alle möglichen Richtungen des Raumes verteilt sind, durch ein starkes äußeres Magnetfeld sozusagen parallel ausgerichtet werden. Solch starke Magnetfelder (ca. 1 Tesla ~ 10 000mal stärker als Erdmagnetfeld!) werden meist mit sehr starken supraleitenden Elektromagneten erzeugt; diese supraleitenden Elektromagneten müssen mit flüssigem Helium gekühlt werden und können nicht einfach ausgeschaltet werden, sodass dieses Magnetfeld permanent vorhanden ist. Je stärker dieses permanente Hauptmagnetfeld ist, desto geringer wird das Bildrauschen und desto besser die damit verbundene Bildqualität.

Neben dem Hauptmagnetfeld, welches normal (in einem Winkel von 90°) zur MRT-Geräteöffnung (Gantry) eines MRT-Gerätes verläuft, braucht man zur Bildgebung, insbesondere zur Ortskodierung, zusätzliche, jedoch wesentlich schwächere, sogenannte Gradientenfelder, die parallel zu den 3 Richtungen des Raumes orientiert sind und durch konventionelle Elektromagneten (sogenannte Gradientenspulen) erzeugt werden. Diese Gradientenfelder werden in schneller Folge wechselweise aus- und eingeschaltet und erzeugen so das typische laute Geräusch eines MRT-Gerätes. Stärkere und schneller zu schaltende Gradientenfelder ermöglichen kürzere Untersuchungszeiten und höhere Ortsauflösungen.

## Längs- und Quermagnetisierung, HF-Impuls, T1- und T2-Zeit

Wird ein Körper in das MRT-Gerät eingebracht, richten sich die Protonen parallel zum Hauptmagnetfeld aus, die Gesamtmagnetisierung des Körpers zeigt in Richtung des Hauptmagnetfeldes – man spricht von *Längsmagnetisierung* ($M_z$). Am Anfang jeder Bildgebung steht ein elektromagnetischer Hochfrequenzimpuls (*HF-Impuls*), der sogenannte Anregungsimpuls, der die Körpermagnetisierung aus der Längsmagnetisierungsrichtung normal (90°) zur Richtung des Hauptmagnetfeldes klappt – man spricht von *Quermagnetisierung* ($M_{xy}$). Um die Protonen anregen zu können, muss die Frequenz des Anregungsimpulses genau deren Resonanzfrequenz entsprechen; diese Resonanzfrequenz (=Larmorfrequenz) ist proportional zur Stärke des Hauptmagnetfeldes und beträgt bei 1,5 T 63 MHz.

Die *Quermagnetisierung* rotiert (präzediert) nun um die Richtung des Hauptmagnetfeldes bzw. der Längsmagnetisierung und sendet dabei eine elektromagnetische Strahlung (wieder mit 63 MHz) – das Echo – aus, das mit einer Empfangsspule aufgefangen werden kann. Je mehr von diesem Echo durch optimale Empfangsspulen aufgefangen wird, desto besser die Bildqualität. Es gibt deshalb für verschiedene Körperregionen angepasste Spulen, die das Echo möglichst nahe dem Ort ihres Entstehens (dem jeweils untersuchten Körperteil) auffangen.

Die Quermagnetisierung und damit das vom Körper zurückgesendete Echo bauen sich spontan ab, und die Magnetisierung kehrt wieder in ihren Ausgangszustand zurück. Dabei spielen zwei physikalische Prozesse eine Rolle:

Die Quermagnetisierung klappt einem exponentiellen Zeitverlauf folgend zurück in Längsrichtung; dieser Prozess heißt *Spin-Gitter-Relaxation*; seine Geschwindigkeit ist definiert durch die Spin-Gitter-Relaxationszeit oder *T1-Relaxationszeit*, einem gewebetypischen Parameter. Lange T1-Zeit bedeutet langsames Zurückkehren der Quermagnetisierung in die Längsrichtung und vice versa.

Andererseits zerfällt aber die Quermagnetisierung in sich und zwar dadurch, dass die einzelnen Protonen verschieden schnell präzedieren. Damit zeigen nicht mehr, wie unmittelbar nach dem Anregungsimpuls, alle Protonen in die selbe Richtung und die von außen beobachtbare Gesamtquermagnetisierung nimmt folglich exponentiell ab. Die Schnelligkeit dieses Quermagnetisierungszerfalles (=*Spin-Spin-Relaxation*) ist durch einen weiteren gewebetypischen Parameter, die Spin-Spin-Relaxationszeit (=*T2-Relaxationszeit*) definiert. Lange T2-Zeit bedeutet langsamer Zerfall der Quermagnetisierung durch langsames Auseinanderlaufen der einzelnen Protonen.

Die Spin-Spin-Relaxation erfolgt üblicherweise wesentlich schneller als die Spin-Gitter-Relaxation.

## Sequenz, Repetitionszeit (TR) und Echozeit (TE)

Die grundlegende Abfolge bei der Magnetresonanz ist die initiale Aussendung eines HF-Anregungsimpulses. Nach einer bestimmten Zeit, der *Echozeit* (=*TE*), wird die vom Körper zurückgesendete elektromagnetische Welle, das Echo, gemessen. Weist ein Gewebe eine kurze T2-Relaxationszeit auf, wurde während der Echozeit TE viel Quermagnetisierung abgebaut und wenig Signal wird aus dem Körper als Echo empfangen; kurze T2-Zeit bedeutet wenig Signal, langes T2 bedeutet umgekehrt viel Signal.

Ein MR-Bild kann nur dann entstehen, wenn die Echos der verschiedenen Volumenelemente (=Voxel) des Körpers gesondert gemessen werden. Um dies zu ermöglichen, muss die Abfolge von Anregungsimpuls und Messen des Echos mehrmals mit verschieden geschalteten Gradientenfeldern wiederholt werden. Eine solche Abfolge von HF-Impulsen und Gradientenfelderschaltungen, die auch viel komplexer aufgebaut sein kann, wird *Sequenz* genannt. Die Zeit zwischen zwei Anregungsimpulsen ist die *Repetitionszeit (TR)*. Wird TR kurz gewählt, so kann zwischen zwei HF-Anregungsimpulsen nicht die gesamte Quermagnetisierung zurück in die Längsrichtung klappen (man spricht von *Sättigung*) und für die folgenden Anregungsimpulse steht nur eine geringere Längsmagnetisierung zur Verfügung. Die ursprüngliche Quermagnetisierung und das Echo sind dann schwächer. Je länger die T1-Relaxationszeit eines Gewebes ist, desto weniger Quermagnetisierung klappt zwischen zwei Anregungsimpulsen in die Längsrichtung zurück und desto weniger Längsmagnetisierung steht für die Signalgebung zur Verfügung; lange T1-Relaxationszeit bedeutet also wenig Signal, kurze T1-Zeit bedeutet viel Signal.

## T1-, T2- und Protonendichte-gewichtete Sequenz

Durch geeignete Wahl der Sequenzparameter TR und TE kann man nun verschiedene Kontraste zwischen unterschiedlichen Gewebearten erzielen. Langes TR ermöglicht in allen Geweben das Zurückklappen eines Großteils der Quermagnetisierung zwischen den Anregungsimpulsen (=Spin-Gitter- oder T1-Relaxation) und so wird der Einfluss der T1-Zeit minimiert (fehlende T1-Gewichtung). Bei kurzem TR ist das jedoch nur in Geweben mit kurzen T1-Zeiten und einer schnellen Spin-Gitter-Relaxation möglich, Gewebe mit langer T1-Zeit verlieren hingegen bei kurzem TR an Signal, es entsteht ein Gewebskontrast, der durch die T1-Zeit beeinflusst wird – man spricht von *T1-Gewichtung* (TR = kurz, TE = kurz).

Bei kurzem TE kann sich der verschieden schnelle Abbau der Quermagnetisierung noch nicht auswirken und die verschiedenen Gewebs-T2-Zeiten haben keine Auswirkung auf den MRT-Bildkontrast (fehlende T2-Gewichtung). Bei Geweben mit kurzer T2-Zeit ist bei langen TE bereits viel Quermagnetisierung abgebaut, bei solchen mit langer T2-Zeit hingegen ist auch nach langer TE nur wenig Quermagnetisierung abgebaut mit entsprechend wenig bzw. viel Signal am MRT-Bild – man spricht von *T2-Gewichtung* (TR = lang, TE = lang).

*Protonendichte-gewichtete Sequenzen*: *Langes TR* und *kurzes TE* minimiert den Einfluss von T1 und T2 auf den Bildkontrast, und dieser wird vorwiegend durch die räumliche Dichte der an der Bildgebung beteiligten Protonen (= Protonendichte) bestimmt. Eine sehr geringe Protonendichte weisen vor allem Sehnen, Bänder und Knochenkompakta auf, während die meisten übrigen Gewebe, auch pathologisch veränderte Gewebe, nur geringe Unterschiede in der Protonendichte aufweisen. Protonendichte-Bilder sind deshalb besonders geeignet zur Abgrenzung von Sehnen- und Bandstrukturen bzw. von pathologischen Veränderungen derselben.

*T1-gewichtete Sequenzen*: *Kurzes TR* betont den Einfluss verschiedener T1-Zeiten, *kurzes TE* minimiert den Einfluss von T2. Die meisten Gewebearten haben ähnliche T1-Zeiten und einen nur geringen Kontrast auf T1-gewichteten Bildern; die große Ausnahme bildet hier Fett mit sehr kurzen T1-Zeiten und entsprechend hohem Signal. Die üblichen MRT-Kontrastmittel wirken vorwiegend über eine T1-Zeit-Verkürzung und bewirken deshalb auch nur auf T1-gewichteten Bildern eine Signalerhöhung. T1-betonte Bilder werden deshalb vorteilhaft für eine anatomische Darstellung und den Nachweis einer Kontrastmittelaufnahme eingesetzt.

*T2-gewichtete Sequenzen*: *Langes TR* minimiert den Einfluss von T1, *langes TE* betont den Einfluss von T2. Die beträchtliche T2-Zeit-Verlängerung bei den meisten pathologischen Gewebsveränderungen (bedingt durch vermehrte Wassereinlagerung bei Entzündungen oder vielen Arten von Neoplasmen) macht T2-gewichtete Bilder besonders geeignet zum Nachweis der meisten pathologischen Veränderungen.

# MR-Arthrographie

J. Kramer, S. Hofmann

## Einleitung

Die MR-Arthrographie erlaubt eine exzellente und genaue Darstellung intraartikulärer Strukturen bzw. deren pathologische Veränderungen. Zur Klärung bestimmter klinischer Fragestellungen ist sie heute aus dem radiologischen Alltag nicht mehr wegzudenken. Die MR-Arthrographie stellt eine wesentliche Bereicherung des radiologischen Untersuchungsspektrums dar. Da es sich aber um eine invasive Methode handelt, muss die Indikationsstellung natürlich sorgfältig erfolgen. Eine MR-Arthrographie ist nur dann gerechtfertigt, wenn mittels herkömmlicher MRT-Techniken eine entsprechende Aussage nicht zu erwarten ist. In dieser Arbeit werden die wichtigsten Krankheitsbilder, bei denen eine MR-Arthrographie zur Abklärung intraartikulärer Pathologien sinnvoll sein kann, besprochen.

## Allgemeines

Die Magnetresonanztomographie (MRT) besticht durch ihre hohe Treffsicherheit bei der Abklärung verschiedenster Gelenkserkrankungen. Durch Anwendung der arthrographischen Technik in Verbindung mit der MRT kann die Zuverlässigkeit der Aussagen der konventionellen MRT in vielen Fällen noch beträchtlich erhöht werden. Aus verschiedenen Gründen wird die MR-Arthrographie mit intraartikulärer Kontrastmittel (KM)-Verabreichung jedoch nur relativ zurückhaltend eingesetzt. Als Hauptgrund wird meist die Invasivität der MR-Arthrographie angeführt. Weiter zu erwähnen wären auch die damit verbundenen gesteigerten Kosten und der dadurch verursachte Mehraufwand an Zeit. Zumeist scheinen diese Einwände allerdings nur als Ausrede herhalten zu müssen, um die mangelnde Vertrautheit des Untersuchers mit den arthrographischen Techniken zu kaschieren. Zur Zeit gibt es keine generelle Zulassung der MRT-KM zur intraartikulären Applikation. Ausnahmegenehmigungen sind jedoch ganz einfach zu beschaffen bzw. es liegt in der Eigenverantwortlichkeit des Arztes, diese Art des Untersuchungsvorganges zu wählen. Abgesehen von den oben erwähnten Nachteilen gibt es mittlerweile eine Vielzahl von Studien, welche die Überlegenheit der MR-Arthrographie im Vergleich zur konventionellen MRT bei der Abklärung bestimmter Fragestellungen unterstreichen.

## MR-Arthrographie – Technik

Bei der MR-Arthrographie wird eine hochverdünnte Gadolinium (Gd)-DTPA-Lösung in das Gelenk injiziert (Hajek 1987). Als optimales Mischungsverhältnis zur Erreichung optimaler Signalintensitäten bei verschiedenen Frequenztechniken hat sich eine 2 Millimolare Lösung (0,2 ml einer herkömmlichen Gd-DTPA-Lösung mit 469,01 mg/ml Magnevist, Schering AG gemischt mit 50 ml einer physiologischen Kochsalzlösung) bewährt. KM-spezifische Nebenwirkungen sind nicht bekannt (Brown 2000). Nicht vergessen werden dürfen allerdings Nebenwirkungen bzw. Komplikationen, wie sie auch bei jeder herkömmlichen Arthrographie bzw. jeder Gelenkspunktion vorkommen können. Im Anschluss an die KM-Applikation sollte nicht mehr als 30 Minuten bis zur Durchführung der MR-Untersuchung verstreichen. Damit wird eine eventuelle KM-Absorption verhindert und eine entsprechende Gelenksdistention und damit eine optimale Beurteilung der intraartikulären Strukturen gewährleistet. Neben den üblichen T1- und T2-gewichteten Sequenzen sind im Rahmen der MR-Arthrographie unbedingt auch T1-betonte Sequenzen mit Fettunterdrückung anzufertigen, da Fett und auch das KM auf den normalen T1-betonten Sequenzen signalreich zur Darstellung kommt. Nur so sind Verwechslungen bzw. Fehlinterpretationen zu vermeiden. Was die Untersuchungsplanung bzw. Verwendung von Spulen anbelangt, besteht kein Unterschied zur konventionellen MRT.

Studien der vergangenen Jahre haben gezeigt, dass auch durch intravenöse KM-Applikation (ohne Gelenkpunktion – indirekte MR-Arthrographie) ein arthrographischer Effekt erzielt werden kann (Winalski 1991; Vahlensieck 1996). Diese Technik ist allerdings mit einigen Nachteilen behaftet. Einerseits kommt es zu keiner Gelenksdistention, andererseits erzeugt die indirekte MR-Arthrographie auch eine KM-Anreicherung (Enhancement) von Gefäßen, Bursen, der synovialen Membranen und eventuell vorhandener Granulationsgewebsbildungen. Dadurch kann eine Kommunikation mit dem Gelenkskavum fälschlicherweise vorgetäuscht werden. Zum Beispiel führt eine Kontrastierung der Bursa subacromialis möglicherweise zur falschen Diagnose einer Rotatorenmanschettenläsion. Wenn man bedenkt, wie häufig heute im klinischen Alltag eine Gelenkspunktion vorgenommen wird, erscheinen die Gründe für die große Zurückhaltung eine direkte MR-Arthrographie zu machen, unverständlich. Im Folgenden werden die wichtigsten Krankheitsbilder, bei denen eine MR-Arthrographie zur Abklärung intraartikulärer Pathologien sinnvoll sein kann, besprochen.

## Schulter

Aufgrund der Möglichkeit der multiplanaren Schichtführung wurde die MRT innerhalb kurzer Zeit zur Methode der Wahl in der Abklärung pathologischer Veränderungen des Schultergelenks. Mittels herkömmlicher MRT können die anatomischen Strukturen meist mit großer Sicherheit und Genauigkeit abgebildet werden. Es ist jedoch häufig schwierig, pathologische Veränderungen an subtilen Strukturen wie Labrum, Ligamenta glenohumeralia oder Knorpel mit entsprechender Sicherheit zu diagnostizieren. Dies ist insbesondere dann der Fall, wenn kein entsprechender Gelenkserguss und damit fehlender arthrographischer Effekt vorliegt. Mittels der MR-Arthrographie lässt sich bei diesen Fragestellungen die diagnostische Treffsicherheit beträchtlich verbessern (Tirman 1993; Stoller 1993). Bei der Rotatorenmanschettenruptur handelt es sich meist um pathologische Veränderungen an der Supraspinatussehne. Wenn es sich um eine komplette Ruptur handelt, kann bei dieser Sehne mittels herkömmlicher MRT die Beurteilung ausreichend gut erfolgen. Gelenkskavumseitige Partialrupturen können mittels MR-Arthrographie jedoch wesentlich leichter und mit einer größeren Treffsicherheit erfasst werden (Abb. 1). Die bursaseitigen Partialrupturen bleiben bis heute trotz MR-Arthrographie für die Diagnostik problematisch. Durch die intraartikuläre KM-Applikation lassen sich auch Partialrupturen von kleinen kompletten Rupturen eindeutig unterscheiden, da es bei letzteren zum Übertritt von KM aus dem Gelenksraum in die Bursa subacromialis-subdeltoidea kommt. Nicht zu vergessen ist allerdings bei dieser Fragestellung die Anfertigung von fettunterdrückten Bildern, um nicht eventuell das subakromiale Fett als KM-Extravasat einer Ruptur falsch zu interpretieren. Die Unterscheidung zwischen Partial- und kompletten Rupturen beeinflusst das therapeutische Management, da bei Partialrupturen in den meisten Fällen eine konservative Behandlung erfolgreich sein wird.

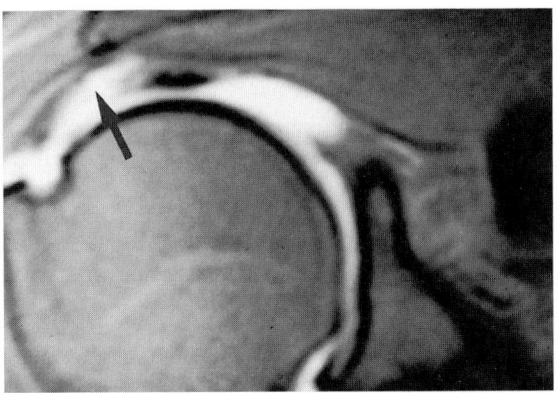

**Abb. 1.** Parakoronales T1-betontes SE-Bild mit Fettunterdrückung (MR-Arthrographie). KM dringt in den kaudalen Abschnitt der Supraspinatussehne (*Pfeil*) (Partialruptur – subtotal). Es zeigt sich kein KM-Übertritt vom Gelenkskavum in die Bursa subacromialis subdeltoidea

Schulterluxationen bzw. -instabilitäten zeigen häufig pathologische Veränderungen am Labrum bzw. den Ligamenta glenohumeralia (Abb. 2). Diese posttraumatischen Pathologien lassen sich mittels herkömmlicher MRT häufig nicht mit ausreichender diagnostischer Genauigkeit erfassen. Bei der Beurteilung des Labrums und der Ligamenta glenohumeralia kommt der MR-Arthrographie ein hoher klinischer Stellen-

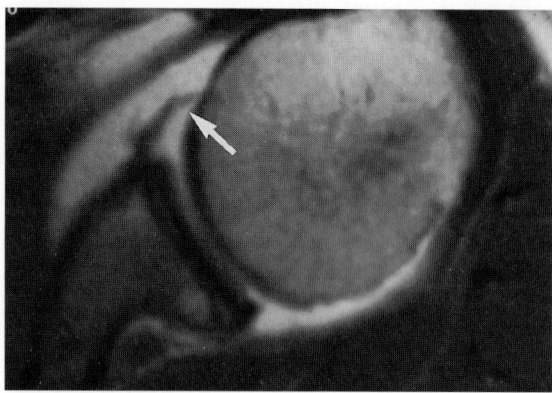

**Abb. 2.** Axiales T1-betontes Bild nach intraartikulärer KM-Applikation. Das Ligamentum glenohumerale medius ist rupturiert und zeigt einen leicht welligen Verlauf (*Pfeil*)

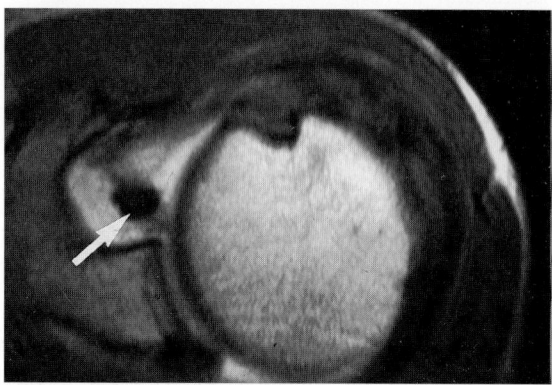

**Abb. 3.** Axiales T1-gewichtetes Bild nach intraartikulärer KM-Applikation. Es fehlt der vordere Labrumabschnitt. Das Ligamentum glenohumerale medius imponiert als rundliche, prominente Struktur (*Pfeil*) – Bufordkomplex

wert zu (Palmer 1994; Jee 2001). Gerade beim Labrum gibt es jedoch einige Normvarianten (Bufordkomplex, sublabraler Recessus, Foramen labrale), die diagnostische Probleme bereiten können. Bei der Beurteilung dieses wichtigen Kapsellabrumkomplexes stellt dabei die Interpretation der MR-Arthrographie hohe Anforderungen an den Diagnostiker (Abb. 3).

## Hüfte

Bei der Abklärung von Patienten mit unklaren Hüftschmerzen bei unauffälligem oder grenzwertigem Nativröntgen kommt es nicht selten zu diagnostischen Schwierigkeiten. Die Unterscheidung von intra- und extraartikulären Beschwerden erfolgt primär klinisch oder mit Testinfiltrationen. Bei Patienten mit intraartikulären Hüftschmerzen liegt mit Synovitis, Labrumläsionen, freie Gelenkskörper, Frühstadium einer Hüftkopfnekrose, Knochenmarksödemsyndrom, Knorpelschaden, Arthrose oder Tumor ein relativ breites differenzialdiagnostisches Spektrum vor. Die überwiegende Mehrzahl dieser Pathologien lässt sich jedoch mittels herkömmlicher MRT abklären. Bei der Abklärung von Labrumläsionen und Knorpelschäden ist dies allerdings bei den allermeisten Patienten nicht mehr mit ausreichender Sicherheit möglich (Hodler 1995; Czerny 1996; Peterslidge 2000). Die konventionelle Arthrographie bzw. CT-Arthrographie haben bei der Abklärung von Labrumläsionen keinen wesentlichen diagnostischen Zugewinn gebracht. Pathologische Veränderungen am Kapsel-Labrumkomplex treten häufig bei Patienten mit dysplastischen Hüften oder chronischem Impingement anderer Ursache sowie wesentlich seltener bei jungen, sportlich aktiven Personen auf und sind heute mittels MR-Arthrographie exzellent zu beurteilen. Die pathologischen Veränderungen am Labrum lassen sich mit der MR-Arthrographie in drei Stadien einteilen. Die Beurteilung des Kapsel-Labrumkomplexes sowie die Darstellung von Begleitveränderungen (intra- und extraartikuläre Ganglien, Knochenmarksödeme) stellen eine wertvolle Information für das Behandlungskonzept und die Operationsplanung dar (Abb. 4–7). Die frühzeitige Diagnose derartiger Läsionen erlaubt ein therapeutisches Eingreifen zu einem Zeitpunkt, an dem noch keine wesentlichen arthrotischen Veränderungen vorliegen. Des Weiteren können langwierige konservative Behandlungsversuche, die bei Vorliegen einer Kapsel-Labrumläsion wenig erfolgversprechend sind, dem Patienten erspart bleiben. Durch ein rechtzeitiges chirurgisches Eingreifen kann der Patient eine rasche Besserung oder sogar Schmerzfreiheit erlangen und das Auftreten arthrotischer Veränderungen verhindert oder zumindest hinausgezögert werden.

## Knie

Bei Meniskusverletzungen stellt heute die MRT die Methode der ersten Wahl bei der präoperativen Abklärung dar. Sensitivität, Spezifität und Treffsicherheit von Meniskusläsionen liegen bei Verwendung entsprechender MR-Techniken bei ca. 95%. Damit erreicht die MRT eine hohe Aus-

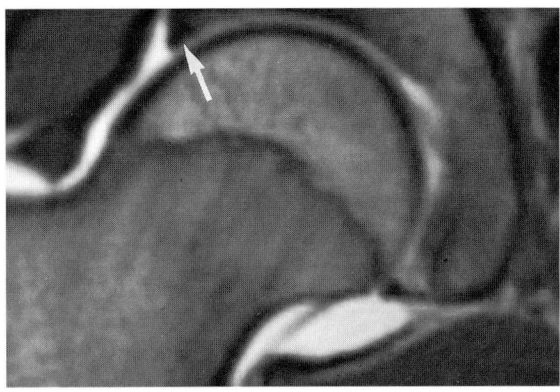

**Abb. 4.** Parakoronales T1-betontes SE-Bild nach intraartikulärer KM-Gabe. Die knöchernen Strukturen sowie das Labrum und der Knorpel stellen sich völlig regulär dar (*Pfeil*)

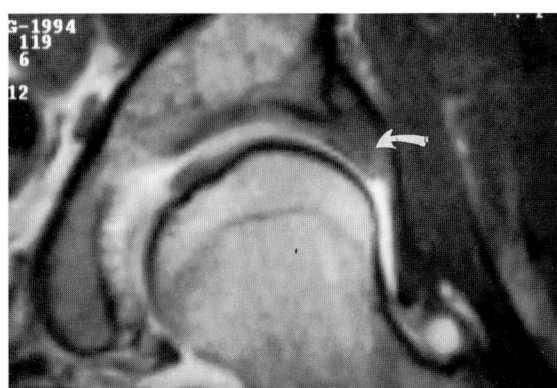

**Abb. 6.** Parakoronales T1-gewichtetes SE-Bild nach intraartikulärer KM-Applikation. Das Labrum ist deutlich verplumpt (*Pfeil*) und signalalteriert. Ein Einriss lässt sich nicht feststellen

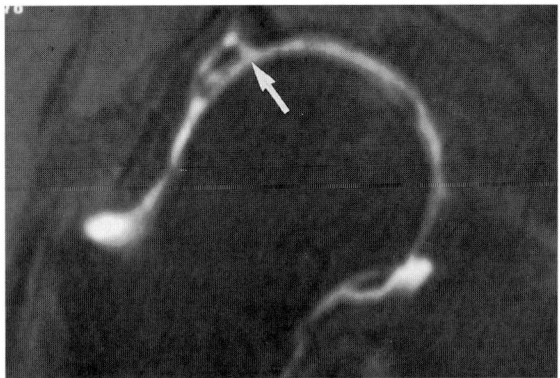

**Abb. 5.** Parakoronales T1-betontes fettunterdrücktes SE-Bild nach Durchführung einer Arthrographie. Das Labrum ist vom Acetabulum durch einen schmalen KM-Saum (*Pfeil*) getrennt (Labrumabriss)

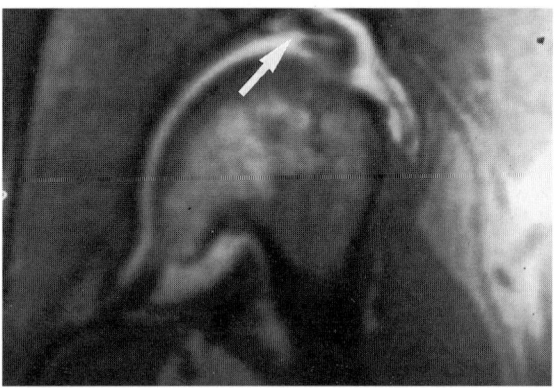

**Abb. 7.** Parakoronales T1-betontes SE-Bild (MR-arthrographische Darstellung). Es zeigt sich eine dysplastische Hüfte mit beträchtlich verplumptem Labrum und schräg verlaufendem Labrumeinriss

sagekraft. Besonders ein negativer MR-Befund schließt einen Meniskuseinriss mit hoher Zuverlässigkeit aus. Anders verhält sich die Sachlage bei der Beurteilung von postoperativen Kniegelenken mit Meniskusteilentfernungen. Die Problematik liegt dabei in den durch die partielle Meniskektomie möglicherweise randständig gewordenen mukoid-degenerativen Veränderungen im Meniskus. Diese können häufig von einem Meniskuseinriss nicht sicher unterschieden werden und führen möglicherweise zu falsch positiven MR-Befunden (Applegate 1993). Verschärft wird diese Problematik in jenen Fällen, bei denen große Anteile des Meniskus im Rahmen der Operation entfernt wurden. Treten bei Patienten nach einer partiellen Meniskusentfernung erneut die klinischen Zeichen einer Reruptur auf, so sollte bei negativer konventioneller MRT eine MR-Arthrographie durchgeführt werden (Abb. 8). Mit dieser Untersuchungstechnik lässt sich bei Vorliegen eines erneuten Meniskuseinrisses das Eindringen von KM in den Riss eindeutig nachweisen. Im Gegensatz dazu zeigen nämlich rein degenerative Veränderungen einen fehlenden KM-Eintritt in den Meniskus. Auch Knorpelläsionen, die eine Meniskussymptomatik vortäuschen können, sind mit dieser Technik mit einer höheren Treffsicherheit zu erfassen. Wenn kein ausreichender Gelenkserguss vorliegt, ist es häufig schwierig, Synovialfalten mit der herkömmlichen MRT darzustellen. Die weitaus am häufigsten zu klinischen Symptomen führende Plica mediopatellaris lässt sich mittels MR-Arthrographie eindeutig feststellen. Des Weiteren kann auch ein eventuell durch die Plica hervorgerufener Knorpelschaden mit ausreichender Treffsicherheit erfasst werden (Abb. 9) (Kramer 1994, 1997; Rand 2000).

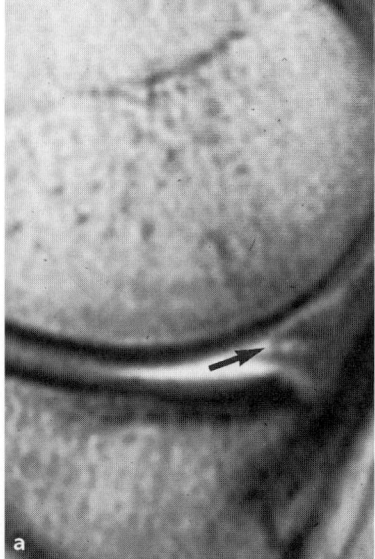

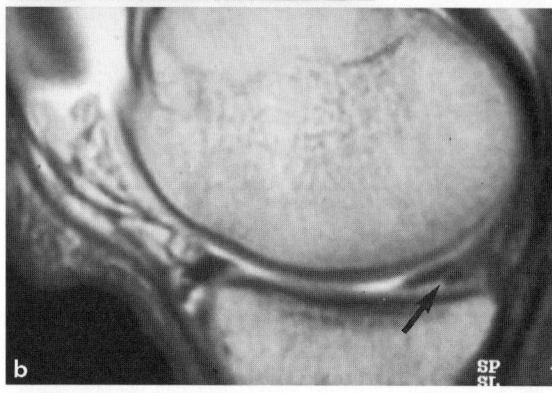

**Abb. 8 a, b.** Sagittale Schichtführung, St.p. intraartikuläre KM-Applikation. Zustand nach partieller Meniskektomie: **a** im Bereich des mukoid degenerierten Hinterhorns dringt KM in den Restmeniskus ein (Reruptur, *Pfeil*); **b** anderer Patient: Zustand nach partieller Meniskektomie. Ein erneuter Meniskuseinriss (*Pfeil*) an der Unterfläche des Hinterhorns ist erkennbar

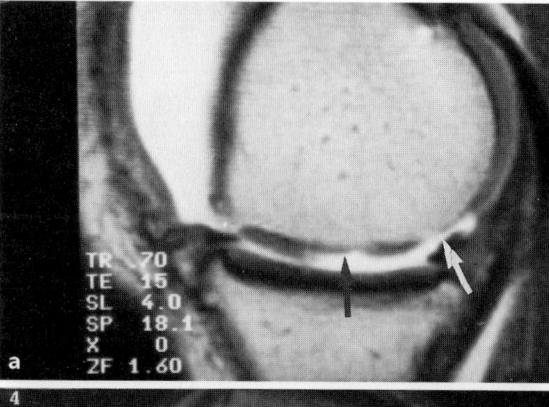

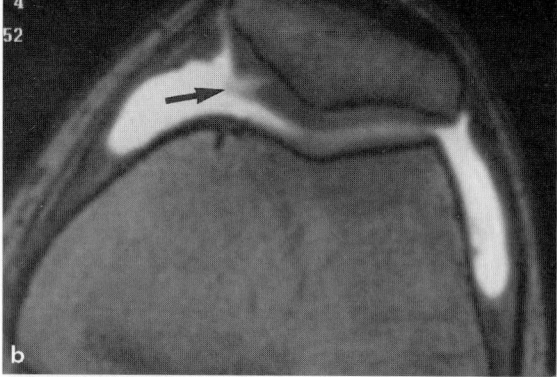

**Abb. 9. a** Sagittales T1-betontes SE-Bild nach intraartikulärter KM-Applikation. Ausgeprägte Knorpelveränderungen (*Pfeile*) am Femurkondyl sind erkennbar. **b** Axiales fettunterdrücktes T1-betontes Bild nach Durchführung einer Arthrographie (hochverdünnte Gadolinium-DTBA-Lösung). An der medialen Patellafacette zeigt sich eine kleine Knorpelläsion (*Pfeil*) mit Schwellung des Knorpels und Diffusion von KM bis in die tiefen Anteile des Knorpels

## Ellbogengelenk, Handgelenk, Sprunggelenk

Die MR-Arthrographie hat beim Ellbogen- und Sprunggelenk zum heutigen Zeitpunkt keine wesentliche klinische Bedeutung (Chandnani 1994). Zur Abklärung von Veränderungen im Handgelenksbereich wird sie jedoch an einigen Instituten fallweise durchgeführt. Vornehmlich wird dabei KM in das Radiokarpalgelenk injiziert, um die ligamentären Strukturen oder den Discus triangularis beurteilen zu können. Im Falle der am häufigsten beobachtbaren Läsion am Ligamentum scapholunatum dringt KM in den scapholunatären Gelenksspalt ein. Bei Verletzungen des Discus triangularis lässt sich KM im Riss oder auch im Recessus radioulnaris beobachten. Nicht zu vergessen ist dabei, dass es sich bei dieser Technik um die Darstellung nur eines Kompartments handelt. Dies muss als Nachteil gegenüber der konventionellen Dreikompartmentarthrographie angeführt werden (Manaster 1991). Ein weiterer Nachteil der MR-Arthrographie ist dabei die fehlende Dynamik während der Untersuchung, die sich im Gegensatz dazu im Rahmen der konventionellen Arthrographie unter Durchleuchtung auf einfache Weise erfassen lässt. Damit ist auch heute noch in vielen Zentren die Dreikompartmentarthrographie die Methode der Wahl bei Abklärung von Veränderungen im Handgelenksbereich.

## Literatur

Applegate GR, Flannigan BD, Tolin BS et al. (1993) MR diagnosis of recurent tears in the knee: value of intra-articular contrast material. AJR 161:821–825

Brown RR, Clarke DW, Daffner RH (2000) Is a mixture of gadolinium and iodinated contrast material safe during MR arthrography. AJR 175 (4):1087–1090

Chandnani VP, Harper MT, Ficke JR et al. (1994) Chronic ankle instability: evaluation with MR arthrography, MR imaging and stress radiography. Radiology 192:189–194

Czerny Ch, Hofmann S, Neuhold A et al. (1996) Lesions of the acetabular labrum: accuracy of MR Imaging and MR arthrography in detection and staging. Radiology 200:225–230

Hajek PC, Sartoris DJ, Neumann ChH, Resnick D (1987) Potential contrast agents for MR arthrography: in vitro evaluation and practical observations. AJR 149:97–104

Hodler J, Yu JS, Goodwin D et al. (1995) Arthrography of the hip: improved imaging of the acetabular labrum with histologic correlation in cadavers. AJR 165:887–891

Kramer J, Recht MP, Imhof H et al. (1994) Postcontrast MR arthrography in assessment of cartilage lesions. JCAT 18(2):218–224

Kramer J, Scheurecker A, Mohr E, Engel A, Recht MP (1997) Magnetic resonance arthrography: benefits and indications. Advances in MRI Contrast 4(4):104–119

Jee WH, McCauley TR, Katz LD, Mathensy JM, Ruwe PA, Daigneautt JP (2001) SLAP lesions: reliability and accuracy of MR arthrography for diagnosis. Radiology 218:127–132

Manaster BJ (1991) The clinical efficacy of triple-injection wrist arthrography. Radiology 178:267–270

Munshi M, Davidson JM (2000) Unilateral glenoid hypoplasia: unusual findings on MR arthrography. Am J Radiology 175 (3):646–648

Palmer WE, Brown JH, Rosenthal DI (1994) Labral-ligamentous complex of the shoulder: evaluation with MR arthrography. Radiology 190:645–651

Palmer WE, Caslowitz PL (1995) Anterior shoulder instability: diagnostic criteria determined from prospective analysis of 121 MR arthrograms. Radiology 197:819–825

Peterslidge CA (2000) Chronic adult hip pain: MR arthrography of the hip. Radiographics 20:43–52

Rand T, Brossmann J, Pedowitz R, Ahn JM, Haghigi P, Resnick D (2000) Analysis of patellar cartilage. Comparison of conventional MR imaging and MR and CT arthrography in cadavers. Acta Radiologica 41(5):492–497

Stoller DW (1997) MR arthrography of the glenohumeral joint. Radiol Clin North Am 35(1)

Tirman PFJ, Applegate GR, Flannigan BD et al. (1993) Magnetic resonance arthrography of the shoulder. MRI Clin North Am 1(1)

Tirman PFJ, Feller JF, Palmer WE et al. (1996) The Buford complex – a variation of normal shoulder anatomy: MR arthrographic imaging features. AJR 166:869–873

Vahlensieck M, Peterfy ChG, Wischer T et al. (1996) Indirect MR arthrography: optimization and clinical applications. Radiology 200:249–254

Winalski CS, Weissmann BN, Aliabadi P et al. (1991) Intravenous Gd-DTPA enhancement joint fluid: a less invasive alternative for MR arthrography. Radiology 181:304

# Obere Extremität

# Schultergelenkinstabilität – Klinische und bildgebende Diagnostik

S. Sell, I. Sell, P. Reize, M. Niemeyer, F. Martini

Die Schultergelenksinstabilität ist als eine klinische Diagnose anzusehen. Die zentrale Bedeutung der klinischen Untersuchung muss insbesondere bei den zunehmenden Möglichkeiten einer modernen bildgebenden Diagnostik immer wieder betont werden. Ein Vergleich der klinischen Untersuchung mit bildgebenden Verfahren zeigt eine höhere Sensitivität und Spezifität der klinischen Untersuchung der Schultergelenksinstabilität gegenüber der MRT auf (Liu et al. 1999).

Bei der Untersuchung ist es wichtig zwei Formen der Schulterinstabilität voneinander zu unterscheiden. Die erste Gruppe zeigt Patienten mit traumatischer (T) unidirektionaler (U) Instabilität, begleitet von einem Bankart-Defekt (B) und guten Erfolgen nach operativen Maßnahmen (S = Surgery) = **TUBS**. Die zweite Gruppe umfasst Patienten mit atraumatischer (A), multidirektionaler (M), meist bilateraler Instabilität (B), bei denen zunächst eine konservative Rehabilitation (R) und nur sekundär ein inferiorer capsular Shift (I) durchgeführt werden sollte = **AMBRI**.

Wichtig ist es mehrere Begriffe voneinander abzugrenzen:

■ **Glenohumerale Instabilität.** Beschreibt die unter normalen Belastungen fehlende Zentrierungsmöglichkeit des Humeruskopfes in der knöchernen Pfanne ohne weitere Stabilisatoren. Die glenohumerale Stabilität ist abhängig von dynamischen und statischen Mechanismen. Zu den dynamischen Mechanismen zählen die *muskuläre Balance* (Rotatorenmanschette mit der langen Bizepssehne). Zu den statischen Mechanismen ist die *knöcherne Konfiguration von Humeruskopf und Pfanne* (niedriger Wert des transversalen glenohumeralen Index – Disposition zur vorderen bzw. hinteren Instabilität; ebenso bei vermehrter Retroversion der Pfanne) sowie die *Gelenkkapsel* und die *glenohumeralen Bänder* zu zählen (Habermeyer, Schweiberer 1996).

■ **Hypermobilität.** Bezeichnet eine vermehrte Beweglichkeit im Glenohumeralgelenk im Sinne einer Normvariante ohne vermehrte Laxizität oder Instabilität.

■ **Laxizität.** Charakterisiert das Ausmaß der Translation im sogenannten Schubladentest durchgeführt beim entspannten Patienten. Die Laxizität wird bestimmt durch die Kapsel-Band-Strukturen und ist nicht von der Muskelmasse abhängig (Habermeyer, Schweiberer 1996).

## Klinische Untersuchung

Hinweise auf die Art der zugrunde liegenden Instabilität sind schon durch die Anamnese zu erheben (TUBS-AMBRI). Wichtig ist es bei der Untersuchung, eine allgemeine Laxizität (Überstreckbarkeit in anderen Gelenke, z. B. im Ellenbogen oder in den Fingergelenken, Gegenschulter) mit zu erfassen.

### Tests für die Schulterlaxizität

- vordere und hintere Schublade
- Sulkus-Test
- Load-and-Shift-Test (Habermeyer, Schweiberer 1996)

Davon abzugrenzen ist die *Schulterinstabilität*. Hierunter versteht man die Unfähigkeit des Patienten den Humeruskopf aktiv im Glenoid zu zentrieren.

### Tests für die Schulterinstabilität

- Apprehension-Test
- Relokationstest
- Fulkrum-Test
- Jerk-Test (Habermeyer, Schweiberer 1996)

### Vordere und hintere Schublade

- *Prüfung:* Untersuchung der Schulterlaxizität. Ziel ist es die Translation des Humeruskopfes gegenüber der Pfanne im Seitenvergleich nach vorne und hinten zu bestimmen.
- *Durchführung:* Der Untersucher steht hinter dem entspannten Patienten. Die entgegengesetzte Hand des Untersuchers umgreift und fixiert das Schulterblatt mit Klavikula des Patienten. Dann wird der Oberarmkopf mit der gleichseitigen Hand des Untersuchers zunächst möglichst weit nach vorne und nach erneuter Zentrierung dann nach hinten gedrückt.

### Sulkus-Test

- *Prüfung:* Untersuchung der Schulterlaxizität. Ziel ist es die Translation des Humeruskopfes gegenüber der Pfanne nach unten im Seitenvergleich zu untersuchen. Dieser Test ist positiv, wenn sich unterhalb des Akromions eine deutliche Rinne zeigt.
- *Durchführung:* Der Untersucher steht hinter dem entspannten sitzenden Patienten. Der Untersucher zieht dann den Oberarm entlang der Längsachse nach unten.

### Load and Shift Test

Die Einteilung der Schulterlaxizität erfolgt nach Hawkins (1990) bezogen auf den Load and Shift Test.
Grad 0 = Minimale oder geringe Verschieblichkeit
Grad 1 = Verschieblichkeit des Humeruskopfes bis an den Rand des Glenoids aber nicht darüber
Grad 2 = Verschieblichkeit des Humeruskopfes zur Hälfte seiner Breite auf den Glenoidrand, aber nicht darüber hinaus bei spontaner Reposition
Grad 3 = Verschieblichkeit des gesamten Kopfes über den Glenoidrand hinaus ohne spontane Reposition ins Glenoid und Nachlassen des Provokationsstresses.

In Narkose sollte die Verschieblichkeit nach dorsal bis auf den Rand des Glenoids (Grad 2) nach vorne und unten dagegen weit weniger (Grad 1 oder Grad 0) betragen.

### Apprehensiontest

- *Prüfung:*
  - unwillkürliches muskuläres Anspannen des Patienten zur Verhinderung einer Luxation oder subjektives Instabilitätsgefühl
- *Krankhafte Veränderungen:*
  - vordere untere Schulterinstabilität
- *Durchführung:* Der Untersucher steht hinter dem sitzenden oder stehenden Patienten. Bei Abduktion, Außenrotation und Hyperextension des Patientenarms wird gleichzeitig Druck von hinten oben auf den Humeruskopf ausgeübt.

### Relokationstest nach Jobe

- *Prüfung:*
  - unwillkürliches muskuläres Anspannen des Patienten zur Verhinderung einer Luxation oder Angabe eines subjektiven Instabilitätsgefühls
- *Krankhafte Veränderungen:*
  - vordere untere Instabilität
  - posterosuperiores Impingement
- *Durchführung:* Der Untersucher steht seitlich neben dem liegenden Patienten. Der betroffene Arm wird 90° abduziert und zunehmend passiv außenrotiert gegen die Liege als Widerlager.

### Fulkrum-Test

- *Prüfung:*
  - unwillkürliches muskuläres Anspannen des Patienten zur Verhinderung einer Luxation oder Angabe eines subjektiven Instabilitätsgefühls
- *Krankhafte Veränderungen:*
  - vordere untere Instabilität
  - posterosuperiores Impingement
- *Durchführung:* Der Untersucher steht seitlich neben dem liegenden Patienten. Der betroffene Arm wird 90° abduziert und zunehmend passiv außenrotiert, zusätzlich wird die freie Hand des Untersuchers als Widerlager unter den proximalen Oberarm geführt.

### Jerk-Test

- *Prüfung:*
  - ein subluxierter Kopf wird durch eine schnappende Bewegung reponiert

- *Krankhafte Veränderungen:*
  - hintere Instabilität
- *Durchführung:* Der Untersucher steht vor dem sitzenden Patienten.
  Der Ellenbogen der betroffenen oberen Extremität wird 90° abduziert, dann zunehmend innenrotiert, adduziert und Druck entlang der Humerusachse nach dorsal ausgeübt.

## Sonstige klinische Tests

### Yergason-Bizepssehnen-Test

- *Prüfung:* lokaler Druckschmerz über der Sehnenrinne der langen Bizepssehne bei Provokation.
  Der Yergason-Test ist für eine isolierte Läsion der langen Bizepssehne nicht beweisend.
- *Krankhafte Veränderungen:*
  - Bizepssehnentendopathie
  - Bizepssehnenruptur
  - Bizepssehneninstabilität
  - SLAP-Läsion
- *Durchführung:* Der Untersucher steht neben dem Patient. Bei 90° gebeugtem Ellenbogengelenk supiniert der Patient den Unterarm gegen den Widerstand des Untersuchers.

### Speed-Test

- *Prüfung:* lokaler Druckschmerz über der Sehnenrinne der langen Bizepssehne bei Provokation
  Synonym: Palm-up-Test
- *Krankhafte Veränderungen:*
  - Bizepssehnentendopathie
  - Bizepssehnenruptur
  - Bizepssehneninstabilität
  - SLAP-Läsion
- *Durchführung:* Der Untersucher steht vor dem Patienten. Bei extendiertem und supiniertem Unterarm flektiert der Patient den Arm gegen den Widerstand des Untersuchers.

### Grinding-Test

- *Prüfung:* Schnappen/Klicken/Reiben bei Subluxation/Luxation der langen Bizepssehne aus dem Sulkus.
- *Krankhafte Veränderungen:*
  - Instabilität der langen Bizepssehne
- *Durchführung:* Der Untersucher steht seitlich des Patienten. Unter axialem Druck wird der Oberarm in wechselnden Positionen gegen das kraniale Glenoid gedrückt.

## Röntgen

Knöcherne Veränderungen des Schultergelenks, die in der Röntgenuntersuchung erfasst werden können sind entweder im Bereich des Humeruskopfes oder knöchernen Gelenkpfanne lokalisiert. Neben den Standardprojektionen des Schultergelenkes kommen vor allem Aufnahmetechniken zum Einsatz, die diese Pathologien besonders darstellen.

### 1. Hill-Sachs-Läsion

- Darstellung der Hill-Sachs-Läsion in der Längsrichtung
  - Ventro-dorsale 60°-Innenrotationsaufnahme
  - Notch-View nach Stryker
- Darstellung der Hill-Sachs-Läsion in der Transversalebene
  - Dorsal Tangentialaufnahme nach Saxer/Johner
  - Tangentialaufnahme nach Hermodson

### 2. Darstellung des vorderen unteren Pfannenrandes
  - Pfannenprofilaufnahme (Bernageau)
  - West-Point-View

Bei geplanter Durchführung einer Computertomografie kann auf eine spezielle Röntgentechnik

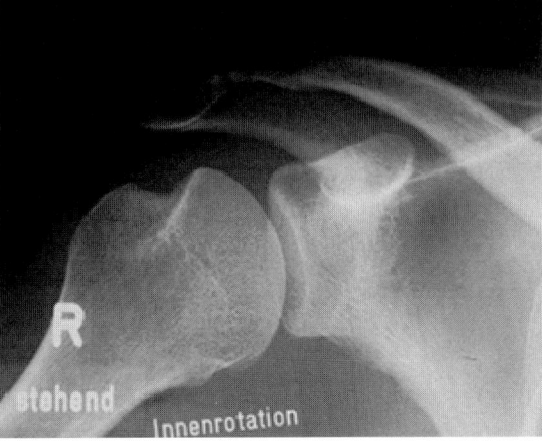

**Abb. 1.** Großer Hill-Sachs-Defekt (Ventro-dorsale 60°-Innenrotationsaufnahme)

zum größten Teil verzichtet werden, da sonst diagnostische Befunde doppelt erhoben werden.

## Sonografie

Vorteil der Ultraschalluntersuchung ist die Möglichkeit der dynamischen Untersuchung der Instabilität. Gleichzeitig kann die Mitverletzung von weiteren Strukturen der Schulter gut erfasst werden.

Die Ultraschalluntersuchung an den peripheren Gelenken wird in *Standarduntersuchungsebenen* (DGOT, DEGUM) durchgeführt. Diese ermöglichen es auch für unterschiedliche Untersucher reproduzierbare sonografische Befunde darzustellen. Die sonografische Untersuchung ist inzwischen fester Bestandteil der Routinediagnostik des Schultergelenkes geworden. Es bleibt jedoch wichtig darauf hinzuweisen, dass sie unbedingt in die Gesamtuntersuchung des Schultergelenkes, klinische und nativ-radiologische Untersuchung, mit eingebunden werden muss. Eine sonografische Diagnostik ohne die beiden vorgenannten Methoden erscheint undenkbar. Durch die Kombination dieser drei Methoden können viele Erkrankungen des Schultergelenkes gut von einander differenziert werden.

Die sonografische Untersuchung in den Standardebenen unterteilt sich in einen statischen und einen dynamischen Untersuchungsgang. Differentialdiagnostisch äußerst hilfreich kann hierbei die Mituntersuchung der kontralateralen Seite sein, um Normvarianten (z.B. an der Schulter: Unterscheidung kleiner Hill-Sachs-Defekt und physiologischer Übergang Collum anatomicum et chirurgicum) zu erfassen.

| Standarduntersuchungsebenen – Schulter |
|---|
| ■ Dorsale Region:<br>  – dorsal longitudinal<br>  – dorsal transversal<br>■ Lateral-superiore Region:<br>  – lateral longitudinal<br>  – lateral transvers<br>■ Ventrale Region:<br>  – ventral transversal<br>    („korakoakromiales Fenster")<br>  – ventral longitudinal |

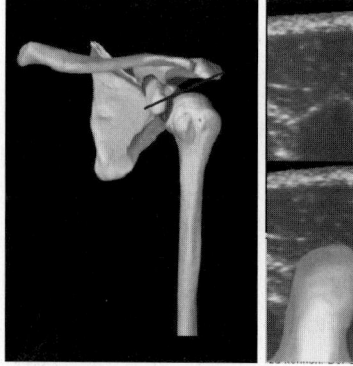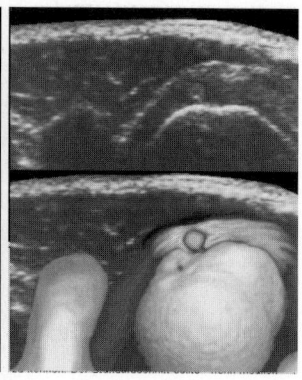

**Abb. 2.** Korakoakromialer Schnitt: anatomische Schnittführung – sonografischer-anatomischer Schnitt

Durch die Rotation des Humeruskopfes im Schultergelenk können die unterschiedlichen Muskeln und Sehnen unter das jeweilige sonografische Fenster gedreht werden. Zur Beurteilung des dynamischen Gleitverhaltens der untersuchten Strukturen sind nur sehr geringe Rotationsbewegungen des Patientenarmes notwendig. Der untersuchte Anteil der Rotatorenmanschette hängt von der jeweiligen Rotationsstellung des Armes ab. So stellen sich im korakoakromialen Fenster bei Innenrotation vor allem der M. supraspinatus und Teile des M. infraspinatus, bei Außenrotation vor allem der M. subscapularis dar.

## Schulterinstabilität

Der Hill-Sachs-Defekt stellt sich im dorsalen transversalen Schnitt dar. Es empfiehlt sich die Schulter der Gegenseite mit zu untersuchen, um den Hill-Sachs-Defekt nicht mit einer physiologische Normvariante, die in dieser Schnittebene vorhanden sein kann, zu verwechseln. Die dynamische Untersuchung kann insbesondere gut das Einhängen des Hill-Sachs-Defektes als Luxationsmechanismus zeigen.

Bei der sonografischen Untersuchung der Schulterinstabilität ist das Labrum glenoidale in seinem ventralen Anteil kaudal des ventralen Transversalschnitts in einem Hilfsschnitt, dem Pektoralisrandschnitt, darstellbar. Die Treffsicherheit der Methode wird jedoch sehr unterschiedlich beurteilt (Wittner, Holz 1996).

Bei der sonografischen Beurteilung der Schulterinstabilität bietet sich die dynamische Funktionsuntersuchung unter manuellem Druck des Humeruskopfes in Luxationsrichtung, in

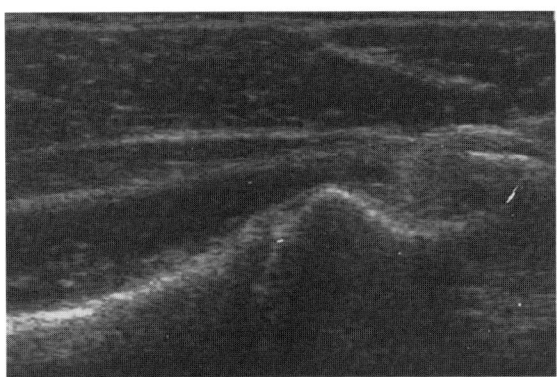

**Abb. 3.** Sonografie: Dorsaler Transversalschnitt – Hill-Sachs-Läsion

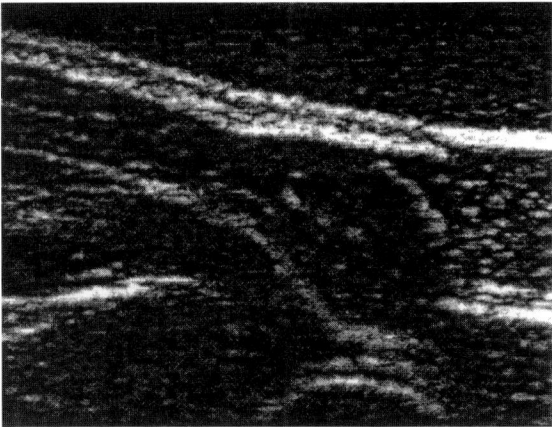

**Abb. 4.** Sonografie: Dorsaler Transversalschnitt: ausgeprägte ventrale Instabilität der Schulter

einer Art „gehaltene Aufnahme" an. Zur Dokumentation einer dorsalen bzw. auch ventralen Schulterinstabilität eignet sich der dorsale transversale Schnitt. Die inferiore Instabilität dokumentiert sich am besten im lateralen longitudinalen Schnitt.

> **Schulterinstabilität**
> (Dynamische Kriterien nach Harland-Sattler 1991)
>
> Seitendifferenz < 4 mm nicht pathologisch
> Seitendifferenz > 4 mm pathologisch
>
> Differenz < 5 mm o. B.
> Differenz 5–8 mm fraglich pathologisch
> Differenz > 8 mm pathologisch

Die **Rotatorenmanschette** liegt als Sehnenplatte auf der konvex geformten Humeruskopfkontur. Die Rotatorenmanschette stellt sich bei orthogradem Einfall der Schallwellen als homogene, echoreiche Struktur dar. Bedingt durch die Humeruskopfkontur werden immer nur die zentral abgebildeten Sehnenanteile orthograd getroffen. Echogenitätsveränderungen weisen auf degenerative Läsionen der Rotatorenmanschette hin. Um von einer sicheren Veränderung der Rotatorenmanschette ausgehen zu können, müssen die Echogenitätsveränderungen in zwei Ebenen dokumentiert werden. Hinter großen Echogenitätsveränderungen können sich jedoch auch Rupturen/Partialrupturen der Rotatorenmanschette verbergen. Sie können nur bei korrekter Anschallrichtung interpretiert werden. Durch Kippung des Schallkopfes ergeben sich Interpretationsschwierigkeiten zur Abgrenzung echofreier Areale gegenüber schräg getroffenen Sehnen-

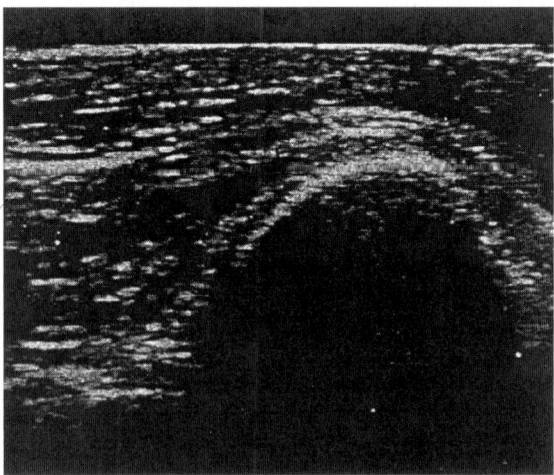

**Abb. 5.** Sonografie: Dorsaler Transversalschnitt: ausgeprägte dorsale Instabilität der Schulter

abschnitten, die auch echofrei erscheinen. Differentialdiagnostisch hilft hier vor allem die dynamische Untersuchung. Echogenitätsveränderungen stellen die häufigste Ursache divergierender Untersuchungsergebnisse dar.

> Bei der Diagnostik von **Rupturen der Rotatorenmanschette** werden primäre und sekundäre Zeichen unterschieden. Um von einer sicheren Diagnose einer Rotatorenmanschettenruptur ausgehen zu können, müssen die sicheren Kriterien (primäre Zeichen) in zwei Ebenen dokumentiert werden.

Bei der Diagnostik von *Rupturen der Rotatorenmanschette* werden primäre und sekundäre Zeichen unterschieden. Um von einer sicheren Diagnose einer Rotatorenmanschettenruptur ausgehen zu können, müssen die sicheren Kriterien (primäre Zeichen in zwei Ebenen dokumentiert werden.

> **Ruptur der Rotatorenmanschette – sichere Zeichen:**
> - fehlende Darstellbarkeit (Humerusglatze)
> - Kalibersprünge
>   (Unterbrechung der Reifenstruktur, Stufenbildung, Konturinversion)
> - dynamische Kriterien
>   (gestörter Gleitprozess)

Diese formalen Kriterien müssen in zwei Ebenen dokumentiert werden, um von der sicheren Diagnose einer Rotatorenmanschettenruptur ausgehen zu können. Ein besonders hoher Stellenwert kommt bei der Diagnostik von Rotatorenmanschettenrupturen der dynamischen Untersuchung zu.

Veränderungen der **Bizepssehne** stellen sich vor allem im ventralen longitudinalen und ventralen transversalen Schnitt dar. Bei Ergussbildung, Synovitis im Bereich der **Bizepssehne** zeigt sich ein typisches „Halo-Phänomen". Die Bizepssehne ist in diesen Fällen von einem echoarmen Hof umgeben, der von einer scharfen echoreichen Linie begrenzt ist (ventraler transversaler Schnitt).

## CT und MRT

In der nativen CT können die knöchernen Ursachen, die zur Schulterinstabilität geführt haben, gut erfasst werden, sie stellen sich hier besser als in der MRT dar. Neben den Folgen der knöchernen Verletzungen von Pfanne und Humeruskopf (z. B. Bankart- und Hill-Sachs-Läsion) sind auch die anatomischen Anlagen der Pfanne und des Humerus gut beurteilbar. Für die Stabilität von Bedeutung sind hierbei die Pfannenneigung in Bezug zum Schulterblatt sowie die Pfannenkrümmung. Der transversale glenohumerale Index (Kopf-Pfannen-Größen-Beziehung) stellt den Quotienten aus maximalem Durchmesser der Pfanne und der Humerusgelenkfläche dar. Die Darstellung der Weichteilveränderungen bei der Schulterinstabilität sind jedoch eingeschränkt (King 1999), hier ist die CT-Arthrografie (Doppelkontrast) überlegen. Veränderungen des Labrums sind hierdurch gut zu erfassen.

Die diagnostische Treffsicherheit von CT-Arthrografie und MRT-Arthrografie bezüglich der Läsionen des Labrums sind vergleichbar (Bachmann et al. 1998).

| Sensitivität | CT-Arthrografie | MRT-Arthrografie |
|---|---|---|
| Labrumläsionen | 85% | 88% |
| Rotatorenmanschette | 73% | 100% |

Auch Sano et al. (1996) haben die Treffsicherheit von CT- und MRT-Arthrografie miteinander verglichen. Die Befunde wurden arthroskopisch validiert.

| | CT-Arthrografie | MRT-Arthrografie |
|---|---|---|
| Labrumläsionen | | |
| – Sensitivität | 33% | 87% |
| – Spezifität | 88% | 75% |

Sans et al. (1996) schlagen darüberhinaus eine kinematische MRT-Untersuchung insbesondere zur Analyse des Labrum-Kapsel-Komplexes vor. Insgesamt informiert die MRT besser über den Gesamtzustand des Gelenkes.

Die charakteristischen diagnostischen Veränderungen werden im Folgenden exemplarisch für die MRT aufgezeigt.

### MRT

Die Untersuchungsprotokolle müssen der jeweiligen Fragestellung angepasst werden. In Abhängigkeit davon kommt es zur Entwicklung individueller Standardprotokolle. Dabei sollte berücksichtigt werden, dass bestimmte Strukturen sich in den Wichtungen unterschiedlich gut darstellen lassen.

MR-Charakteristik unterschiedlicher Gewebe:
- mindestens zwei verschiedene Wichtungen
- präzise klinische Fragestellung, maßgeschneiderte Untersuchung
- Kontrastauflösung der MRT höher als die anderer diagnostischer Untersuchungsverfahren

Meistens werden als Schnittebene eingesetzt:

*Schnittebenen:*   *Beurteilung von:*
- paracoronar     Rotatorenmanschette (RM): M. supraspinatus, infraspinatus, Gelenkkapsel, 2. Ebene des Humeruskopfes, Labrum glenoidale, Bursa subacromialis, AC-Gelenk
- parasagittal    RM, korakoakromialer Bogen, Glenohumeralgelenk, Gelenkkapsel
- axial           M. supraspinatus, Labrum glenoidale, Gelenkkapsel, Ligg. glenohumeralia, Bizepssehne

In der MRT sollten systematisch die verschiedenen Ursachen, die der posttraumatisch rezidivierenden Instabilität zugrunde liegen können, analysiert werden.
- *Labrum glenoidale:* Läsionen am vorderen/hinteren Labrum
- *Gelenkkapsel:* Separation der vorderen Gelenkkapsel vom Skapulahals – Folge/Ursache der Instabilität
- *Knochen:* Hill-Sachs-Läsionen, Pfannenrandläsionen, Tuberculum-majus-Frakturen

## MRT-Anatomie – Labrum glenoidale

Das Labrum glenoidale stellt sich meist signalarm dar. Es kann jedoch zu punkt- und strichförmige Signalerhöhungen als Ausdruck des Magic-Angle-Phänomens ohne Hinweis auf eine Pathologie kommen. In der MRT zeigt das Labrum eine direkte Verbindung zum kortikalen Knochen der Skapula bzw. dem signalreichen Gelenkknorpel.

In den transversalen Schnitten findet sich folgende Darstellung des Labrum (Pommeranz 1997).

|              | Anterior | Posterior |
|--------------|----------|-----------|
| Dreieckförmig | 45%      | 73%       |
| Abgerundet   | 19%      | 12%       |
| Gespalten    | 15%      | 0%        |
| Fehlend      | 6%       | 8%        |
| Gekerbt      | 8%       | 0%        |
| Abgeflacht   | 7%       | 6%        |

Es werden verschiedene Pathologien des Labrum glenoidale unterschieden. Die Teilruptur zeigt eine Signalerhöhung innerhalb des Labrums. Morphologisch findet sich eine Abstumpfung, Spaltbildung. In der transversalen Ebene sollte die Schichtdicke 1 mm betragen. Vahlensieck (1997) teilt die Labrumrupturen in 4 Stadien ein.

## Labrumruptur MRT: Stadieneinteilung
(Vahlensieck 1997)

- Stadium 1: basale Signalerhöhung mit Kontakt zur gelenknahen Labrumoberfläche – Zeichen einer Teilruptur
- Stadium 2: basale Signalerhöhung mit Kontakt zur gelenknahen und gelenkfernen Labrumoberfläche ohne Labrumdislokation als Zeichen einer kompletten Ruptur
- Stadium 3: basale Signalerhöhung mit Labrumdislokation, aber ohne Abriss der Kapsel vom Skapulahals, als Zeichen einer vollständigen Ruptur mit Dislokation
- Stadium 4: Labrumdislokation mit Abriss der Kapsel vom Skapulahals

*Cave:* Stadium 1 Verwechslung mit Normvarianten möglich
Stadium 3 und 4 Verwechslung mit Ansatzvarianten möglich
– Verlaufskontrolle!

Die Sensitivität der nativen MRT zum Nachweis von Labrumrupturen beträgt 45–85% (Garneau R.A. et al. 1991; Neumann C.A et al. 1991; Green Christensen 1994; Vahlensieck 1997). Eine höhere Treffsicherheit kann durch die indirekte/direkte MRT-Arthrografie erzielt werden (Sano 1999; Bachmann 1998).

Die diagnostische Treffsicherheit ist von der Lokalisation der Ruptur abhängig. Anteriore Rupturen werden häufiger erkannt. Verletzungen des superioren Abschnitts des Labrum glenoidale (SLAP-Läsionen: superior labral tear with anterior and posterior extension) sind am

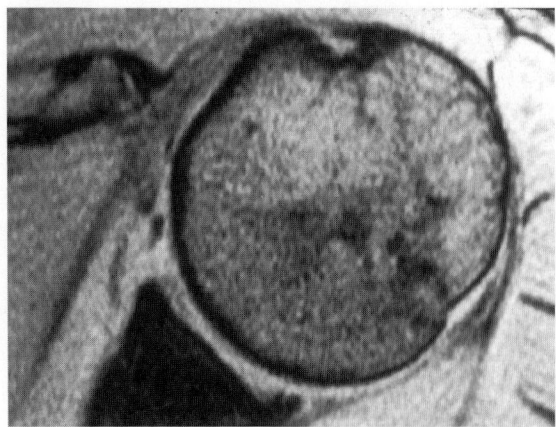

**Abb. 6.** MRT – axiale Schnittführung, Abriss des anterioren Labrums

besten auf koronaren Schnitten zu erkennen. Vahlensieck (1997) teilt die SLAP-Läsionen in 4 verschieden Typen ein.

### SLAP-Läsionen (Hunter et al. 1992; Vahlensieck 1997)
I  Ruptur auf den Bereich der Insertion der langen Bizepssehne beschränkt
II  Ruptur nach posterior und anterior weiter ausgedehnt
III  Abgerissenes Labrum nach intraartikulär disloziert
IV  Korbhenkelriss mit Beteiligung der langen Bizepssehne

### Gelenkkapsel und Bandapparat

Nach Stoller (1997) sind folgende Varianten des Kapselansatzes zu unterscheiden.

### Formen des Kapselansatzes
(Stoller 1997; Pommeranz 1997)
Typ 1: straffe Gelenkkapsel, Ansatz am Labrum glenoidale
Typ 2: anteriorer Kapselansatz am Skapulahals
Typ 3: anteriorer Kapselansatz medial des Skapulahalses

Der Typ 3 zeigt eine Disposition zur vorderen Schulterluxation, eine Verwechslung mit einer traumatische Kapselablösung ist möglich.

Die Gelenkkapsel der Schulter wird durch die Ligg. glenohumeralia verstärkt. Das Lig. gleno- humerale superior (SGHL) stellt sich schmal und dünn dar (im MRT nicht immer darstellbar). Das Lig. glenohumerale mediale (MGHL) ist hingegen sehr kräftig; im MRT findet sich eine signalfreie bandartige Formation. Aufgrund seines Verlaufs in der transversalen Schnittebene wird es zum Teil nicht vollständig dargestellt. Das Lig. glenohumerale inferior (IGHL) ist im MRT gut erfassbar (Vahlensieck 1997).

■ **Bankart-Läsion.** In der axialen Ebene sind Bankart-Läsionen gut in der T2-Wichtung darstellbar. In T1 zeigen sich subchondrale Knochenveränderungen inklusive geringes Signal bei Sklerose oder Knochenmarködem an der Frakturseite. Schräge koronare Schichten zeigen Avulsionen des anterioren, inferioren Labrums. Schräge sagittale Schichten definieren die Größe der anterioren inferioren Glenoidfraktur und die Ausdehnung des Labrumriss. Es zeigt sich hier auch die Beziehung des IGHL zum avulsierten Labrum im oberen Bereich der Fossa glenoidalis. Bei einer akuten Bankart-Läsion findet sich ein ansteigendes Signal im subchondralen Knochen des Glenoids in T2, fettunterdrücktem T2 FSE und STIR.

■ **Hill-Sachs-Läsion.** Der Kompressionseffekt ist postero-lateral am Humeruskopf zu sehen. Der normale „nackte" Bereich, in dem die Kapsel lateral des anatomischen Halses ansetzt – darf nicht mit einem Hill-Sachs-Defekt verwechselt werden. Vahlensieck (1997) unterscheidet 3 Grade der Humeruskopfimpression.

### Hill-Sachs-Läsion (Vahlensieck 1997)
Ausdehnung:
I  kleiner 30° Zirkumferenz
II  30–60° Zirkumferenz
III  mehr als 60° Zirkumferenz

■ **Reverse Bankart-Läsion.** Die Reverse Bankart-Läsion ist eine Kombination von posteriorer Labrumruptur und anteriorer medialer superiorer Humeruskopfimpression.

*Signalverhalten*
■ Axial/sagittal: post. Labrumruptur direkt zu erkennen
■ Axial: Flüssigkeit unter der Basis des post. Labrumrisses oder extreme Laxizität.
■ Post. Instabilität, Humeruskopf ist häufig nach post. in Bezug der Fossa glenoidalis luxiert. Zusätzlich zeigt MRT-Arthrografie die

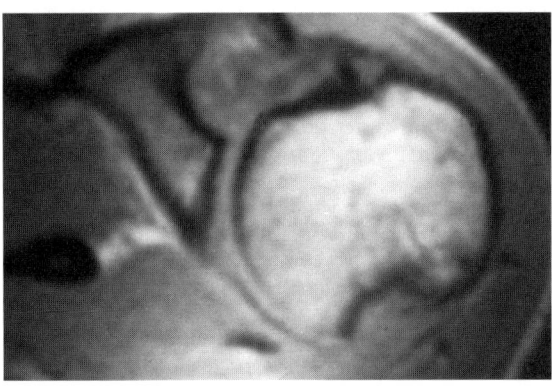

**Abb. 7.** MRT – axiale Schnittführung große Hill-Sachs-Läsion an der dorsalen Humeruskopfzirkumferenz

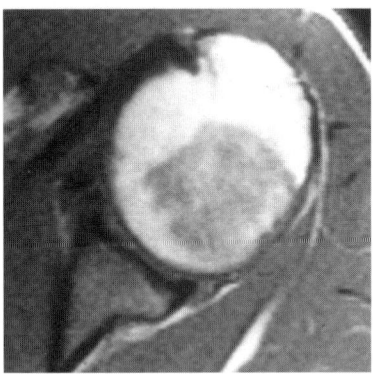

**Abb. 8.** MRT – axiale Schnittführung, T1-gewichtetes Bild; bei frischem Trauma. Humeruskopfkontusion an der dorsalen Humeruskopfzirkumferenz

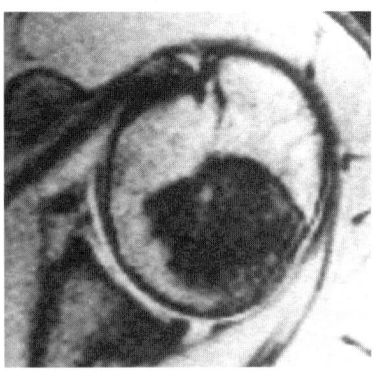

**Abb. 9.** MRT – axiale Schnittführung, T2-gewichtetes Bild; bei frischem Trauma. Humeruskopfkontusion an der dorsalen Humeruskopfzirkumferenz

- posteriore Ausdehnung des Kontrastes zwischen posteriorem Labrum, Kapsel und M. infraspinatus
- Vereinbar bei Patienten mit multidirektionaler Instabilität

**Bennet-Läsion.** Die Bennet-Läsion ist eine extraartikuläre posteriore Ossifikation zusammen mit posteriorer Labrumverletzung und Gelenkverletzung

*Signalverhalten:*
- extraartikuläre Ossifikation, kombiniert mit reaktiver Sklerose des post. inf. Glenoidrands: geringes Signal, hintere Humeruskopfluxation, posteriorem Labrumriss.

## Literatur

1. Bachmann G, Bauer T, Jugensen I, Schwab J, Weimar B, Rau WS (1998) The diagnostic accuracy and therapeutic relevance of CT arthrography and MR Arthrography of the shoulder. Rofo Fortschr Geb Rontgenstr Neuen Bildgeb Verfahr 168(2):149–156
2. Brunner U, Habermeyer P, Krueger P, Sachs G, Schweiberer L (1985) Klinik und Klassifizierung der periartikulären Erkrankungen des Glenohumeralgelenkes. Unfallchirurg 88:495–499
3. Cofield RH (1993) Physical examination oft the shoulder effectiveness in assessing shoulder stability. In: Matsen FA III, I: HP und RJ Hawkins (eds) The Shoulder: A. Balance of Mobility and Stability, pp 331–343. American Academy of Orthopaedic Surgeons, Rosemont/III
4. Garneau RA, Renfrew DL, Moore TE, El-Khoury GY, Nepola JV, Lemke JH (1991) Glenoid labrum: evaluation with MRT imaging. Radiology 179:519–522
5. Habermeyer P, Schweiberer L (1996) Schulterchirurgie. 2. Aufl Urban Schwarzenberg, München
6. Hawkins RJ, Bokor DJ (1990) Clinical evaluation of shoulder problems. In: Rockwood CA, Matsen FA (eds) The shoulder, vol 1, pp 149–177. Saunders Philadelphia
7. Hunter JS, Blatz DJ, Escobedo EM (1992) SLAPlesions of the glenoid labrum: CT arthrography and arthroscopic correlations. Radiology 184:513–518
8. King LJ, Healy JC (1999) Imaging of the painful shoulder. Man Ther 4 (1):11–18
9. Neumann CA, Petersen SA, Jahnke HH, Steinbach LS, Morgan FW, Helms C, Genant HK, Farley TE (1991b) MRI in the evaluation of patients with suspect instability of the shoulder joint including a comparison with CT-arthrography. Fortschr Röntgenstr 154:593–600
10. DePalma AI (1983) Surgery of the Shoulder. Lippincott, Philadelphia London Mexico City
11. Pommeranz SJ (1997) Gamuts & pearls in MRI and Orthopedics. MRI-EFI Publications, Cincinatti
12. Rodosky MW, Harner CD, Fu FH (1994) The role of the long head of the biceps muscle and superior glenoid labrum in anterior stability of the shoulder. Am J Sports Med 22:121
13. Sano H, Kato Y, Haga K, Iroi E, Tabata S (1996) Magnetic resonance arthrography in the assessment of anterior instability of the shoulder: com-

parison with double-contrast computed tomography arthrography. J Shoulder Elbow Surg 5(4):280–285
14. Sans N, Richardi G, Railhac JJ, Assoun J, Fourcade D, Mansat M, Giron J, Chiavassa H, Jarlaud T, Paul JL (1996) Kinematic MR imaging of the shoulder: normal patterns. AJR AM J Roentgenol 167 (6):1517–1522
15. Sell S (1997) Ultraschalldiagnostik Stütz- und Bewegungsorgane. Enke
16. Stoller DW (1997) Magnetic Resonance Imaging in Orthopaedics and Sports Medicine. Second Edition Lippincott-Raven
17. Turkel SJ et al. (1981) Stabilizing mechanismens preventing anterior dislocation of glenohumeral joint. J Bone Joint Surg (Am) 63:1208
18. Vahlensieck M, Reiser M (1997) MRT des Bewegungsapparates. Thieme
19. Wittner B, Holz U (1996) Ultrasound imaging of the ventrocaudal labrum in ventral instability of the shoulder. Unfallchirurg 99(1):38–42

# MRT der Schulter

W. Kenn

**Untersuchungstechnik.** Die MRT als das bildgebende Verfahren mit dem besten Weichteilkontrast hat sich als fester Bestandteil der weiterführenden Schulterdiagnostik etabliert. Existierten bisher keine allgemeingültigen Standards bezüglich der Untersuchungstechnik, so hat die Bundesärztekammer erstmals in den im Septemberheft 39/2000 des deutschen Ärzteblatt veröffentlichten Leitlinien zur Qualitätssicherung die Anforderungen an eine suffizient durchgeführte Schulter MRT konkretisiert. Gefordert werden T1- und T2-gewichtete TSE oder SE Sequenzen in transversaler, schräg koronaler und schräg sagittaler Schichtorientierung unter Verwendung einer Oberflächenspule bei einer Schichtdicke von ≤ 3 mm und einer Auflösung von ≤ 0,5 × 1 mm. Für die Darstellung des Labrum, der Gelenkkapsel und des Gelenkknorpels wird eine indirekte Arthrografie oder die direkte Arthrografie mit NaCl empfohlen.

Da – den Empfehlungen der BÄK entsprechend – die Messzeit der Einzelsequenz < 5 Minuten liegen sollte, sind diese Anforderungen – bei einem vernünftigen Signal/Rausch-Verhältnis – kaum mit einem Niederfeldgerät zu erfüllen. Hochfeldgeräten (1,0; 1,5 T) sollte aufgrund des deutlich besseren Signal/Rausch-Verhältnisses und der kürzeren Untersuchungszeit der Vorzug gegeben werden, auch wenn in der Literatur mit Niederfeldgeräten dem Hochfeldgerät vergleichbare Treffsicherheiten erzielt wurden [1]. Diese Ergebnisse wurden nach intraartikulärer KM-Gabe für ‚major pathologies' erzielt. Für eine exakte Beurteilung des Labrums, von Slap-Läsionen, des Rotatorenintervalls oder von Partialdefekten ist das Niederfeldsystem nur sehr eingeschränkt verwendbar.

Untersuchungsposition ist die Rückenlage in Neutral-Null-Position. Ergänzend können – bei bestimmten Fragestellungen – Messungen in Provokationsstellung (z. B. Apprehension-Position in 90° Abduktion und Außenrotation zur verbesserten Detektion einer kapsuloperiostalen

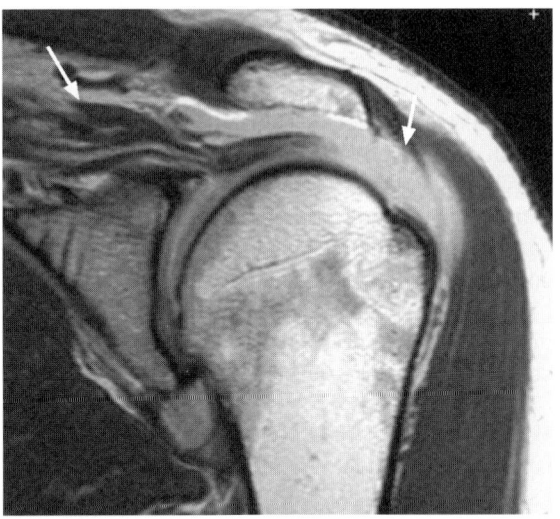

**Abb. 1.** Breite SSP-Ruptur mit Retraktion und Atrophie und fettiger Degeneration

Ablösung sowie der ABER-Position in maximaler Abduktion und Außenrotation zur verbesserten Detektion von Einrissen des anterioren Labrum sowie posterior-superioren Partialläsionen) durchgeführt werden. Da zumindest die Apprehension-Position sich nicht bei der Röhrenkonfiguration der Hochfeldgeräte realisieren lässt, kann bei wenigen Indikationen eine ergänzende MRT in Provokationsstellung an einem offenen Niederfeldsystem sinnvoll sein.

**Intravenöse KM-Gabe.** Sie ist zwingend für die Differentialdiagnose raumfordernder Prozesse (solide/zystisch), bei Verdacht auf Synovialitis des Glenhumeralgelenkes, bei klinischem Verdacht auf eine Bursitis subacromialis/subdeltoidea, bei Pathologien des Akromioklavikulargelenkes (aktivierte Sekundärarthrose/Arthritis) und auch zum Nachweis einer – wenn auch seltenen – KM-Aufnahme des sehnigen Anteils der Rotatorenmanschette im Sinne einer Tendinitis.

**Indirekte Arthrografie.** Sie beruht auf dem Phänomen, dass nach intravenöser KM-Gabe gadoliniumhaltige Chelate die Synovia passieren, in die Gelenkflüssigkeit gelangen und so einen indirekten arthrografischen Effekt erzielen. Da dieser indirekt arthrografische Effekt gering ist, ist ein 15-minütiges Durchbewegen der Schulter vor der Untersuchung erforderlich. Einzelne Studien [2, 3] berichten von einer verbesserten Detektierbarkeit von Rotatorenmanschettenrupturen, Labrum- und Knorpelläsionen; eine vergleichende Studie zwischen direkter und indirekter Arthrografie existiert nicht. Entscheidender Nachteil der Methode ist die fehlende Aufweitung der Gelenkkapsel, was neben einer eingeschränkten Beurteilbarkeit des Labrums die im Rahmen der Instabilitätsdiagnostik wichtige Darstellung einer ventralen und/oder dorsalen kapsuloperiostalen Tasche nicht möglich macht. Des weiteren ist davon auszugehen, dass Slap-Läsionen – Studien hierzu liegen nicht vor – wegen der ungenügenden Entfaltung des Gelenkkavums nicht ausreichend zu diagnostizieren sind.

**Direkte Arthrografie.** Die direkte Arthrografie ist die Methode der Wahl in der Beurteilung des kapsuloligamentären Bandapparates, des Labrum glenoidale, des Bizepssehnenankers und des Rotatorenintervalls. Nur direkt arthrografisch ist aufgrund des hohen Injektionwiderstandes und des deutlich reduzierten injizierbaren Volumen die Diagnose einer „frozen shoulder" zu stellen. Bezüglich gelenkseitiger Partialdefekte ist eine Verbesserung der Sensitivität beschrieben [4].

Bei der direkten Arthrografie wird in der Regel durchleuchtungsgesteuert (oder auch unter MR Kontrolle) das Gelenkkavum von ventral punktiert und 15–20 ml eines Gadolinium-Röntgenkontrastmittels und/oder NaCl Gemisches mit einer Verdünnung von 1:150–200 injiziert. Wegen des T1-Effektes des Gadoliniums werden dann in der Regel T1-gewichtete Sequenzen mit und ohne Fettsaturierung angefertigt. Alternativ ist die Injektion von Kochsalz mit Anfertigung von T2-gewichteten Bildern möglich [5]. Nachteil ist das geringe Signal/Rausch-Verhältnis der T2-gewichteten Sequenz im Vergleich zur T1-Wichtung, auch wenn bei Verwendung von Turbo-Spin-Echo (TSE) Sequenzen die dadurch erzielte Zeitsparnis durch eine Erhöhung der Anzahl der Messwiederholungen teilweise kompensiert werden kann. Dabei erhöht sich das Signal/Rausch-Verhältnis bei einer n-fachen Erhöhung der Mittelungen nur um den Faktor $\sqrt{n}$. Ein weiterer Nachteil ist in der Demaskierung bereits vorhandener Flüssigkeitsansammlungen zu sehen.

Bezüglich der Verwendung eines Gadolinium-Röntgenkontrastmittel-NaCl-Gemisches für die durchleuchtungsgezielte KM-Gabe ist zu berücksichtigen, dass diese intraartikuläre Applikationsform von Gadoliniumchelaten – auch wenn die Unbedenklichkeit in Tierversuchen und in zahlreichen klinischen Studien belegt ist – von den Kontrastmittelherstellern nicht freigegeben ist und aufgrund der hohen Zulassungskosten bei eingeschränktem Indikationsspektrum mit einer Freigabe für die intraartikuläre Injektion wohl nicht zu rechnen ist.

## Rotatorenmanschette

**Untersuchungstechnik.** Da die meisten RM-Rupturen im Ansatzbereich der Rotatorenmanschette liegen, ist die richtige Angulierung der parakoronalen Schichtebene von entscheidender Bedeutung. Sie sollte – um Fehlinterpretationen durch Fehlangulierung zu vermeiden – parallel zum sehnigen Anteil der Supraspinatussehne – und nicht entlang des Muskelbauches – durchgeführt werden, da die Unterschiede der Angulierung entlang der Sehne und des Muskelbauchbauches z. T. bis 30° ausmachen können. Dabei ist die Durchführung einer Doppel-Echo-Sequenz (Protonen- und T2-gewichtete SE oder TSE) obligat. Die zweite Ebene sollte in der gleichen Wichtung orthogonal dazu stehen, da ein

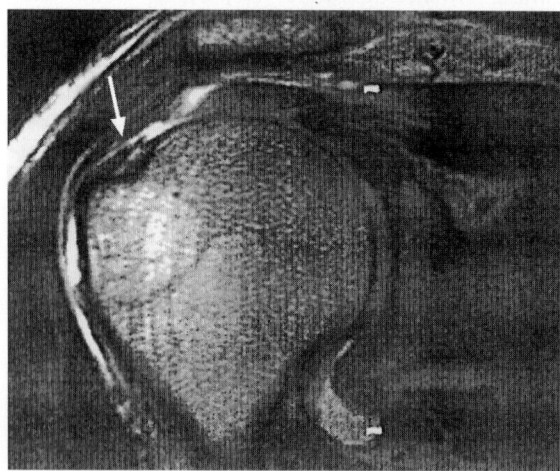

**Abb. 2.** Traumatische Supraspinatusruptur: dehiszente Sehne mit noch stehendem Ansatz; normaler Muskelbauch

pathologischer Befund auch in dieser Ebene nachweisbar sein muss. Läsionen des M. subscapularis lassen sich nahezu ausschließlich in der transversalen Ebene erfassen, so dass eine transversale Schichtung – hier z. B. ein protonengewichtete, fettsaturierte TSE-Sequenz – empfehlenswert ist, da in dieser Sequenz auch größere Pathologien des Labrums mit erfasst werden können.

Eine intraartikuläre KM-Gabe erhöht die Sensitivität gelenkseitiger Partialrupturen sowie die – wenn auch klinisch nicht relevante – exaktere Abgrenzung minimaler kompletter von hochgradigen Partialrupturen.

**Komplette Rupturen.** Beweisend ist die Unterbrechung der Sehnenkontinuität (in ausgedehnten Fällen mit einer Retraktion vergesellschaftet). Größere Rotatorenmanschettendefekte zeigen ähnlich der Arthrografie im T2 gewichteten Bild (sowohl parakoronal als auch parasagittal) eine Kommunikation zwischen Gelenkraum und Bursa subacromialis/subdeltoidea. Eine Atrophie oder fettige Degeneration sind oft mit ausgedehnten Rupturen assoziiert, beweisen per se aber noch keine komplette Ruptur. Die Treffsicherheit der MRT bezüglich kompletter Rupturen liegt in der Literatur zwischen 84% [6] und 100% [7]. Bei einer akuten Traumaanamnese ist die Unterscheidung, ob es sich um eine rein traumabedingte Ruptur einer gesunden Sehne oder auf dem Boden einer bereits bestehenden Degeneration handelt, oft nicht möglich. Für eine Traumafolge spricht die proximal liegende Dehiszenz bei erhaltenen Sehnenanteilen im Ansatzbereich bei sonst regelhafter Darstellung der RM.

**Partialdefekte und degenerative Veränderungen.** In der Literatur existieren eine Vielzahl unterschiedlicher Kriterien, Terminologien und Klassifikationen und die Kriterien einer inkompletten Ruptur sind in der Literatur uneinheitlich. So wurde zum Teil versucht, pathologisch anatomisch Konzepte auf die MR-Bildgebung zu übertragen. Kjellin und Mitarbeiter [8] fanden in Sehnenbiopsien von symptomatischen Patienten mit Signalerhöhungen im T1- und Protonen gewichteten Bild eosinophile und mukoide Einlagerungen und bezeichneten dies unter dem Oberbegriff ‚degenerative' Veränderungen als Tendinose oder Tendopathie. Abzugrenzen sind diese von Signalerhöhungen, die bei asymptomatischen Probanden [9] beschrieben worden sind. Daneben ist das sogenannte „magic-angle-Phänomen" [10] als eine mögliche Ursache belegt. Es beschreibt das Phänomen, dass Sequenzen mit einer kleinen Echozeit bei einer Orientierung der Sehne zwischen 45° und 60° zur Magnetfeld-Achse eine virtuelle Signalerhöhung zeigen können. Deshalb fordern die meisten Autoren eine Signalerhöhung auch im T2-gewichteten Bild [7, 10]. Eine prospektive Studie [11] bei Partialläsionen belegte in 85% der Partialrupturen ein entsprechendes Korrelat im T2-gewichteten Bild, jedoch wurden 15% der Partialläsionen hiermit fälschlicherweise nicht diagnostiziert. Diese Fälle legen nahe, einen Partialdefekt dann zu diagnostizieren, wenn die Signalerhöhung des 1. Echos auch in einer senkrecht zur 1. Ebene stehenden Schichtführung nachweisbar ist und „magic-angle-Effekte" damit nicht mehr zum tragen kommen.

Bei ausgedehnten Partialdefekten liegt oft eine Formveränderung der Sehne mit einer Auftreibung vor. Operatives Korrelat ist eine als ‚intralaminäre Auffaserung' bezeichnete Veränderung. Dabei sind die Übergänge zwischen ausgedehnten Partialläsionen und kleinen kompletten Rupturen fließend und klinisch in der Regel nicht relevant.

Ein anderes diagnostisches Problem besteht in die Abgrenzung einer Bursitis von einer bursalseitigen Partialläsion. Dabei können im MRT fälschlicherweise bursalseitige Läsionen beschrieben werden, wo operativ nur eine Bursitis vorliegt; bursalseitige Signalveränderungen können auf der anderen Seite kleinere oberflächliche Partialdefekte maskieren. Ergebnisse aus der Literatur [11] belegen, dass eine Differenzierung zwischen Bursitis und/oder einem bursalseitigen Partialdefekt nur bei einer umschriebenen Ausdünnung der Sehne möglich ist und/oder wenn es zu einer intralaminären Auffaserung bis in die tiefen Schichten der Rotatorenmanschette gekommen ist. Interessanterweise bleibt das in der MR-Literatur häufig beschriebene Zeichen des obliterierten peribursalen Fettstreifen [12] oft negativ.

**Rotatorenintervall.** Läsionen des Rotatorenintervalls sind schwierig zu diagnostizieren und eine intraartikuläre KM-Gabe ist obligat. Ausschließlich in der parasagittalen Ebene lässt sich die Ruptur des biceps pulley mit KM-Austritt nach ventral in die Bursa subacromialis/subdeltoidea belegen. Beweisend für eine Ruptur des Rotatorenintervalls ist eine in allen Raumebenen nachweisbare Sub-/Luxation der Bizepssehne.

■ **Vergleich MRT/Sonografie.** Komplette Rupturen sind sonografisch in der Hand des erfahrenen Untersuchers mit vergleichbarer Treffsicherheit zu diagnostizieren. Bezüglich Partialläsionen ist die MRT der Sonografie überlegen, vor allem im Hinblick auf die geringere Anzahl falsch positiver Befunde. Dies gilt auch für die Gruppe der intratendinösen Partialläsionen. Es sind die Fälle, die bei der arthroskopischen Beurteilung sowohl vom Subakromialraum als auch von intraartikulär her keinen richtungsweisenden, pathologischen Befund der Rotatorenmanschettenunter- und -oberfläche zeigen und deshalb von einer Rotatorenmanschettenrekonstruktion abgesehen wird. Tatsächlich zeigen diese Patienten eine z. T. erhebliche Erweichung und intralaminäre Auffaserung, die im MRT deutlich nachweisbar ist und den Operateur zur Entscheidung, die Sehne zu revidieren, ermutigen.

Allgemein ist eine MR-Untersuchung sinnvoll bei fraglichen Ultraschallbefunden sowie bei Inkongruenz von Klinik und Ultraschallbefund, wenn assoziierte pathologische Befunde differentialdiagnostisch in Erwägung gezogen werden.

## Subakromiale Bursitis, Tendinosis calcarea und akromiale Pathologien

Formvarianten des Akromions (Bigliani-Klassifikation), anatomische Varianten (Os acromiale), Akromionsporn, akromiale Erosion sowie Pathologien des AC-Gelenkes (Arthrose/Arthritis) sind mit der MRT eindeutig und – im Unterschied zur Projektionsradiografie – überlagerungsfrei zu diagnostizieren.

Größere schollige Verkalkungen lassen sich MR-tomografisch als hypointense Einlagerungen erkennen, kleinere Verkalkungen sind u. U. überhaupt nicht detektierbar. In der klinisch akuten Phase einer Tendinosis calcarea ist eine KM-Aufnahme der Bursa sowie u. U. ein direktes Enhancement der Sehne nachweisbar.

Eine Bursitis subacromialis/subdeltoidea zeigt sich MR-tomografisch als Verdickung, Ergussbildung und/oder KM-Aufnahme der Bursa nach iv-Gadolinium Gabe.

■ **Korakoidales Impingement.** MR-tomografisch zeigt sich vor allem in Innenrotationsposition (bei dieser Fragestellung sollte ergänzend eine transversale Schichtführung in Innenrotation durchgeführt werden) eine Verschmälerung des anatomischen Raumes zwischen der Spitze des Proc. coracoideus und des Tuberculum minus auf weniger als 7 mm. Teilruptur des M. subscapularis, vermehrte hypointense Sklerose der Korakoidspitze, subchondral gelegene zystische Veränderungen des anteromedialen Aspekt des Humerus, begleitendes Knochenmarksödem und/oder KM-Aufnahme als Akutzeichen sind die MR-Zeichen eines selten vorkommenden korakoidalen Impingement.

## Labrum und kapsuloligamentärer Bandapparat

■ **Untersuchungstechnik.** Methode der Wahl ist die direkte MR-Arthrografie. Ergänzend zu den T1-gewichteten Sequenzen ohne und mit Fettsaturierung sollte zumindest eine T2-gewichtete Sequenz (TSE oder TIRM) duchgeführt werden, um präexistente Flüssigkeitsansammlungen nachzuweisen und zum Beweis eines Knochenmarködems (Bone Bruise) als akute Traumafolge (akute oder chronische Hill-Sachs-Läsion).

Normalanatomie und Varianten, wie z. B. Variationen des superioren, mittleren (z. B. Buford-Komplex) und inferioren GHL, des Labrums (Pseudo-Slap, Foramen sublabrum, Buford-Komplex) sowie der synovialen Recessus lassen sich MR-arthrografisch zuverlässig nachweisen [13].

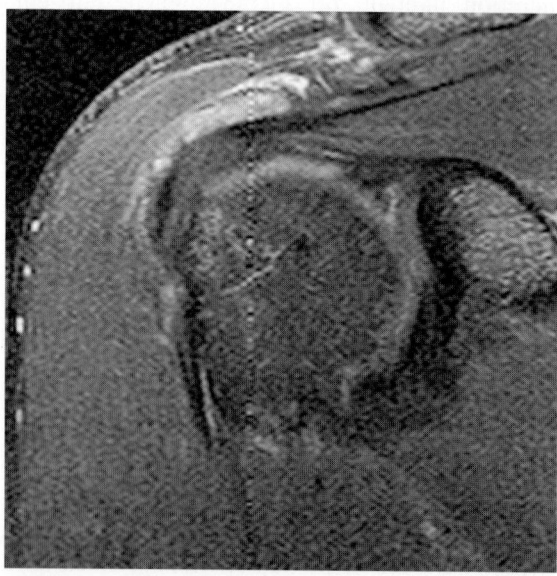

**Abb. 3.** T1-gewichtete SE-Sequenz nach i.v. KM-Gabe mit Fettsaturierung: Bursitis subacromialis. Breite Verdickung des subakromialen Bursa mit deutlicher KM-Aufnahme

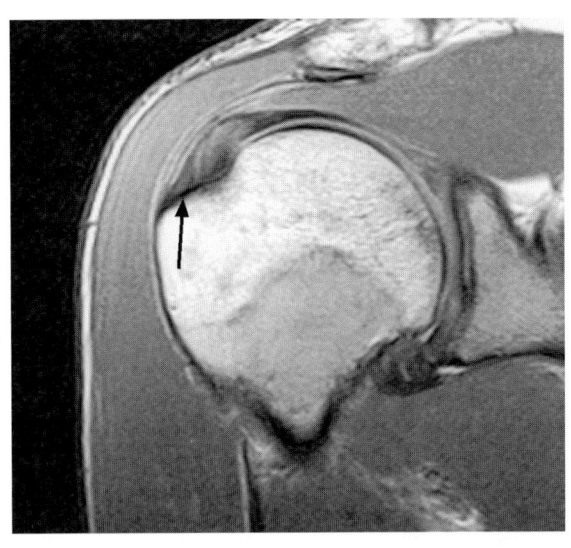

**Abb. 4.** Protonen-gewichtete TSE in parakoronaler Schichtführung: Auftreibung der SSP Sehne bei intratendinösem Partialdefekt

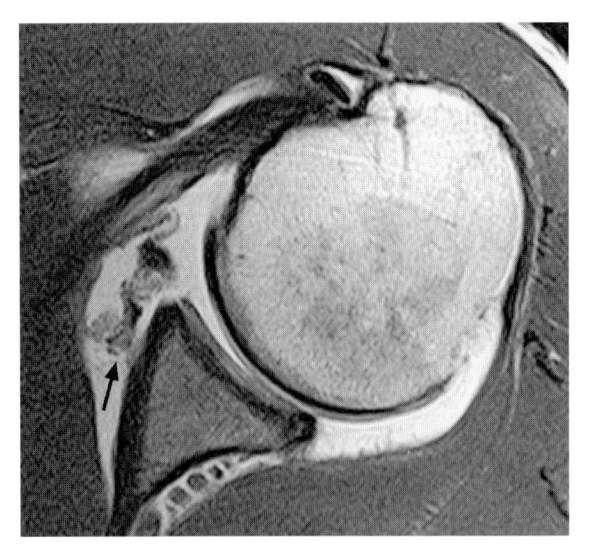

**Abb. 5.** MR-Arthrografie: T1-gewichtete SE-Sequenz. Antero-inferior kapsulo-periostale Labrumablösung

■ **Anteriore glenohumerale Instabilität.** Die klassische Bankart-Läsion als vollständige Ablösung des anterior-inferioren kapsulo-labralen Komplexes und des Periost am Skapulahals lässt sich MR-tomografisch mit hoher diagnostischer Sicherheit nachweisen [14].

Die Abgrenzung zu den Bankart-ähnlichen Läsionen wie der ALPSA-Läsion (anterior labroligamentous periostal sleeve avulsion), bei der das Periost intakt bleibt oder der GLAD-Läsion (Glenoid Labral articular disruption), bei der ein Fragment des Gelenkknorpels mit abreißt, ist schwierig und klinisch nicht von Relevanz.

Der häufigere Befund bei der chronisch rezidivierenden atraumatischen anterioren Instabilität einer weiten kapsulo-periostalen Gelenktasche mit Abrundung und/oder Abschilferung des Labrums stellt bei guter Gelenkextension ebenso kein diagnostisches Problem dar wie die knöcherne Bankart-Läsion oder der Hill-Sachs-Defekt, wobei ein kleiner knöcherner Chip u. U. schwierig zu erkennen ist. Im letzteren Fall ist besonders die parasagittale Schichtführung hilfreich.

Bei einer guten Gelenkextension ist ein Abriss der glenohumeralen Ligamente diagnostisch kein Problem. So lässt sich die sog. HAGL-Läsion als Abriss des IGL am Humerus gut in den parakoronalen Schichten nachweisen.

■ **Posteriore glenohumerale Instabilität.** MR-Zeichen einer posterioren Instabilität (2–4% der Patienten mit Schulterinstabilität) können sein: weite dorsale kapsuloperiostale Tasche, dorsale Kapselruptur, reverse Hill-Sachs- und reverse Bankart-Läsion. Dabei findet sich die Labrumläsion vor allem im posterioren-inferioren Quadranten.

Bei professionellen Wurfsportlern ist eine extraartikuläre, posterior-inferiore Verkalkung assoziiert mit einer dorsalen Labrumläsion als Bennet-Läsion bekannt. Ursächlich soll ein Abriss des posterioren Kapselansatzes durch extremen Zug der posterioren Abschnitte des IGL-Bandes während der Dezelerationsphase der Wurfbewegung sein.

■ **Superior Labral Anterior to Posterior (SLAP)-Läsionen**

Slap-Läsionen werden nach der arthroskopischen Klassifikation nach Snyder in 4 Typen unterteilt [15], erweitert auf weitere drei Gruppen durch Maffet [16].

Typ I: der superiore Labrumanteil ist degenerativ aufgerauht, jedoch fest mit dem Glenoid und der Bizepssehne verbunden.

Typ II: zusätzlich zu I ist das Labrum mit dem Bizepssehnenursprung vom Glenoid abgelöst (instabiler Bizeps-Labrum-Komplex).

Typ III: Das superiore Labrum ist ähnlich wie bei einem Korbhenkel eingerissen. Die Bizepssehne inseriert jedoch noch am Ursprung.

Typ IV: zusätzlich zu III ist die Bizepssehne in Längsrichtung eingerissen und teilwei-

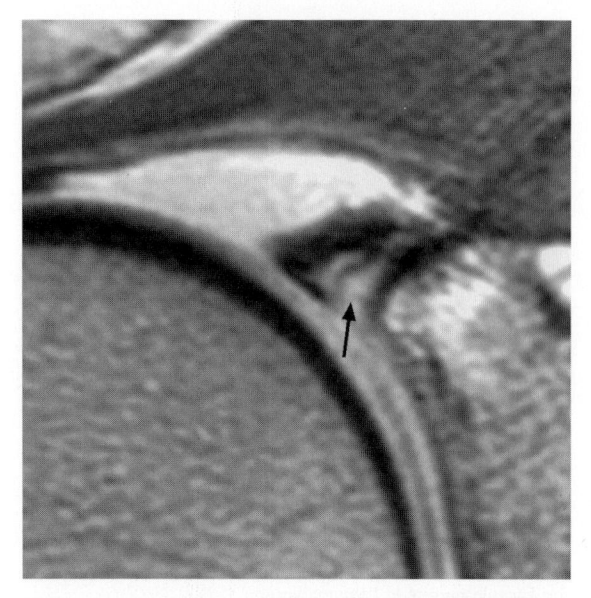

**Abb. 6.** MR-Arthrografie: T1-gewichtete SE-Sequenz: SLAP-II-Läsion; Ablösung des Labrums und des Bizepssehnenankers am Tub. supraglenoidale

se mit dem rupturierten Labrum disloziert.
Typ V: anterior-inferiore Bankart-Läsion die sich nach superior bis in den Bizepssehnenanker ausbreitet.
Typ VI: freier Flap mit Ablösung des Bizepssehnenankers.
Typ VII: Ausdehnung der SLAP-Läsion unterhalb des MGL.

In einer Studie mit 19 arthroskopisch gesicherten Slap-Läsionen zeigte sich eine Sensitivität der MR-Arthrografie von 89% bei einer Spezifität von 91%. Dabei entsprach in 76% der Fälle die MR-arthrografische Befundklassifikation der arthroskopischen Befundklassifikation [17]. Differentialdiagnostisch kann die Abgrenzung einer Slap-Läsion (Typ II) von einem physiologischerweise vorkommenden sublabralen Recessus (hier werden – in Abhängigkeit von der Größe des sublabralen Recessus – drei Typen unterschieden) schwierig sein. Dabei zeigt die Kontrastmitteltasche des sublabralen Recessus nach medial, zum Glenoid hin und zeigt scharfe Ränder im

**Abb. 7 a–c.** MR-Arthrografie eines 24jährigen Patienten mit rezidivierender, atraumatischer anteriorer Schulterluxation; T1-gewichtete SE-Sequenz in parakoronaler und transversaler Schichtführung. SLAP-III-Läsion: Korbhenkelriss des superioren Labrums (Pfeil) mit inferiorer Dislokation. Bone bruise des Humeruskopfes

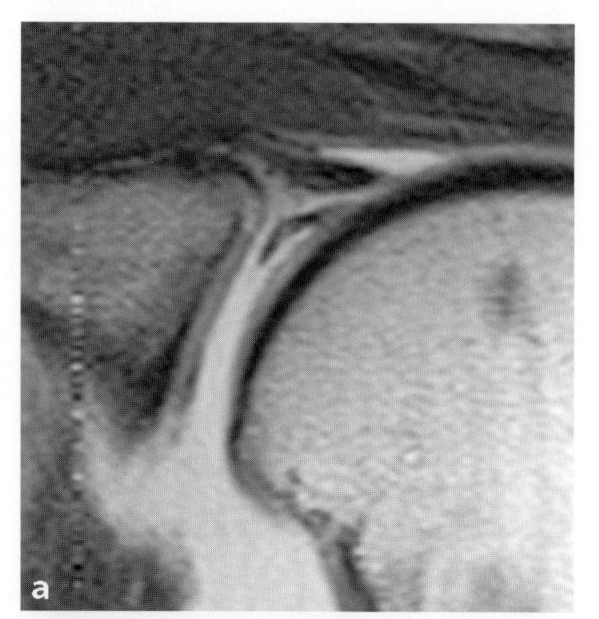

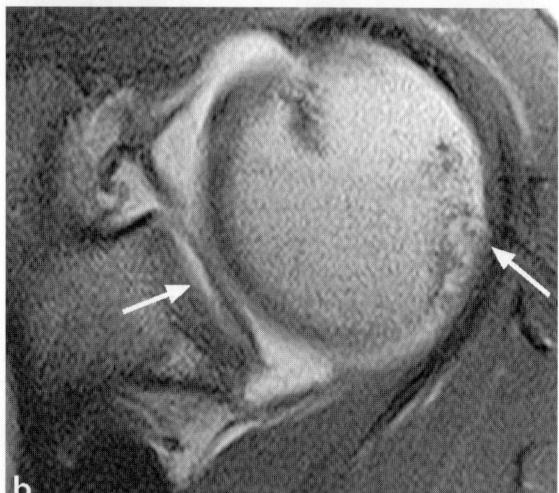

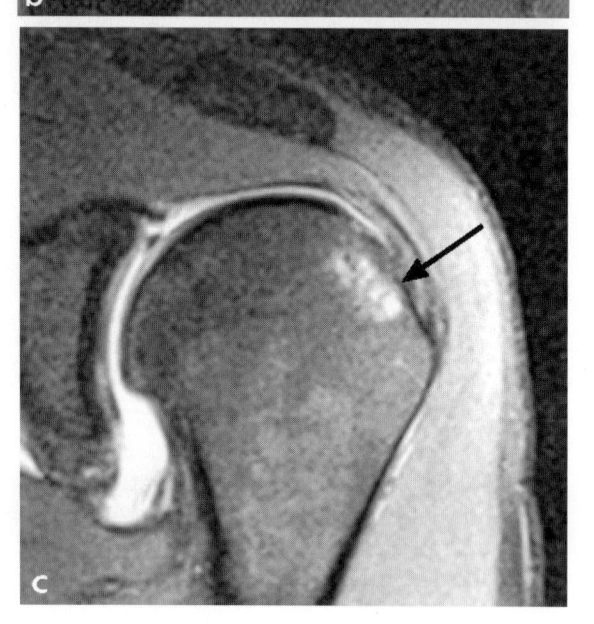

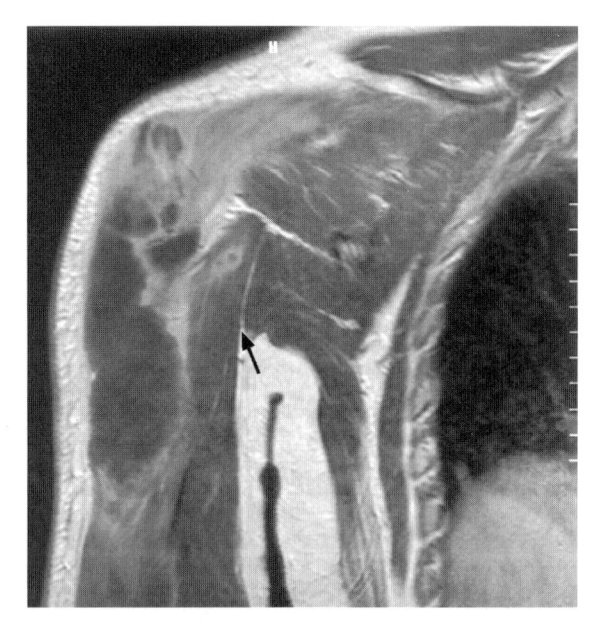

**Abb. 9.** T1-gewichtete SE nach i.v. KM-Gabe: Malignes fibröses Histiozytom: Neben der diffusen Infiltration des M. deltoideus, des M. infraspinatus und des Teres minor kleine Skip-Läsion im Caput longum des M. triceps brachii

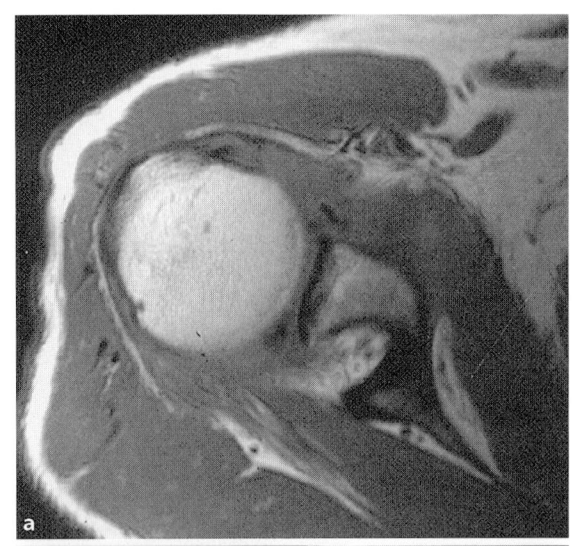

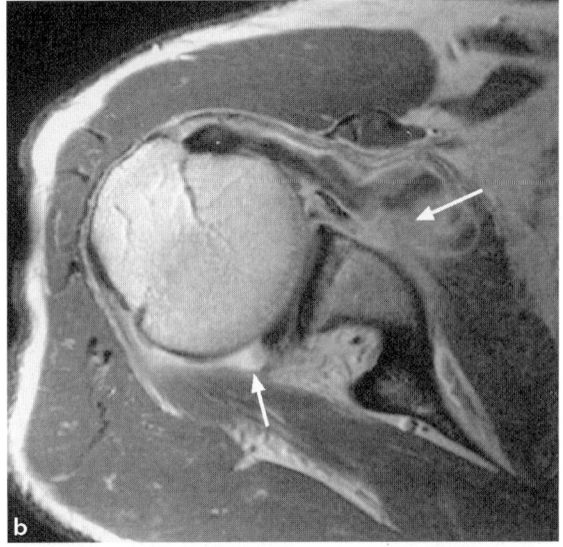

**Abb. 8 a, b.** T1-gewichtete SE-Sequenz vor (*oben*) und nach i.v. KM-Gabe (*unten*). Arthritis mit deutlichem synovialen Enhancement v.a. der ventralen Synovia. Im Nebenbefund Buford?

Unterschied zur Slap-Läsion, die unscharf begrenzt ist und dessen Tasche in der Regel nach lateral zeigt. Der sublabrale Recessus sollte nicht mit dem in 11% der Individuen vorkommenden sublabralen Foramen verwechselt werden, das anterior des Bizepssehnenankers liegt, längsoval ist und eine glatte Begrenzung zeigt.

■ **Vergleich MRT/CT-Arthrografie.** In der Literatur liegen im radiologischen [14] und im orthopädischen Schrifttum [18] zahlreiche vergleichende Publikationen vor, die die höhere Treffsicherheit der MR-Arthrografie im direkten Vergleich zur CT in der Beurteilung der anterioren Instabilität belegen. Lediglich in der Beurteilung enthesiopathischer Veränderungen, in der Abschätzung der subchondralen Sklerose sowie in der Detektion eines kleineren knöchernen Chip bietet die CT-Arthrografie Vorteile [19].

## Entzündliche und tumoröse Veränderungen

Die Schulter ist selten Manifestationsort eines primären Knochentumors. Es überwiegen benigne Tumoren, angeführt von den Osteochondromen, solitären Knochenzysten, Enchondromen und aneurysmatische Knochenzysten mit einem in den meisten Fällen charakteristischem MR Befund [20]

Die häufigsten malignen Tumoren stellen das Osteosarkom, das Chondrosarkom und das Ewing-Sarkom gefolgt vom Plasmazytom, Lymphom und sowie dem metastatischen Tumorbefall.

Häufige benigne Weichteiltumoren der Schulter [21] sind Lipom und lipom-ähnliche Tumoren, fibröse Histiozytome, noduläre Fasziitis, Hämangiome, Neurofibrome und Schwannome. Dabei ist das Lipom MR-tomografisch eindeutig, das Hämangiom mit sehr hoher diagnostischer Sicherheit zu diagnostizieren.

Die häufigsten malignen Weichteiltumoren [22] sind das maligne fibröse Histiozytom, das Liposarkom, Leiomyosarkom, malignes Schwannom sowie andere Sarkome. Auch wenn die MR-Bildgebung einiger Tumorentitäten ein charakteristisches Bild zeigt, trägt die Magnetresonanztomografie weniger zur Differentialdiagnose als zur Beurteilung der Befundausdehnung bei. Ergänzend zur Bildgebung kann eine Magnetresonanzangiografie durchgeführt werden, die die ehemals der DSA vorbehaltenen Fragen wie z. B. Vaskularisierung, Gefäßstatus vor Kompartmentresektion, Möglichkeiten der präoperativen Embolisation etc. beantwortet. Bezüglich der Rezidivdiagnostik ist die MRT das bildgebende Verfahren der Wahl, auch wenn die Differenzierung einer posttherapeutischen Veränderung gegenüber einem Rezidiv oft nur in der Verlaufsbeurteilung möglich ist. In der differentialdiagnostischen Abgrenzung zu pseudotumorösen Veränderungen (wie z. B. Muskelrupturen, die sog. chronic avulsion injury, die tumoröse Kalzinose oder tumorähnliche Bilder einer destruierende Arthropathie) ist die MRT-Methode der Wahl.

MR-Zeichen entzündlicher Gelenkveränderungen der Schulter können sein: Synoviale KM-Aufnahme mit/ohne pannusartiger synovialer Hypertrophie, Erguss, chondrale und subchondrale Destruktion mit und ohne Zystenbildung, begleitendes Knochenmarksödem als Zeichen einer Ostitis oder Destruktion der Knochensubstanz im Sinne einer Osteomyelitis.

Zeichen einer pigmentierten villonodulären Synovialitis [23] ist eine durch Hämosiderin bedingte verminderte, randständige Signalintensität der synovialen Proliferationen. In diesem Kontext ist differentialdiagnostisch noch die Hämophilie-Arthropathie zu berücksichtigen.

Die Amyloidarthropathie der Schulter [24] äußert sich in pseudotumorösen, muskelisointensen periartikulären Gewebsmassen mit destruierenden Erosionen.

Das MRT-Bild der synovialen Chondromatose [25] variiert. Dabei ist das Vollbild mit multiplen randständig verkalkten Chondromen eindeutig. Die nicht verkalkten Chondrome können iso- bis hyperintens im T2-gewichteten Bild erscheinen und als konglomeratartiger Tumor imponieren. Differentialdiagnostisch hilfreich kann dann ein peripheres oder septales KM-Enhancement sein.

Die Milwaukee-Schulter [26] als sog. kristallinduzierte Arthropathie (Pseudogicht) bezeichnet das Endstadium einer durch Ablagerung Kalzium haltiger Kristalle sich selbst unterhaltenden,

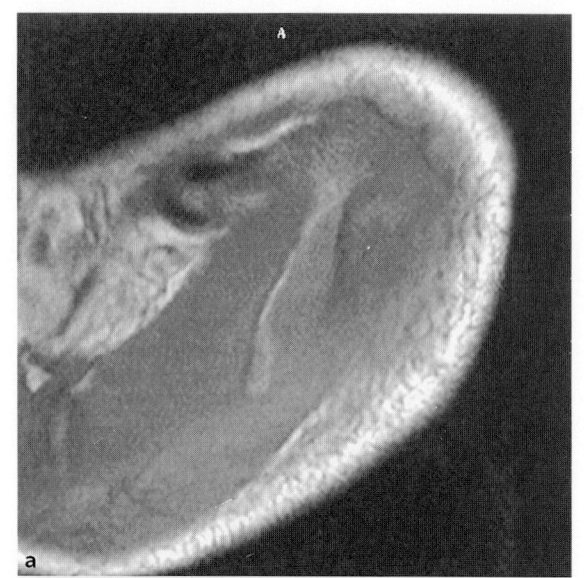

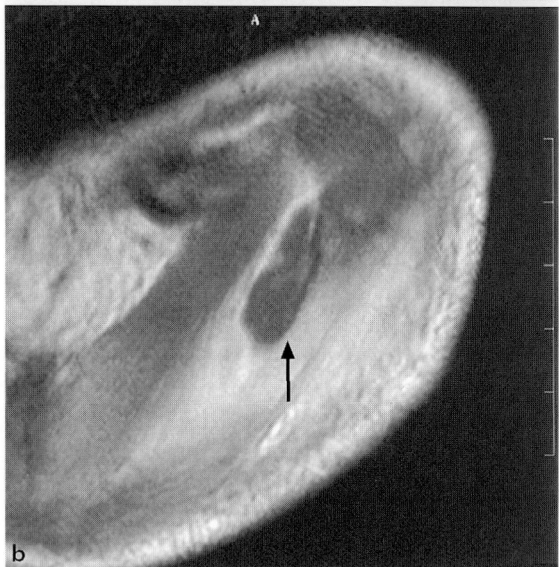

**Abb. 10 a, b.** T1-gewichtete SE-Sequenz vor (*oben*) und nach i.v. KM-Gabe (*unten*): Myositis (Staphylococcus aureus). Erst nach i.v. KM-Gabe wird die zentrale Einschmelzung deutlich

schnell progredienten destruierenden Arthritis mit einer Massenruptur der Rotatorenmanschette, destruierender Arthritis und eines ausgedehnten sterilen, Kalziumhydroxy- und Kalziumpyrophosphat enthaltenden Gelenkergusses.

## MRT der Schultermuskulatur

Das Ausmaß von Atrophie und fettiger Degeneration der Rotatorenmanschette gilt als prognostischer Parameter für den Outcome nach einer

RM-Rekonstruktion. Akzeptiert ist die computertomografische Einteilung nach Goutallier [27]. MR-tomografisch zeigt sich eine fettige Degeneration als hyperintense Einlagerungen des Muskels im T1-gewichteten Bild. Dabei sind in der MR-Literatur mehrere Ansätze verfolgt worden: eine der CT analoge Einteilung mit mäßiger Übereinstimmung zur CT-Klassifikation [28], sowie eine direkte Messung der Signalintensität [29]. Sie muss eine oberflächenspulenbedingte signalstärkere Darstellung spulennaher Areale berücksichtigen.

Die Atrophie als Volumenreduktion lässt sich auch bei standardisierter Schnittführung als Verhältnis einer Querschnittsbestimmung der Muskels in der Fossa supraspinata ausdrücken. Ein einfacherer Ansatz ist die Bestimmung des Tangentenzeichens. Es gilt als positiv, wenn der Muskelbauch des M. supraspinatus unter einer Verbindungslinie liegt, die von der oberen Grenze der spina scapulae zur oberen Grenze der Basis des Proc. coracoideus gezogen wird. Dabei war das Tangentenzeichen in 90% der RM Massenrupturen positiv [29].

Das MRT-Bild einer Denervierung (z. B. Raumforderung der spinoglenoidalen Notch, Personage Turner-Syndrom, idiopathische Plexusneuritis) ist pathognomonisch. Der betroffene Muskel zeigt im akutem Stadium ein deutliches Ödem [30] und eine KM-Aufnahme; im chronischen Stadium ist dann u. U. nur die Atrophie nachweisbar.

Muskelrupturen zeigen neben den Formveränderungen signalreiche Einlagerungen im T1-gewichteten Bild als Zeichen einer Methämoglobinbildung. Bei einer dann fehlenden Kontrastmittelaufnahme ist die Diagnose eindeutig. Zeigt sich eine KM-Aufnahme, kommen neben Resorptionsvorgängen differentialdiagnostisch Myositiden oder Tumoreinblutungen in Betracht.

Ein intramuskulärer Abszess (der häufigste Erreger ist Staphylococcus aureus) demarkiert sich oft erst nach intravenöser KM-Gabe als zentral liquide Raumforderung.

## MRT der postoperativen Schulter

Eine MR Untersuchung ist aufgrund der z.T. ausgedehnten postoperativen Veränderungen erst nach 6 Monaten sinnvoll. Dabei ist vor allem auf Veränderungen von Form und Kontinuität zu achten, da Signalveränderungen der refixierten Sehne in > 50% der Fälle beobachtet werden [31]. Da auch milde Gelenkergüsse sowie subakromiale Flüssigkeit [31] vorkommen, ist der Indikationsbereich für ein postoperatives MR eingeschränkt.

## Dynamisches MRT der Schulter

Offene MR-Geräte ermöglichen eine Untersuchung der Schulter in verschiedenen Funktionsstellungen. Knochen und Weichteilstrukturen sind gleichzeitig zu beurteilen. Hier liegen erste Veröffentlichungen über die Wertigkeit der dynamischen MRT an einem offenen Niederfeldgerät mittels einer 3D-Gradientenechosequenz vor [32]. Dabei ergaben sich Hinweise auf eine kraniale Dezentrierung bei Abduktion gegen Widerstand bei Patienten mit Impingement Grad I und II, ohne dass morphologische Veränderungen der Rotorenmanschette nachweisbar waren. Dabei sind bei einer Messzeit eines 3D-Blockes von 4 Minuten deutliche Verbesserungen der zeitlichen Auflösung erforderlich, um einer wirklichen Echtzeit-Dynamik zu entsprechen.

## Literatur

1. Loew R, Kreitner KF, Runkel M, Zoellner J, Thelen M (2000) MR arthrography of the shoulder: comparison of low-field (0.2 T) vs high-field (1.5 T) imaging. Eur Radiol 10(6):989–996
2. Vahlensieck M, Peterfy CG, Wischer T, Sommer T, Lang P, Schlippert U, Genant HK, Schild HH (1996) Indirect MR arthrography: optimization and clinical applications. Radiology 200(1):249–254
3. Maurer J, Rudolph J, Lorenz M, Hidajat N, Schroder R, Sudkamp NP, Felix R (1999) A prospective study on the detection of lesions of the labrum glenoidale by indirect MR arthrography of the shoulder. Rofo Fortschr Geb Rontgenstr Neuen Bildgeb Verfahr 171(4):307–312
4. Flannigan B, Kursunoglu-Brahme S, Snyder S, Karzel R, Del Pizzo W, Resnick D (1990) MR Arthrography of the Shoulder – Comparison with Conventional Imaging. AJR 155:829–832
5. Willemsen UF, Wiedemann E, Brunner U, Scheck R, Pfluger T, Kueffer G, Hahn K (1998) Prospective evaluation of MR arthrography performed with high-volume intraarticular saline enhancement in patients with recurrent anterior dislocations of the shoulder. AJR 170(1):79–84

6. Quinn SF, Sheley RC, Demlow TA, Szumowski J (1990) Rotator cuff tendon tears: Evaluation with fat-suppressed MR-imaging with arthroscopic correlation in 100 patients. Radiology 195:497–501
7. Ianotti A, Zlatkin MB, Esterhai JL, Kressel HJ, Daninka MK, Spindler KP (1991) Magnetic Resonance imaging of the shoulder. J Bone and Joint Surgery 73A:17–29
8. Kjellin I, Ho CP, Cervilla V (1991) Alterations of the supraspinatus tendon at MR imaging: Correlation with histopathologic findings in cadavers. Radiology 181:837–884
9. Neumann CH, Holt RG, Steinbach LS, Jahnke AH, Petersen SA (1992) MR imaging of the shoulder: appearance of supraspinatus tendon in asymptomatic volunteers. AJR 158:1281–1287
10. Timins ME, Erickson SJ, Estkowski LD, Carrera GF, Komorowski RA (1995) Increased signal in the normal supraspinatus tendon on MR imaging: Diagnostic pitfall caused by the magic angle effect. AJR 164:109–114
11. Kenn W, Hufnagel P, Muller T, Gohlke F, Bohm D, Kellner M, Hahn D (2000) Arthrography, ultrasound and MRI in rotator cuff lesions: a comparison of methods in partial lesions and small complete ruptures. Rofo Fortschr Geb Rontgenstr Neuen Bildgeb Verfahr 172(3):260–266
12. Itoi I, Tabata S (1992) Incomplete rotator cuff tears. Results of operative treatment. Clin Orthop 275:165–173.
13. Shankman S, Bencardino J, Beltran J (1999) Glenohumeral instability: evaluation using MR arthrography of the shoulder. Skeletal Radiol 28(7):365–382
14. Chadnani et al. Chandnani VP, Yeager TD, DeBerardino T, Christensen K, Gagliardi JA, Heitz DR, Baird DE, Hansen MF (1993) Glenoid labral tears: prospective evaluation with MRI imaging, MR arthrography, and CT arthrography. AJR Am J Roentgenol 161(6):1229–1235
15. Snyder SJ, Karzel RP, Del Pizzo W, Ferkel RD, Friedman MJ (1990) SLAP lesions of the shoulder. Arthroscopy 6(4):274–279
16. Maffet MW, Gartsman GM, Moseley B (1995) Superior labrum-biceps tendon complex lesions of the shoulder. Am J Sports Med 23(1):93–98
17. Bencardino JT, Beltran J, Rosenberg ZS, Rokito A, Schmahmann S, Mota J, Mellado JM, Zuckerman J, Cuomo F, Rose D (2000) Superior labrum anterior-posterior lesions: diagnosis with MR arthrography of the shoulder. Radiology 214(1):267–271
18. Sano H, Kato Y, Haga K, Iroi E, Tabata S (1996) Magnetic resonance arthrography in the assessment of anterior instability of the shoulder: comparison with double-contrast computed tomography arthrography. J Shoulder Elbow Surg 5(4):280–285
19. Roger B, Skaf A, Hooper AW, Lektrakul N, Yeh L, Resnick D (1999) Imaging findings in the dominant shoulder of throwing athletes: comparison of radiography, arthrography, CT arthrography, and MR arthrography with arthroscopic correlation. AJR Am J Roentgenol 172(5):1371–1380
20. Link TM, Brinkschmidt C, Lindner N, Wortler K, Heindel W (1999) Primary bone tumors and „tumor-like lesions" of the shoulder. Their histopathology and imaging. Rofo Fortschr Geb Rontgenstr Neuen Bildgeb Verfahr 170(5):507–513
21. Kransdorf MJ (1995) Benign soft-tissue tumors in a large referral population: distribution of specific diagnoses by age, sex, and location. AJR Am J Roentgenol 164(2):395–402
22. Kransdorf MJ (1995) Malignant soft-tissue tumors in a large referral population: distribution of diagnoses by age, sex, and location. AJR Am J Roentgenol 164(1):129–134
23. Jelinek JS, Kransdorf MJ, Utz JA, Berrey BH Jr, Thomson JD, Heekin RD, Radowich MS (1989) Imaging of pigmented villonodular synovitis with emphasis on MR imaging. AJR Am J Roentgenol 152(2):337–342
24. Cobby MJ, Adler RS, Swartz R, Martel W (1991) Dialysis-related amyloid arthropathy: MR findings in four patients. AJR Am J Roentgeno 157(5):1023–1027
25. Kramer J, Recht M, Deely DM, Schweitzer M, Pathria MN, Gentili A, Greenway G, Resnick D (1993) MR appearance of idiopathic synovial osteochondromatosis. J Comput Assist Tomogr 17(5):772–726
26. Pons-Estel BA, Gimenez C, Sacnun M, Gentiletti S, Battagliotti CA, de la Pena LS, Williams CJ, Reginato (2000) Familial osteoarthritis and Milwaukee shoulder associated with calcium pyrophosphate and apatite crystal deposition. AJJ Rheumatol 27(2):471–480
27. Goutallier D, Postel JM, Bernageau J, Lavau L, Voisin MC (1994) Fatty muscle degeneration in cuff ruptures. Pre- and postoperative evaluation by CT scan. Clin Orthop (304):78–83
28. Fuchs B, Weishaupt D, Zanetti M, Hodler J, Gerber C (1999) Fatty degeneration of the muscles of the rotator cuff: assessment by computed tomography versus magnetic resonance imaging. J Shoulder Elbow Surg 8(6):599–605
29. Zanetti M, Gerber C, Hodler J (1998) Quantitative assessment of the muscles of the rotator cuff with magnetic resonance imaging. Invest Radiol 33(3):163–170
30. Bredella MA, Tirman PF, Fritz RC, Wischer TK, Stork A, Genant HK (1999) Denervation syndromes of the shoulder girdle: MR imaging with electrophysiologic correlation. Skeletal Radiol 28(10):567–572
31. Spielmann AL, Forster BB, Kokan P, Hawkins RH, Janzen DL (1999) Shoulder after rotator cuff repair: MR imaging findings in asymptomatic individuals-initial experience. Radiology 213(3):705–708
32. Graichen H, Bonel H, Stammberger T, Haubner M, Rohrer H, Englmeier KH, Reiser M, Eckstein F (1999) Three-dimensional analysis of the width of the subacromial space in healthy subjects and patients with impingement syndrome. AJR Am J Roentgenol 172(4):1081–1086

# MRT bei Polyarthritis

K. Fritz, J. Raith, J. Hermann

## Zusammenfassung

Diese Arbeit soll einen kurzen Überblick über Indikationen, technische Voraussetzungen (Mindestanforderungen an das MR-Gerät, Sequenzen, Kontrastmittelgabe), Darstellung der pathologisch-anatomischen Veränderungen (Pannus, Gelenkserguss, Erosionen) sowie radiologisch-differentialdiagnostische Betrachtungen geben. Abgehandelt werden auch klinische Fragen wie Pathogenese, klinisch-differentialdiagnostische Überlegungen und Fragen des Rheumatologen an den Radiologen.

## Einleitung

Die MRT hat sich als wertvolles Werkzeug sowohl hinsichtlich der differentialdiagnostischen Eingrenzung entzündlicher Veränderungen an den Gelenken als auch zur Bestandsaufnahme (Sugimoto, 2000) und Kontrolle bestehender Läsionen erwiesen. Klinisch besonders bedeutsam ist der Umstand, dass die Sensitivität der Erfassung von Erosionen dem Röntgenbild deutlich überlegen ist (Klarlund, 2000), dass der Nachweis synovialer Proliferationen im Rahmen des objektiven Schnittbildverfahrens mit konstanter, untersucherunabhängiger Qualität möglich ist und dass die Darstellung von Marködem in Knochen als Zeichen zur Abgrenzung von Arthritiden anderer Genese (Alam, 1999) eine Domäne der Kernspintomographie ist.

Da insbesondere die Hand Prädilektionsort von Veränderungen im Rahmen der rheumatoiden Arthritits (RA) ist, wird im folgenden Beitrag die Bildgebung dieses im rheumatologischen Sinne besonders interessanten Körperteiles bevorzugt besprochen. Sinngemäß gelten die Ausführungen hinsichtlich der MR-tomografischen Darstellung von krankhaften Veränderungen natürlich auch für alle übrigen Gelenke.

## Technische Voraussetzungen der Hand-MRT

Technischer Standard sind 1,5 Tesla-Geräte unter Verwendung möglichst kleiner Spulen, um eine möglichst große Auflösung und dünne Schichten zu ermöglichen. Spezielle, für Handwurzel- bzw. Fingeruntersuchungen konstruierte Spulen sind im Handel, aufgrund der dann nur limitierten Übersicht und der oft diffusen, über die oben genannten Regionen hinausgehenden Beschwerden verwenden wir eine Schädelspule, mit der Bilder ausreichender Qualität produziert werden können.

Folgende Sequenzen werden zur Anwendung gebracht (Klarlund, 1999):
- Coronale T1-gewichtete Sequenz mit 512-er Bildmatrix ergibt an eine konventionelle dorsovolare Röntgenaufnahme erinnernde Schnitte mit exzellenter Beurteilbarkeit der ossären Strukturen, insbesondere der dünnen kortikalen Grenzlamellen.
- Transversale oder coronale fettunterdrückte T2-gewichtete Sequenz zur Beurteilung von Ödemzonen in Knochen und Weichteilen sowie Nachweis von Gelenkergüssen.
- Coronare FFE (Gradientecho) T2-gewichtete Sequenz zur Beurteilung des Kapselbandapparats sowie knorpeliger Strukturen.
- Nach Applikation von Kontrastmittel (Gadolinium; Dimeglumingadopentetat (Magnevist) 0,2 ml = 0,1 mmol/kg KG i.v.) coronale, T1-gewichtete fettunterdrückte Sequenz zum Nachweis von Kontrastaufnahme in Synovialis, Weichteilen oder ossären Strukturen.
- Fakultativ Turbospin T2-gewichtete Sequenzen oder zusätzlich andere Schnittebenen abhängig von Fragestellung, Klinik oder aber im Rahmen der während der laufenden Untersuchung zusätzlich entdeckter pathologischer Veränderungen.

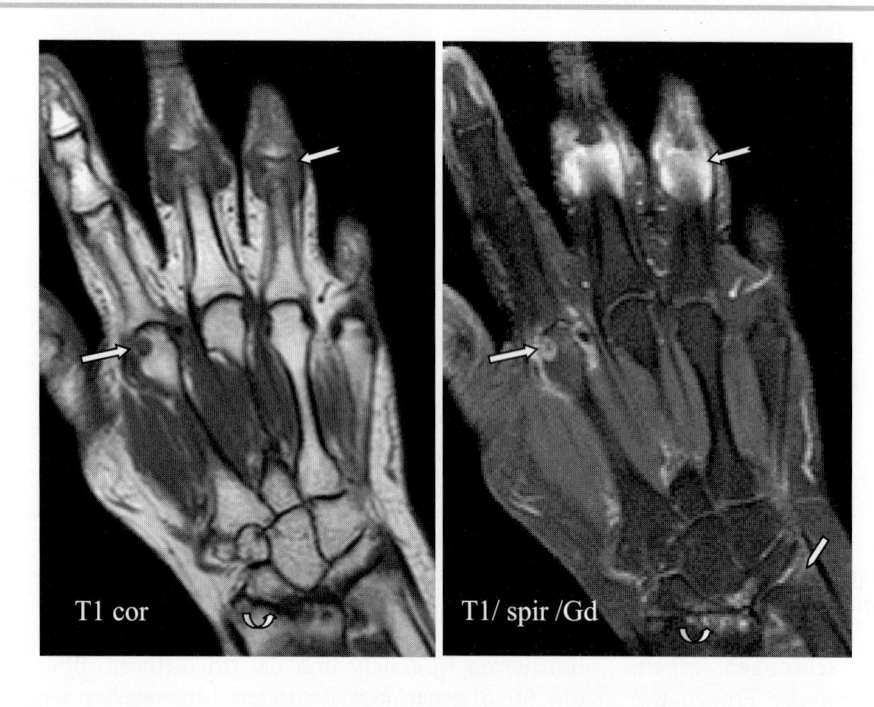

**Abb. 1.** Polyarthritis mit Gelenksergüssen in den PIP des 3. und 4. Strahles sowie Erosionen mit Kontrastmittelaufnehmendem Pannus im MCP-Gelenk 2.
*Gekerbter Pfeil:* Gelenkergüsse PIP-Gelenke, *Pfeil nach rechts:* Erosion MCP-Gelenk, *gebogener Pfeil:* Erosionen im Radiocarpalgelenk, *Pfeil nach links:* Erosion im Bereich des Proc. Styl. Ulnae

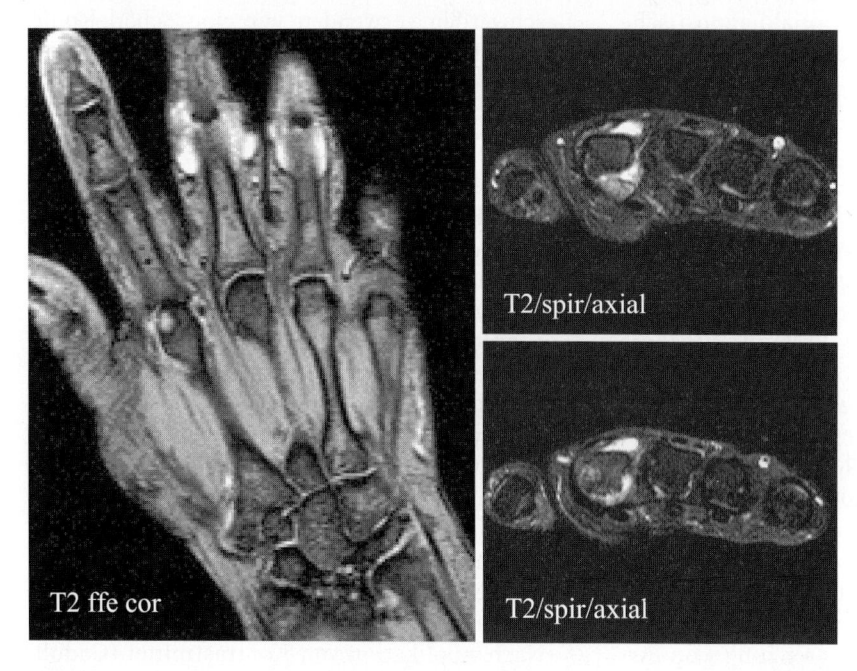

**Abb. 2.** Gleicher Patient wie Abb. 1, Darstellung der oben erwähnten pathologischen Veränderungen in anderen Sequenzen und Schnittebenen.
Man beachte die signalreichen Gelenksergüsse sowie das normale Signalverhalten des Knochens

Schichtdicke in allen Sequenzen: 3 mm (Ausnahme Sequenz B: 4 mm).

Die Endbeurteilung der fertigen Untersuchung erfolgt generell am Bildschirm (Magic View, Fa. Siemens), da die Bildnachbearbeitung (Wahl der Graustufen, evtl. Multiplanare Rekonstruktionen sowie Durchführung von Messungen) gegenüber der konventionellen Bildbetrachtung einerseits ein deutliches Puls an Information erbringt sowie insbesondere Messungen benutzerfreundlich und rasch durchführbar sind. Hardcopies werden nur auf Wunsch des Klinikers oder aber für externe Besprechungen, bei denen eine elektronische Übertragung nicht möglich ist, angefertigt.

## Pathologische Veränderungen der rheumatoiden Arthritis

Das weltweit am besten akzeptierte pathogenetische Modell der RA erklärt die Erkrankung als eine T-Lymphozyten mediierte Autoimmunkrankheit. Ein bisher unbekanntes Agens wird durch in der Synovialmembran lokalisierte dentritische Zellen-T-Lymphozyten präsentiert. Diese werden aktiviert, proliferieren und sezernieren lokale Mediatoren wie Interferon gamma und Interleukin-17, die über eine Aktivierung von Makrophagen und Fibroblasten zu einer Entzündungsreaktion und zur Bildung eines destruktiven gefäßreichen Granulationsgewebes (Pannus) führen. Aus den Fibroblasten und Makrophagen freigesetzte Mediatoren und proteolytische Enzyme führen direkt oder über die Aktivierung von Osteoblasten zur Knorpel- und Knochendestruktion mit nachfolgender Zerstörung der gelenksbildenden Teile.

Wie oben erwähnt, ist die besondere Domäne der MRT die Früherkennung proliferierter Synovialis und die Darstellung von Erosionen. Akute Synovitis ist gekennzeichnet durch das Vorhandensein von verdickter und ödematös veränderter Synovialis mit erhöhter Signalintensität (verglichen mit normalem Gewebe) in T2-gewichteten Sequenzen als Zeichen vermehrter Flüssigkeitseinlagerung bzw. Ödem, intermediärem (muskelähnlichem) Signal in nativen T1-gewichteten Sequenzen (normal: Kapselbandapparat weitgehend signallos). Als Zeichen der Hypervaskularisation findet sich zudem eine verstärkte Kontrastaufnahme. Bei gleichzeitigem vorliegen von Gelenkserguss ist die Beurteilung der Synovia allerdings erschwert, da der in den T2-gewichteten Sequenzen sehr signalhyperintense Erguss die begrenzenden Kapselanteile „überstrahlt". In diesem Fall sind auch Kontrastscans von nur eingeschränktem Nutzen, da die inflammierte und hyperperfundierte Gelenkhaut rasch einen Durchtritt des Kontrastmittels in den Gelenkraum fördert und

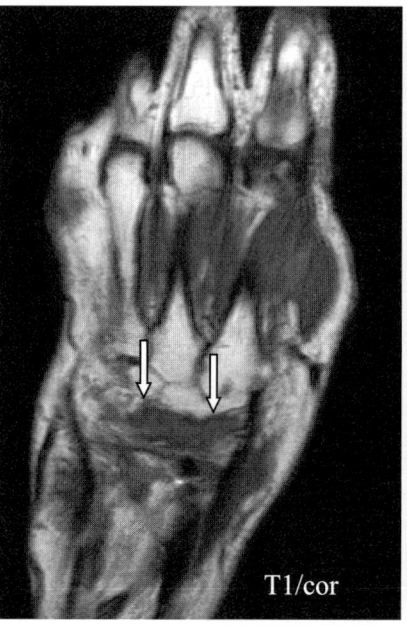

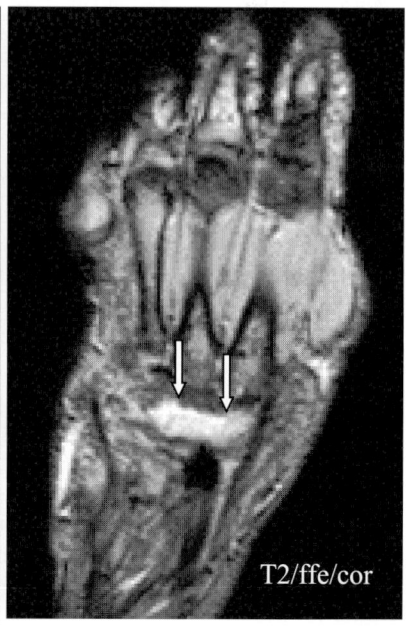

**Abb. 3.** Ausgedehnter Pannus (*Pfeile*) im Handwurzelbereich mit Destruktion der Handwurzelknochen. Pannus sehr signalreich in der T2/ffe-Sequenz

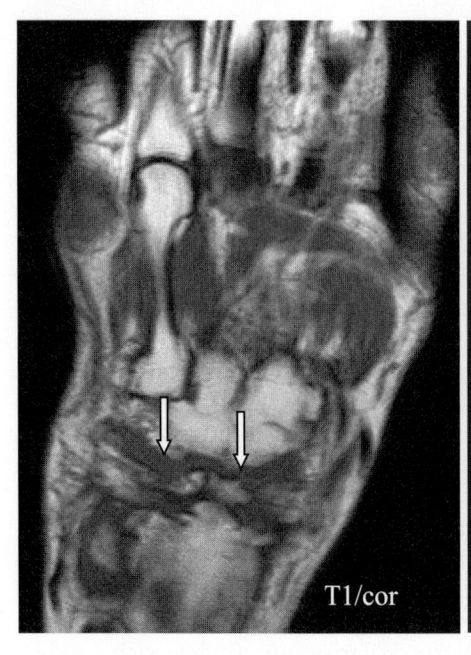

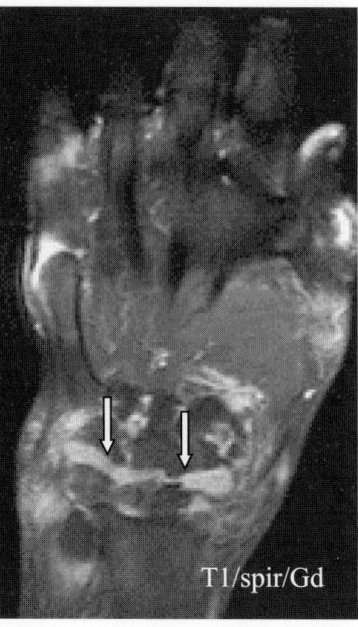

**Abb. 4.** Der Pannus zeigt deutliche KM-Aufnahme

somit ebenso eine Überlagerung durch den nunmehr „konstrastierten" Erguss eintritt (Rand, 1999).

Der Pannus kann allderdings auch zur völligen Obliteration des Gelenkscavuum, evtl. sogar zur Distension der Gelenkkapsel führen.

Vorwiegend chronisch-entzündliche Kapselveränderungen zeigen sowohl in den T1- als auch den T2-gewichteten Sequenzen ein intermediäres Signalverhalten mit weniger prominentem Ödem und Verdickung. Zuweilen ist auch nur eine dünne, vermehrt kontrastmittelaufnehmende Membran nachzuweisen.

Erosionen sind gekennzeichnet durch den Ersatz von in T1-gewichteten Sequenzen signalreichem (fetthaltigem) Knochenmark durch weniger signalreiches aber kontrastaufnehmendes Pannusgewebe. Prädilektionsstellen sind die peripheren Zonen der Gelenkflächen, wo aufgrund des fehlenden Knorpelüberzuges inflammiertes Gewebe direkt dem Knochen anliegt. Auch hier ist in den T2-gewichteten Sequenzen akut inflammiertes Gewebe gegenüber chronischem Pannus vermehrt signalhyperitens.

Sehnen oder Ligamente, die durch Pannusgewebe zerstört werden, zeigen charakteristische Veränderungen ihres Signalverhaltens: die primär nahezu signallose Bandstruktur zeigt aufgrund der ödematösen Schwellung und Destruktion zunehmende T2-Signalintensität. Völlig zerstörte Strukturen sind gekennzeichnet durch Retraktion der gerissenen Anteile beziehungsweise gänzlich fehlender Darstellung derselben.

■ **Besonderheiten der juvenilen chronischen Arthritis:** Bei der juvenilen chronischen Arthritis ist die Tatsache, dass die entzündlichen Veränderungen zu Wachstumsstörungen im Bereich der noch nicht geschlossenen Epiphysenfugen führen können, besonders zu beachten. Beobachtet werden vorzeitige Fugenschlüsse, überschießendes Wachstum im Bereich der befallenen Gelenke sowie transartikuläre Synostosen. Ein großer Vorteil der MRT liegt in der guten Darstellung des im Vergleich zum Erwachsenen vermehrten knorpeligen Gewebsanteil des kindlichen Gelenkes, der entweder in den fettunterdrückten T2-gewichteten Sequenzen oder aber mit speziellen 3-D-Knorpelsequenzen gut zur Darstellung gebracht werden kann.

## Fragen des Rheumatologen an den Radiologen

Die Rheumatologie beschäftigt sich vorwiegend mit Erkrankungen des Stütz- und Bewegungsapparates sowie mit systemischen Erkrankungen des Immunsystems. Die prognostisch ungünstigen, aber seltenen entzündlichen rheumati-

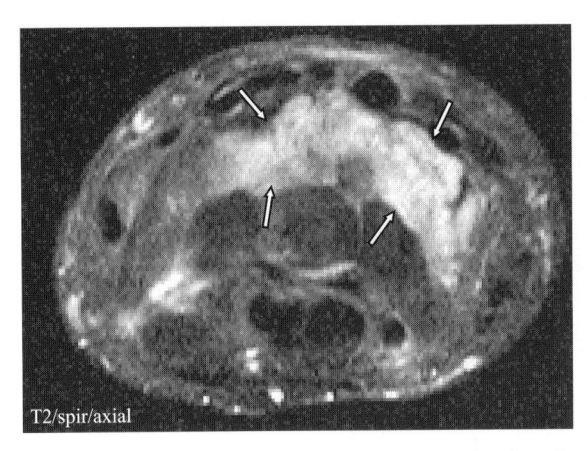

**Abb. 5.** Transversale Darstellung des Pannus; man beachte die massive Ausdehnung entlang der Handwurzelknochen sowie das normale Signalverhalten der ossären Strukturen

schen Erkrankungen einschließlich der entzündlichen Gelenkserkrankungen, der Kollagenosen und der Vaskulitiden müssen dabei möglichst frühzeitig abgegrenzt werden, da sie eine aggressive und teilweise belastende Therapie erfordern. Ein wichtiges Hilfsmittel zur Abgrenzung von entzündlichen Gelenks- und Muskelerkrankungen stellt dabei die Sicherung der Diagnose einer *Arthritis* dar. Die erste wichtige Frage an den Radiologen ist somit die nach einer Entzündung im betroffenen Gelenk. Diese Frage ist derzeit mittels MRT mit größter Sensibilität zu beantworten. Bei *unklaren Mon- oder Oligoarthritiden*, manchmal auch bei Polyarthritiden, stellt sich die Frage nach dem destruktiven Potential des Krankheitsgeschehens. Dieses ist bei der RA groß und bei den Spondylarthropathien deutlich geringer, weshalb der Therapieansatz bei RA konsequenter und aggressiver ist. Die spondylitis ankylosans ist der wichtigste Vertreter aus der Gruppe der Spondylarthropathien und die Stellung der Diagnose war bisher aufgrund der Häufigkeit von „Kreuzschmerzen" in der Bevölkerung und den bisher wenig sensitiven Methoden der Darstellung einer *Sakroiliitis* mittels Nativröntgen oder CT im Durchschnitt um 7–8 Jahre verzögert. Hier erweist sich die MRT ebenfalls als sehr sensitive Untersuchungsmethode, da entzündliche Veränderungen am Iliosakralgelenk bereits innerhalb von Monaten nach Anamnesebeginn nachweisbar sind. Bei chronischer Monarthritis stellt sich besonders am Kniegelenk die Frage nach einer *Synovitis villonodularis*, einem semimalignen Tumor der Synovialis, der klinisch wie eine Synovitis mit massiver Synovialishyperplasie imponiert,

MR tomographisch aber durch seinen hohen Eisenanteil von infektiösen oder immunologisch getriggerten Entzündungen abgegrenzt werden kann. Pathologisch veränderte, in der Tiefe des Körpers gelegene und klinisch schlecht zugängliche Strukturen (z. B. in der Becken-Hüft-Region) sind mittels MRT gut darstellbar und die Frage nach entzündeten *Bursen, Sehnen* (bei Spondylarthropathien) oder Sehnenscheiden leicht beantwortbar. Eine häufige gestellte Diagnose in der Rheumatologie ist die eines *Karpaltunnelsyndroms*. Die Ursachen des Syndroms sind mannigfaltig, können jedoch auch Entzündungen des Handgelenkes und der Sehnenscheiden der Flexoren am Unterarm sein. Diese finden sich ganz besonders bei entzündlich rheumatischen Erkrankungen wie der RA und dem systemischen Lupus erythematodes und bedürfen einer antiinflammatorischen Lokaltherapie und einer systemischen Therapie der Grundkrankheit. Somit stellt die MRT eine hochsensitive Methode zur Abklärung eines (manchmal auch beidseitigen) Karpaltunnelsyndroms dar. Der Nachweis von *Myositiden* durch die MRT befindet sich noch in der Entwicklung; erste Untersuchungen mit dieser Fragestellung zeigen jedoch, dass sowohl die Diagnostik der Myositis als auch die Bestimmung der Biopsiestelle eine zusätzliche Domäne des MRT sein könnte.

*Riesenzellarteritiden* sind entzündliche Erkrankungen der großen Arterien und führen aufgrund der massiven Intimaverdickungen zu Stenosen und Verschlüssen dieser Gefäße mit nachfolgender Nekrose des betroffenen Organs. Die Riesenzellarteritiden sind nicht nur an der leicht zugänglichen Arteria temporalis, sondern auch an den größeren Arterien des Körperstammes und der rumpfnahen Extremitäten zu finden. Zur Auffindung dieser Entzündungen der Gefäßwände ist ebenfalls eine Fragestellung, die durch die MRT beantwortet werden sollte.

In der Rheumatologie ist es durch intensive Forschungen auf dem Gebiet der Immunologie möglich geworden, gezielt in den pathogenetischen Ablauf der Erkrankung einzugreifen. Die Einführung dieser hochspezifischen „Biologika" ist jedoch mit hohen Kosten verbunden, sodass eine Dauertherapie mit diesen Präparaten nur durch den Nachweis einer entsprechenden Effektivität gerechtfertigt ist. Selbst für geschulte Rheumatologen ist es oft nicht einfach, Sekundärfolgen der Entzündung an der Synovialmembran von einem aktiven Pannusgewebe zu unterscheiden. Die MRT sollte in der Lage sein,

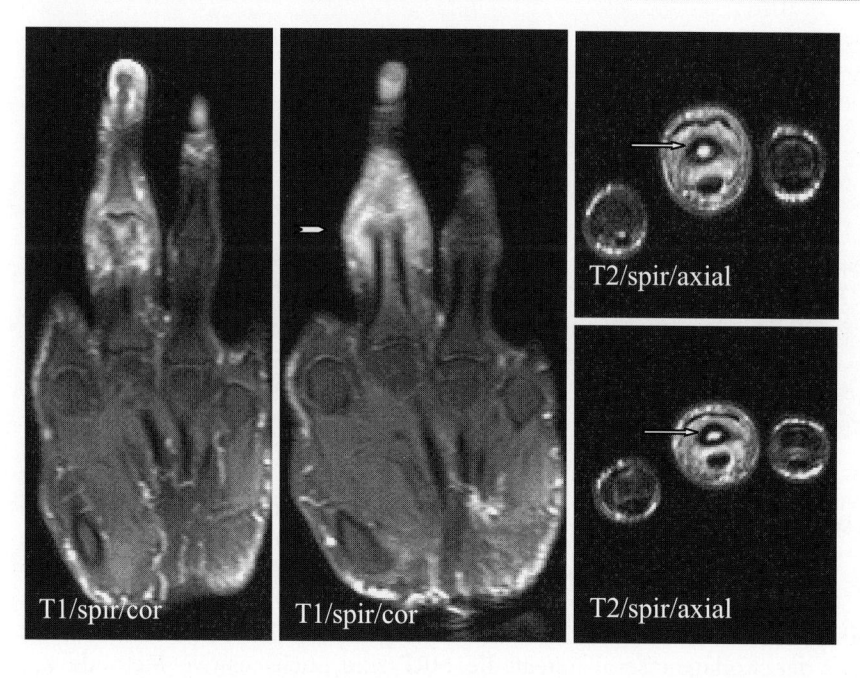

**Abb. 6.** „Wurstfinger" im Rahmen einer Arthropathia psoriatica.
*Pfeil nach rechts:* Marködem in der Mittelphalanx, *gekerbter Pfeil:* Arthritis, massive Weichteilschwellung

die Frage nach einer Remission der Erkrankung im Sinne einer Entzündungsfreiheit der betroffenen Region, zu beantworten. Somit sollte die MRT auch in der *Verlaufsbeurteilung* entzündlich rheumatologischer Erkrankugnen einen wichtigen Beitrag leisten können.

Somit ergibt sich, dass der Rheumatologe eine Vielfalt an Fragestellungen an den Radiologen hat, die durch die MRT beantwortbar sind oder für die Zukunft erwartet werden können. Möglicherweise sind die Werbeeinschaltungen in den amerikanischen Fachzeitschriften der Rheumatologie, die das MRT für jeden Rheumatologen propagieren, eine Vision, die vielleicht doch an die Wirklichkeit heranreichen könnte.

## Differentialdiagnostische Betrachtungen

Die MRT kann selbstverständlich nicht die zur Diagnosefindung notwendige genaue klinische und laborchemische Untersuchung von Patienten mit undifferenzierten Arthralgien und Arthritiden ersetzen. Folgende Hinweise sind jedoch zur Abgrenzung der RA gegenüber anderen entzündlich rheumatischen Erkrankungen hilfreich:

■ **Seronegative Spondarthritiden (mit Ausnahme der juvenilen RA):** Zusätzlich zu den bekannten röntgenologischen Kriterien bei der Arthritis psoriatika und der zur RA differierenden Gelenksverteilung der reaktiven Arthritiden und der übrigen Spondarthritiden ist MR-tomografisch bei den Spondarthritiden ein wesentlich ausgeprägteres Marködem der befallenen Skelettanteile nachzuweisen. Das Knochenmarksödem findet sich im Gegensatz zu dem lediglich im unmittelbaren Umgebungsbereich größerer Erosionen auftretenden Ödem im Rahmen einer RA im Sinne einer Enthesitis mit Markraumbeteiligung am Übergang von Kapseln, Bändern und Sehnen in das Periost. In Zusammenschau mit dem klinischen Zustandsbild kann hier oftmals eine eindeutige Diagnose gestellt werden, oder aber es ist eine Eingrenzung der Differentialdiagnose zu erzielen.

■ **Degenerative, arthrotische Veränderungen:** Entsprechend den pathoanatomischen Gegebenheiten sind hier die meisten Veränderungen im Bereich des Gelenkknorpels sowie der subchondralen Gelenkanteile zu beobachten. Knorpelrarefizierungen, Geröllzysten und Gelenkergüsse können mittels MRT gut dargestellt werden, periartikuläre Verkalkungen, verkalkende Enthesiopathien u. ä. sind mittels konventionellem Röntgen oder CT mitunter besser darstellbar. Das Fehlen von Pannusgewebe erlaubt eine Abgrenzung zur RA. Deshalb sollte bei Verdacht auf eine Propfpolyarthritis, einer RA, die sich auf eine bestehende Arthrose aufpfropft, immer eine Kontrastmittelgabe zum Nachweis kontrastaufnehmender Strukturen durchgeführt werden (bei reinen arthrotischen Veränderungen nicht zwingend).

## Literatur

1. Alam F et al (1999) Frequency and Spectrum of Abnormalities in the Bone Marrow of the wrist: MR-Imaging Findings. Sekeletal Radiol 28(6):312–317
2. Klarlund M et al (2000) Magnetic Resonance Imaging, Radiography and Scintigraphy of the Finger Joints: one Year follow up of Patients with early Arthritis. Ann Rheum Dis 59(7):521–528
3. Karlund M et al (2000) Dynamic Magnetic Resonance Imaging of the metacarpophalangeal Joints in rheumatoid Arthritis, early unclassified Polyarthritis and healthy controls. Scand J Rheumatol 29(2):108–115
4. Klarlund M et al (1999) Wrist and finger Joint MR-Imaging in rheumatoid Arthritis. Acta Radiol 40(4):400–409

# Untere Extremität

Untere Extremität

# MRT der Hüfte

S. Hofmann, J. Kramer

## Einleitung

Für eine Reihe von Krankheitsbildern des Hüftgelenks stellt die Magnetresonanztomographie (MRT) heute das diagnostische Mittel der Wahl dar. Trotz der damit überlegenen Darstellungsmöglichkeiten der Gelenkstrukturen und Weichteile bleibt jedoch immer noch das Nativröntgen der erste Schritt bei der bildgebenden Abklärung von Hüftgelenkschmerzen. In diesem Beitrag werden neben allgemeinen Bemerkungen zur MRT beim Hüftgelenk die speziellen Untersuchungstechniken, typischen MRT-Morphologien und Indikationen zur MRT für die wichtigsten orthopädischen Krankheitsbilder dargestellt. Zum Schluss wird ein diagnostischer Algorithmus zur Abklärung unklarer Hüftgelenkschmerzen vorgeschlagen.

## Allgemeines

Das Hüftgelenk ist von einem starken Muskelmantel und einer mehr oder weniger dicken subkutanen Fettschicht umgeben. Die klinischen Differentialdiagnosen für Hüftgelenkschmerzen beinhalten nicht nur Gelenkläsionen sondern auch fortgeleitete Schmerzen des lumbosakralen Überganges und des Beckenbereichs (Tabelle 1). Aufgrund dieser schwierigen anatomischen und funktionellen Zusammenhänge hat sich die MRT mit ihrem hohen Weichteilkontrast und der multiplanaren Schnittführung bei der Abklärung einer Reihe von Krankheitsbildern des Hüftgelenks bewährt (Tabelle 2). Prinzipiell muss aber zuerst immer eine ausführliche Anamnese, entsprechende klinische Untersuchung erfolgen und ein konventionelles Röntgen durchgeführt werden. Die Zuweisung zur MRT sollte mit einer Verdachtsdiagnose, evtl. Differentialdiagnosen und möglichst konkreter Fragestellung erfolgen.

**Tabelle 1.** Differentialdiagnose des Hüftschmerzes

| Extraartikuläre Ursachen | Intraartikuläre Ursachen |
|---|---|
| ■ Bursitiden | ■ Infektionen |
| ■ Insertionstendopathien | ■ Aktivierte Arthrose |
| ■ Muskelverletzungen | ■ Epiphysiolyse oder Morbus Perthes |
| ■ Piriformissyndrom | ■ Chronische Polyarthritis |
| ■ Syndrom der schnappenden Hüfte | ■ Seronegative Spondyloarthropathien: (Bechterew, reaktive Arthritis...) |
| ■ Iliosakralgelenksschmerzen | |
| ■ Pseudoradikuläres Syndrom L5 | ■ Knochenmarkkontusion (Bone Bruise) |
| ■ Spinalkanalstenose | ■ Synovitis villonodosa |
| ■ Neuromuskuläre Erkrankungen | ■ Chondromatose |
| ■ Weichteiltumore | ■ Intraartikuläre Tumore |
| ■ Heterotope Ossifikationen | ■ Fehl- und Missbildungen |
| ■ Intraabdominelle Prozesse | ■ Verminderte Anteversion oder -torsion |
| ■ Extraartikuläre Frakturen | ■ Intraartikuläre Frakturen |

**Tabelle 2.** MRT-Krankheitsbilder

- **Ischämische Gelenkerkrankungen**
  - Osteonekrose
  - Knochenmarködemsyndrom
  - Morbus Perthes
- **Entzündliche Gelenkerkrankungen**
  - Chronische Polyarthritis
  - Reaktive Arthritis
  - Bakterielle Coxitis
  - Osteomyelitis
- **Degenerative Gelenkerkrankungen**
  - Knorpelläsionen und aktivierte Arthrose
  - Labrumläsionen und Begleitveränderungen
- **Posttraumatische Läsionen**
  - Knochenmarkkontusion
  - Mikro- oder Stressfrakturen
  - Posttraumatische Osteonekrose
- **Tumoröse Gelenkerkrankungen**

Die MRT des Hüftgelenks erfolgt standardisiert. Der Patient liegt auf am Rücken, die Beine gestreckt mit neutraler Rotation im Hüftgelenk. Da die schmerzhafte Seite häufig in einer spontanen Schonstellung mit Beckenvorneigung und/oder Seitneigung gehalten wird, sollte bei der Lagerung besonders auf eine orthograde Ausrichtung der beiden Beckenschaufeln und der beiden Kniescheiben geachtet werden. Ist eine Untersuchung im Seitenvergleich notwendig, empfiehlt es sich, die orthograde Ausrichtung des Beckens mit einer koronalen Sucherfrequenz zu kontrollieren, um eventuell notwendige Lagerungskorrekturen durchführen zu können.

Das Untersuchungsprotokoll beim Hüftgelenk hängt, so wie bei anderen Gelenken, von der Fragestellung ab. Eine Darstellung beider Hüftgelenke mit der Körperspule erleichtert in vielen Fällen die Bildinterpretation und ist bei einigen Krankheitsbildern unbedingt erforderlich. Zur verbesserten Detailauflösung kann bei speziellen Fragestellungen zusätzlich eine Oberflächenspule eingesetzt werden (Reiser 1997). Die Schichtdicke sollte zwischen 3 und 5 mm liegen. Zur Einstellung der multiplanaren Schnittführungen lassen sich schnelle axiale oder sagittale T1-W-Suchschnitte mit reduzierter Bildmatrix verwenden.

Als Standardaufnahmen sollten zumindest T1- und T2-W-Spinecho (SE)-Sequenzen eingesetzt werden. In speziellen Fällen können auch zusätzlich Gradientenecho (GE)-Sequenzen verwendet werden. Besonders für die Darstellung von Knochenmarks- und Weichteilveränderungen haben sich fettunterdrückte T2-W-Sequenzen bewährt. Der Einsatz von speziellen Gradientenechos empfiehlt sich bei der Knorpel- und Knochendarstellung und der Erstellung von Bilddatensätzen mit ultradünnen Schichten (Reiser 1996). Die typischen Signalcharakteristika der einzelnen Gelenkbestandteile mit den unterschiedlichen Untersuchungsfrequenzen unterscheiden sich nicht von denen anderer Gelenke und werden im Kapitel Grundlagen der MRT ausführlich beschrieben. Die axialen, koronalen und sagittalen Standarduntersuchungsebenen des Hüftgelenks bieten in den meisten Fällen ausreichende Bildinformationen. Nur bei besonderen Fragestellungen sollten zusätzliche schräg eingeneigte koronale oder sagittale Ebenen eingesetzt werden (Czerny 1996).

MRT-Kontrastmittel können prinzipiell intravenös oder intraartikulär appliziert werden (Peterslidge 1997). Die Darstellung der unterschiedlichen Gewebedurchblutung ist bei einigen Krankheitsbildern von Bedeutung und lässt sich nach intravenöser Kontrastmittelgabe gut beurteilen (Zacher 1985). Bei besonderen Fragestellungen können dynamische Kontrastmittelserien weitere Informationen über die Gewebedurchblutung liefern (Lomasney 1994). Zur Darstellung intraartikulärer Strukturen kann das Kontrastmittel prinzipiell auch indirekt intravenös verabreicht werden. Zur Darstellung einer Pathologie im Gelenkspalt ist die direkte Kontrastmittelgabe in das Gelenk (MR-Arthrographie) mit ausreichender Distension der Kapsel jedoch sinnvoller (Czerny 1996). Unbedingte Voraussetzung für die Bildinterpretation ist jedoch eine genaue Kenntnis der MR-Anatomie des Hüftgelenks in den verschiedenen Untersuchungsebenen. Im Folgenden werden die wichtigsten Krankheitsbilder des Hüftgelenks einzeln besprochen (Tabelle 2).

## Ischämische Gelenkerkrankungen

### Osteonekrose und KMÖS

Die Osteonekrosen (ON) sind ischämisch bedingte Knochennekrosen (Mark, Trabekeln und Kortikalis) in den Epiphysen konvexer Gelenkflächen. Die mit Abstand häufigste Lokalisation stellt das Hüftgelenk dar. Das Knochenmarködemsyndrom (KMÖS) ist unter mehreren Synonymen bekannt (Algodystrophie, transiente Osteoporose, transient bone marrow edema) und wird bis heute kontrovers als eigenständiges Krankheitsbild oder als reversible Frühform der ON diskutiert (Hofmann 2000). Das unspezifische MRT-Bild eines Knochenmarködems (KMÖ) kann bei den verschiedensten Krankheitsbildern auftreten und sollte von einer ON und dem KMÖS sicher unterschieden werden können (Hofmann 1998).

Die MRT ist das diagnostische Mittel der Wahl zur Früherkennung einer ON oder eines KMÖS sowie zur Differentialdiagnose eines KMÖ. Die Szintigraphie besitzt zwar eine hohe Sensitivität, ist jedoch in über 70% der Fälle unspezifisch. Die Computertomographie ist dafür nur bedingt und das Röntgen völlig ungeeignet. Die Sensitivität und Spezifität der MRT bei der Diagnostik einer ON, eines KMÖS oder eines KMÖ anderer Genese liegt dagegen beim Hüftgelenk bei über 95% (Kramer 2000). Aufgrund des klinischen Stellenwertes der MRT bei der Abklärung einer ON und der Differentialdiagnose des unspezifischen MRT-Bildes eines KMÖ ist diesen beiden Themen in diesem Buch ein eigenes Kapitel gewidmet und sie werden daher in diesem Artikel nicht näher dargestellt.

## Morbus Perthes

■ **Allgemeines.** Der Morbus Perthes tritt bevorzugt zwischen dem 4. und 8. Lebensjahr auf und betrifft in etwa 30% der Fälle beide Hüftgelenke. Ätiologisch entspricht er der ON des Erwachsenen. Beim Perthes kommt es jedoch in der Epiphyse schon während des Wachstums durch noch ungeklärte Ursachen zu einer Unterbrechung der arteriellen Blutversorgung (Atsumi 2000). Durch die noch offene Epiphysenfuge besteht beim Morbus Perthes eine enorme Reparaturkapazität und es kommt im Gegensatz zur ON des Erwachsenenalters in allen Fällen zu einem in Stadien verlaufenden Heilungsprozess (Bos 1991). Ähnlich wie bei der ON des Erwachsenen sind für die therapeutische Planung und die Prognose die Ausdehnung und Lokalisation des ON-Areals von Bedeutung. Ein weiteres entscheidendes prognostisches Kriterium ist der Erhalt des Kontainments für den Femurkopf in der Hüftpfanne. Die frühzeitige Erkennung der Ausdehnung und Lokalisation der Nekrose sowie das Auftreten der Risikozeichen (head at risk signs) sind daher beim Morbus Perthes von entscheidender klinischer Bedeutung (Salter 1984). Die Röntgenuntersuchung ist für die Früherkennung dieser Kriterien nur sehr eingeschränkt geeignet. Wegen der Strahlenbelastung und der mangelnden Spezifität hat die Skelettszintigraphie heute in der Diagnostik des Morbus Perthes ihren Stellenwert verloren.

■ **Untersuchungstechnik.** Körperspule, T1- und T2-W-Turbo-SE-Sequenzen, Koronale Schnittführung beider Gelenke; evtl. zusätzlich fettunterdrückte T2-W-Aufnahmen und sagittale Schnitte (Cave: Untersuchungszeit). Wegen der Bewegungsartefakte bei Kindern ist eine Begleitperson und/oder ausreichende Sedierung häufig sinnvoll.

■ **MRT-Morphologie.** Das kindliche Hüftgelenk weist in der MRT gegenüber der Erwachsenenhüfte einige Besonderheiten auf. Die Femurepiphyse besitzt in den T1- und T2-W-SE-Sequenzen wegen ihres Fettgehaltes eine wesentlich höhere Signalintensität als die Metaphyse mit vorwiegend blutbildendem Mark. Dazwischen liegt die in der T1-W signalarme und in der T2-W signalreichere Linie der Epiphysenfuge. Der Epiphysenknorpel zeigt eine mittlere Signalintensität und nimmt mit zunehmenden Alter an Dicke ab (Reiser 1997).

Im Initialstadium mit negativem Röntgen und Schmerzen lassen sich mit der MRT bereits Monate vor dem Auftauchen von röntgenologischen Veränderungen subchondrale Signalminderungen nachweisen (Bos 1991). Im Fragmentationsstadium zeigt die Epiphyse ein Mischbild unterschiedlicher Signalintensitäten als Zeichen der fokalen Remodellingprozesse. Im Reparationsstadium kommt es erneut zur Bildung von Fettmark in der Epiphyse mit einem entsprechendem Signalanstieg (Bos 1991). Eine Knorpelverdickung im medialen Anteil des Femurkopfes und eine deutliche Verdickung der Synovialmembran ist das erste Zeichen für den Verlust des Kontainments und kann mit der MRT deutlich früher als im Röntgen erkannt werden (Abb. 1 A u. B). Eine Erweiterung der Epiphysenfuge und eine Mitbeteiligung der Metaphyse (Metaphysensporn) sind weitere prognostisch ungünstige Zeichen. Die Stadieneinteilung des Perthes erfolgt jedoch nach wie vor nach den klassischen Veränderungen im Röntgenbild (Salter 1984).

Die Coxitis fugax stellt eine wichtige Differentialdiagnose zum Morbus Perthes dar (De Pellegrin 1997). Beim Morbus Perthes kommt es nur in ungefähr 30% zu einem pathologischen

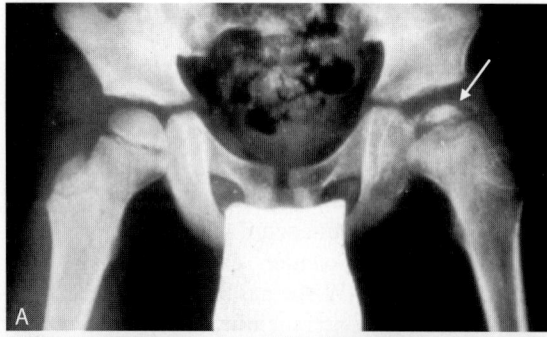

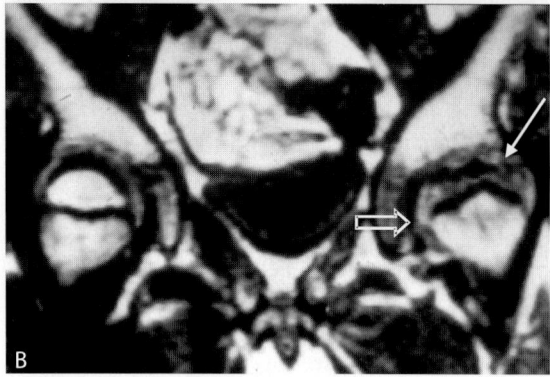

**Abb. 1 A, B.** Morbus Perthes linke Hüfte im Reparationsstadium. **A** Typisches Röntgenbild ohne wesentliche „head at risk"-Zeichen oder Kontainmentverlust (*Pfeil*); **B** Koronales T1-W-Bild zeigt ein inhomogenes Signal in der Epiphyse, Epiphysenfuge deutlich verbreitert, Gelenkerguss Grad II, mediale Knorpelverbreiterung (*offener Pfeil*) mit beginnender Coxa magna und Kontainmentverlust (*Pfeil*)

Gelenkerguss. Bei der Coxitis fugax findet man dagegen immer vermehrte Gelenkflüssigkeit, dafür jedoch keinerlei Hinweise auf Markraumveränderungen. Bei Vorliegen der klinischen Diagnose einer Coxitis fugax sollte bei persistierendem Gelenkerguss und Schmerzen nach 4 bis 6 Wochen eine MRT zum Ausschluss eines Morbus Perthes durchgeführt werden.

### Indikationen zur MRT
- Alle unklaren intraartikulären Hüftgelenkschmerzen bei Kindern mit negativem oder unspezifischem Röntgen und klinischem Verdacht auf Morbus Perthes
- Differentialdiagnose der Coxitis fugax mit persistierendem Erguss und Schmerzen
- Zur Früherkennung von Risikozeichen und zur Beurteilung des Therapieverlaufs beim Morbus Perthes.

# Entzündliche Gelenkerkrankungen

## Allgemeines

Die häufigsten entzündlichen Gelenkerkrankungen sind die chronische Polyarthritis, reaktive Arthritis, bakterielle Arthritiden sowie die Osteomyelitis. Mit dem Röntgen ist eine frühzeitige Erkennung und Differentialdiagnose nicht möglich. Im Ultraschall kann ein Gelenkserguss mit oder ohne Kapselverdickung als unspezifische Veränderung nachgewiesen werden. Die Skelettszintigraphie zeigt zwar eine hohe Sensitivität, bleibt jedoch weitgehend unspezifisch (Tang 1988). Die Genese der Entzündung ist jedoch entscheidend für das therapeutische Vorgehen. Des Weiteren ist es wichtig, frühzeitig eine Mitbeteiligung des Knochens zu erkennen. Die MRT bietet gegenüber den anderen bildgebenden Verfahren in der Frühdiagnostik entzündlicher Veränderungen exakte Angaben über Lokalisation, Ausdehnung und Schweregrad sowie die Möglichkeit der Differentialdiagnose und Verlaufskontrolle (Reiser 1996). Die MRT zählt jedoch nicht zur Primärdiagnostik und ist nur bei Problemfällen mit unklarer Diagnose indiziert. Eine sichere Differenzierung zwischen infektiösem und sterilem Gelenkerguss sowie Osteomyelitis und Begleitödem ist jedoch mit der MRT nur in seltenen Fällen möglich und muss daher meistens klinisch oder durch eine Gelenk- oder Gewebepunktion erfolgen.

## Untersuchungstechniken

Körperspule, T1- und T2-W-SE-Sequenzen, T1-W- nach intravenösem Kontrastmittel, koronale Schnittführung beider Gelenke; evtl. zusätzlich fettunterdrückte T1-W nach intravenösem Kontrastmittel, fettunterdrückte T2-W-Aufnahmen, sagittale Schnitte und Oberflächenspule für Details.

## MRT-Morphologie

**Chronische Polyarthritis.** Mit der MRT kann bereits im Initialstadium ein Gelenkerguss, die synoviale Mitbeteiligung, die umgebenden Weichteile und fallweise auch der Knorpel beurteilt werden. Die Signalintensitätsveränderungen im synovitischen Pannus nach intravenöser Kontrastmittelgabe lassen sich als Gradmesser für die Beurteilung der entzündlichen Aktivität heranziehen (Zacher 1985). Mit dynamischen Kontrastmitteluntersuchungen kann der Aktivitätsgrad sogar quantitativ gemessen und damit der Therapieerfolg kontrolliert werden (Reiser 1996).

■ **Reaktive Arthritis.** Sie kann als Begleitveränderung bei den verschiedensten Krankheitsbildern auftreten. Der Gelenkerguss ist meist auf einen synovialen Reizzustand zurückzuführen. Im Initialstadium der chronischen Polyarthritis ist daher auch mit der MRT eine Differentialdiagnose zur reaktiven Arthritis oft nicht möglich. Darüber hinaus ist bei diesen beiden Krankheitsbildern das KM-Enhancement der Synovia unspezifisch und wird auch bei posttraumatischen Zuständen, der bakteriellen Arthritis und bei Tumoren beobachtet. Normalerweise zeigt jedoch das Knochenmark bei einer chronischen Polyarthritis bzw. einer reaktiven Arthritis keine Veränderungen und ist daher ein gutes differentialdiagnostisches Kriterium gegenüber entzündlichen Krankheitsbildern anderer Genese (Reiser 1996).

■ **Bakterielle Coxitis.** Hierbei erlaubt die MRT frühzeitig die sichere Beurteilung einer Mitbeteiligung des Knorpels, der Gelenkkapsel und Weichteile sowie des Knochenmarks und ist daher in klinisch unklaren Fällen indiziert (Lee 1999) (Abb. 2A und B). Die Domäne der Diagnostik bei der bakteriellen Coxitis bleibt jedoch die Klinik, das Labor und die Gelenkpunktion zum Keimnachweis. Für die chirurgische Sanierung sind jedoch die exakte Angabe der Lokalisation und Ausdehnung des entzündlichen Prozesses in der MRT enorm hilfreich.

■ **Osteomyelitis.** Bei der akuten Form zeigt sich das typische Bild eines Knochenmarködems, wobei die Abgrenzung der floriden Entzündung gegen das Begleitödem durch den Einsatz von intravenösem Kontrastmittel erleichtert werden kann (Abb. 2B). Das typische Signal eines Knochenmarködems ist jedoch unspezifisch und kann auch bei einer Reihe von anderen Krankheitsbildern auftreten. Mit Hilfe der Anamnese, Klinik, Labor, Röntgen sowie dem Erscheinungsbild in der MRT lässt sich jedoch in den allermeisten Fällen eine sichere Differentialdiagnose stellen.

Bei der chronischen Osteomyelitis ist das Erkennen eines neuerlichen aktiven Prozesses von

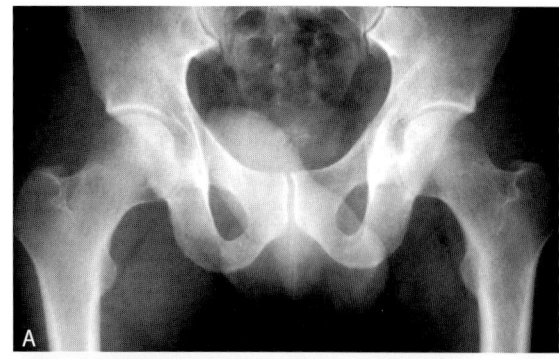

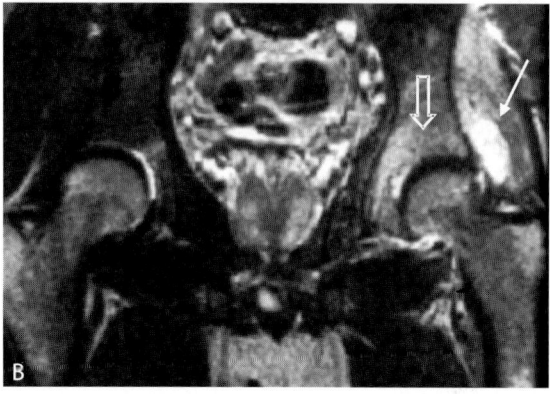

**Abb. 2.** Staphylokokken-Coxitis mit Osteomyelitis linke Hüfte; **A** zeigt ein normales Röntgen, wegen massiver Hüftschmerzen links und erhöhter Entzündungsparameter MRT indiziert; **B** Das koronale T1-W-Bild nach Kontrastmittel zeigt einen Gelenkerguss Grad III, keine Markraumbeteiligung im Femurkopf, ausgeprägtes Knochenmarködem im ganzen Azetabulum (*offener Pfeil*), Mitbeteiligung des M. abductor medius mit deutlichem Muskelabszess (*Pfeil*)

klinischer Bedeutung. Die exsudativen Herde und Flüssigkeitsansammlungen einer floriden chronischen Osteomyelitis kommen im Kontrast zu den sklerotisch und fibrotisch veränderten inaktiven Knochenmarkanteilen in den T2-W-SE-Bildern gut zur Darstellung. Sequester lassen sich mit der MRT in den meisten Fällen mit hoher Sicherheit darstellen. Der Nachweis von ödematösen Weichteilveränderungen sowie eine typische Kontrastmittelanreicherung in den Randbezirken sind ein Zeichen eines floriden Geschehens (Tang 1988). Ein besonderes Problem stellt die Beurteilung der postoperativen oder posttraumatischen Osteomyelitis dar. Artefakte durch Implantate, Fraktur- oder Osteotomiezonen, unreifer Kallus, Hämatome, Flüssigkeitsansammlungen und Granulationsgewebe können auch mit der MRT nicht sicher von entzündlichen Veränderungen unterschieden werden.

## Indikationen für die MRT

- Alle unklaren intraartikulären Hüftgelenkschmerzen mit negativem oder unspezifischem Röntgen und positiven Entzündungszeichen im Labor
- Zur Beurteilung der Ausdehnung, Lokalisation und des Schweregrades der entzündlichen Veränderungen
- Kontrolle des Therapieverlaufs.

## Degenerative Gelenkerkrankungen

### Allgemeines

Die MRT ist bei chronisch degenerativen Prozessen normalerweise für die Diagnostik und Therapieplanung nicht notwendig. Bei diagnostisch unklaren Fällen können jedoch mit der MRT die Begleitveränderungen der Arthrose im Knochenmark und den Weichteilen gut dargestellt werden (Zanetti 2000). Die Abklärung einer akuten Schmerzattacke bei einem Hüftgelenk mit aktivierter Arthrose oder degenerativer Labrumläsion mit den typischen Begleitpathologien stellt häufig diagnostische Schwierigkeiten dar (Hofmann 1998). Bei klinischem Verdacht auf eine Labrumläsion stellt die MR-Arthrographie des Hüftgelenks ein sinnvolles und diagnostisch treffsicheres Verfahren dar (Peterslidge 1997).

### Untersuchungstechnik

- **Nativ-MRT.** Körperspule, T1- und T2-W-SE-Sequenzen, koronale Schnittführung beider Gelenke; evt. zusätzlich T1-W nach intravenösem Kontrastmittel, fettunterdrückte T2-W-Aufnahmen und Oberflächenspule für Details.

- **MR-Arthrographie.** Oberflächenspule nach intraartikulärer Kontrastmittelinjektion (10–15 ml einer 2 mmol Gd-DTPA-Lösung), 3D GE-Sequenzen mit sehr dünnen Schichten, parakoronaler und parasagittaler Schnittführung (technische Details siehe Czerny, 1996).

### MRT-Morphologie

- **Knorpelläsionen und aktivierte Arthrose.** In der Literatur wird über die Möglichkeit der Knor-

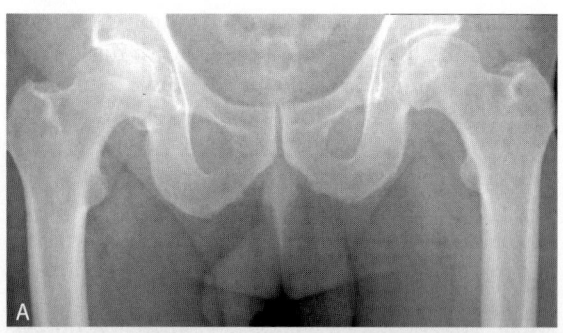

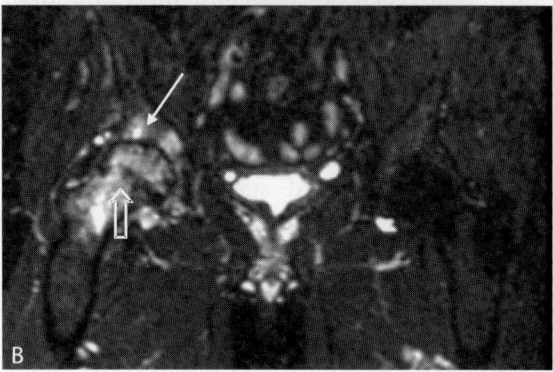

**Abb. 3.** Aktivierte Arthrose. **A** Seit 2 Jahren bekannte konzentrische Arthrose re. Hüfte, akute Schmerzverschlechterung seit 3 Wochen ohne röntgenologische Verschlechterung; **B** Das fettunterdrückte T2-W-Bild zeigt Zysten im Azetabulum (*Pfeil*) sowie ein ausgeprägtes Knochenmarködem im Femurkopf und Hals (*offener Pfeil*) wahrscheinlich Initialstadium einer rapid destruktiven Coxarthrose

peldarstellung beim Hüftgelenk mit speziellen GE-Sequenzen unter Traktion berichtet (Rosenberg 1995). Leider ist jedoch nach unseren Erfahrungen eine klinisch relevante Darstellung von posttraumatischen oder degenerativen Knorpelläsionen beim Hüftgelenk, bevor es zur Gelenkspaltverschmälerung im Nativröntgen gekommen ist, derzeit mit der MRT nicht möglich. Bei der Arthrose können mit der MRT die im Nativröntgen nicht oder nur begrenzt beurteilbaren Begleitveränderungen (Gelenkerguss, subchondrale Zysten, ein Stressknochenmarködem, eine reaktive Synovitis oder ein reaktives Knochenmarködem) gut dargestellt werden (Zanetti 2000). Diese Begleitveränderungen sind bei der aktivierten Arthrose die häufigste Ursache für die akuten Schmerzen (Abb. 3 A und B). Differentialdiagnostisch können jedoch diese Veränderungen auch bei einer ON im Frühstadium, rheumatoiden Arthritis, posttraumatischen Läsionen oder einer rapid destruktiven Osteoarthrose auftreten (Reiser 1997).

**Labrumläsionen und Begleitveränderungen.** Mit den Nativ-MRT-Aufnahmen mit T1- und T2-betonten SE-Sequenzen lassen sich ein Gelenkerguss, ein Stressknochenmarködem (Abb. 4 A–D) sowie extra- und intraossäre Zysten gut darstellen. Das Nativ-MRT ist jedoch für die Darstellung des Kapsel-Labrum-Komplex ungeeignet. Mit der MR-Arthrographie können diese Läsionen mit einer Treffsicherheit von etwa 90% erfasst und die Lokalisation, Ausdehnung und der Schweregrad der Läsionen sicher beurteilt werden (Czerny 1996) (Abb. 5 A–D). Eine Unterscheidung zwischen einer extra- oder intraossären Zyste oder Ganglion gelingt jedoch nur mittels MR-Arthrographie. Die Darstellung einer Kapsel-Labrum-Läsion mit dem Nativ-MRT nach intravenöser Kontrastmittelgabe und Traktion am Bein ist beschrieben (Nishii 1996), eine klinisch relevante Diagnostik und Stadieneinteilung ist jedoch nach unseren Erfahrungen damit nicht möglich. Eine weitere Indikation für die MR-Arthrographie des Hüftgelenks besteht bei Verdacht auf einen freien Gelenkkörper, bei einer posttraumatischen Knorpelstufe oder bei einem Ligamentum teres Ausriss, wenn das Nativ-MRT oder das Röntgen unspezifisch oder negativ bleiben.

## Indikationen für die MRT

### Nativ-MRT
- Akute therapierefraktäre Hüftgelenkschmerzen bei Arthrosen im Frühstadium
- Bei unklaren Fällen zur Differentialdiagnose zur ON, rheumatoiden Arthritis, posttraumatischen Läsionen oder rapid destruktiven Osteoarthrose.

### MR-Arthrographie
- Klinischer Verdacht einer Labrumläsion bei Hüftdysplasie, chronischem Impingement oder nach Trauma
- Vor einer geplanten Korrekturosteotomie Abklärung bei klinischem Verdacht einer Labrumläsion oder eventueller Begleitveränderungen
- Postoperative Abklärung unklarer Hüftgelenkschmerzen nach Femur- oder Beckenosteotomie

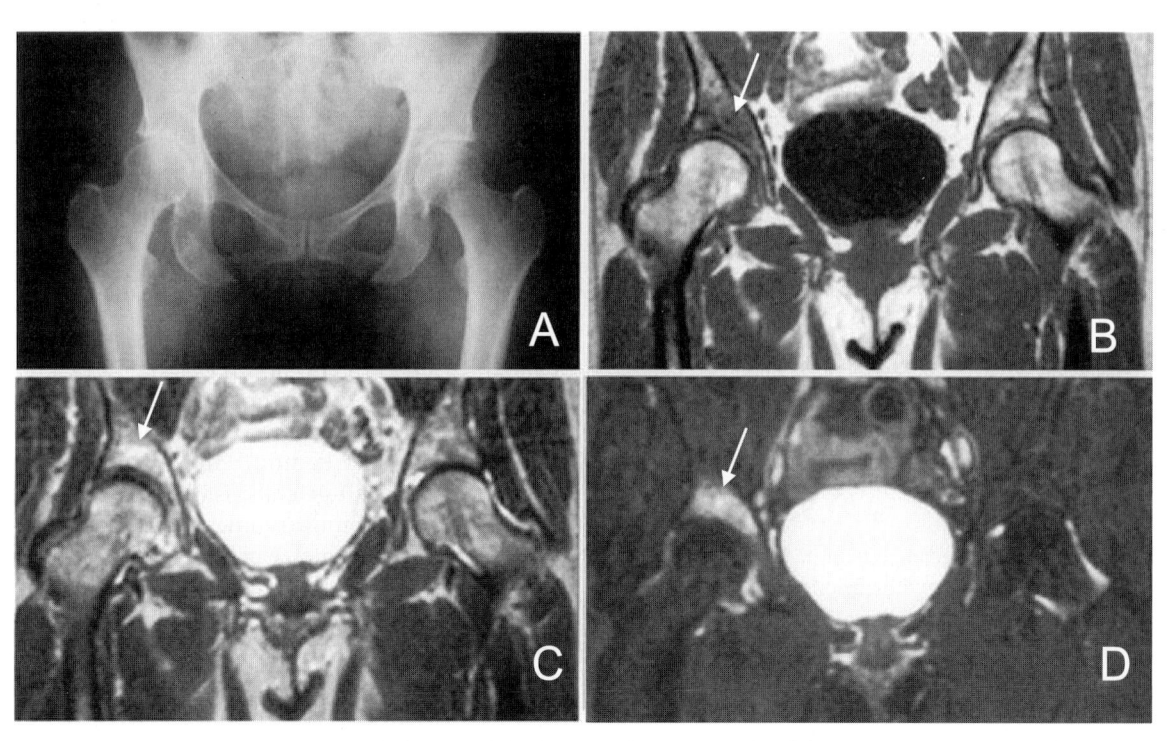

**Abb. 4.** Stressödem rechtes Azetabulum. **A** Bekannte Hüftdysplasie mit beginnender Coxarthrose, akute Schmerzverschlechterung seit 3 Monaten ohne röntgenologisches Substrat; **B** Das T1-W-Bild zeigt ein hypointenses Signal im Azetabulum (*Pfeil*); **C, D** Das normale T2-W- und das fettunterdrückte T2-W-Bild zeigen ein hyperintenses Signal in diesem Areal (*Pfeile*), einem Stressödem im Knochenmark entsprechend

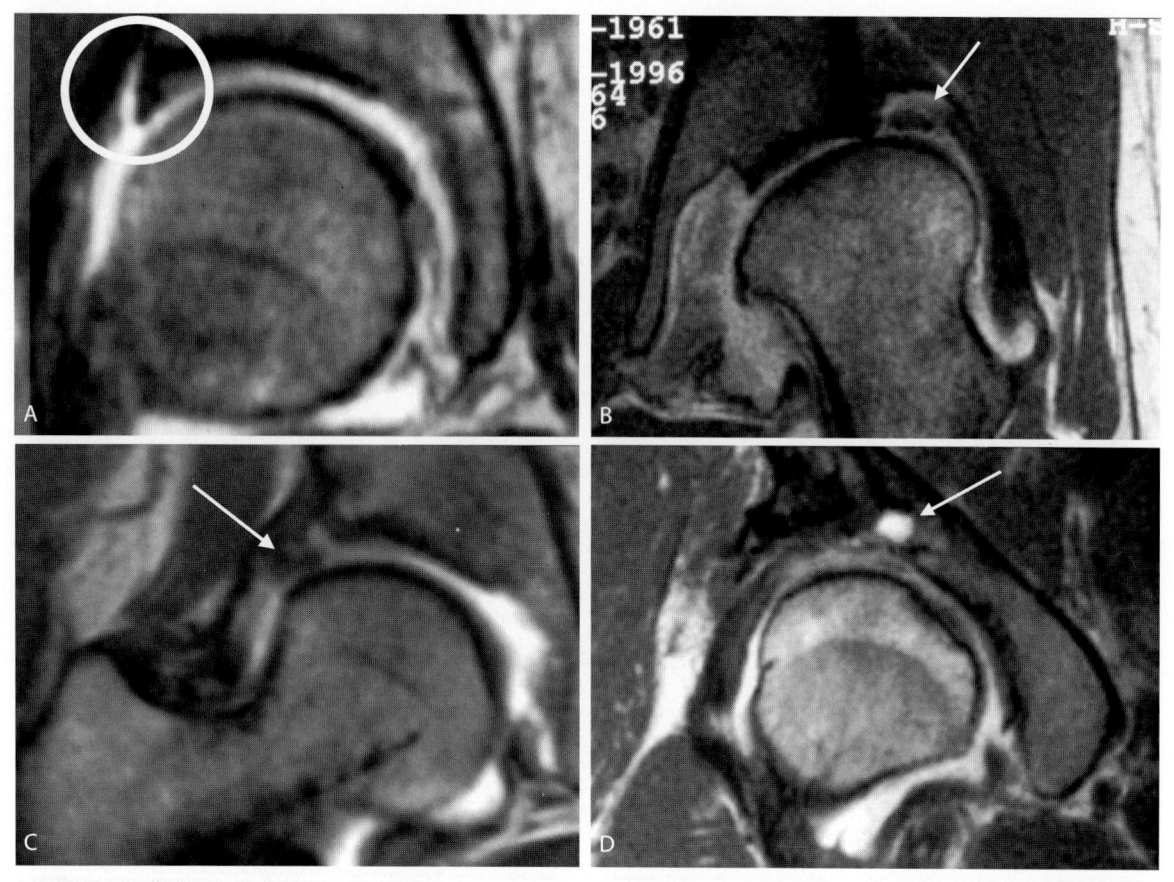

**Abb. 5.** MR-Arthrographien mit Labrumläsionen und Ganglien. **A** Normaler Kapsel-Labrum-Komplex (*Kreis*); **B** Labrumläsion III B (*Pfeil*) bei schwerer Hüftdysplasie ohne wesentliche Arthrosezeichen; **C** Typische Labrumläsion III B als Substrat für persistierende Schmerzen nach varisierender Umstellung bei Hüftdysplasie; **D** Intraossäres Ganglion direkt in der Druckaufnahmezone am ehemaligen Erker (*Pfeil*) als Substrat für persistierende Schmerzen nach einer Chiari-Beckenosteotomie bei Hüftdysplasie

■ Verdacht auf freien Gelenkkörper, posttraumatische Knorpelstufe oder Ligamentum teres Ausriss bei negativem Nativ-MRT oder Röntgen.

## Posttraumatische Läsionen

### Allgemeines

In der Akutdiagnostik frischer Extremitätenverletzungen ist mit konventionellen Röntgenbildern und der Computertomographie in den meisten Fällen eine ausreichende Diagnostik möglich. Ganz anders ist die Situation bei der Abklärung unklarer, therapierefraktärer Gelenkschmerzen nach einem Trauma mit unauffälligem oder unklarem Röntgenbild. Die Skelettszintigraphie zeigt zwar in Fällen mit okkulten Verletzungen eine hohe Sensitivität, jedoch meist eine geringe Spezifität. Seit der Einführung der MRT konnten die posttraumatischen Krankheitsbilder der Knochenmarkkontusion (Bone Bruise) sowie der Mikro- oder Stressfraktur (Reiser 1997) neu definiert werden. Bei der Knochenmarkkontusion handelt es sich um ein direktes Trauma des Knochens, bei dem es zu einem schmerzhaften diffusen Ödem im Knochenmark mit Trabekelfrakturen und Blutungen kommt. Eine Knochenmarkkontusion des Hüftgelenks ist sehr selten und kann nach Stauchungstraumen oder Hüftgelenkluxationen beobachtet werden. Mikrofrakturen treten bei adäquatem Trauma auf. Bei den Stressfrakturen sind ätiologisch Ermüdungs- und Insuffizienzfrakturen zu unterscheiden. Von Ermüdungsfrakturen spricht man, wenn bei normalem Knochengewebe durch wiederholte Überlastungen Frakturen auftreten. Dagegen kommt es zu Insuffizienzfrakturen bei einem pathologischen Knochengewebe spontan ohne Trauma oder Überlastung zu einer Fraktur (Daffner 1992).

Bei den Mikro- und Stressfrakturen finden sich scharf begrenzte Frakturlinien, die primär im Nativröntgen nicht zu erkennen sind. Bei derartigen „Bagatellverletzungen" ohne Zeichen einer knöchernen Verletzung im Röntgenbild konnte durch die MRT nicht nur die Diagnostik, sondern auch das therapeutische Konzept wesentlich verbessert werden. Im Bereich des Hüftgelenks sind diese posttraumatischen Läsionen selten, können aber im Femurkopf und/oder -pfanne als Knochenmarkkontusion und im Schenkelhals als Mikro- oder Stressfrakturen auftreten.

Die Früherfassung der posttraumatischen ON des Hüftgelenks mit der MRT ist problematisch, da innerhalb der ersten Tage nach einer Schenkelhalsfraktur noch keine Veränderungen im Femurkopf erkennbar sind (Speer 1990). Eine Früherkennung der Durchblutungsstörung zu diesem Zeitpunkt ist jedoch mit einer dynamischen Kontrastmittelserie möglich (Kramer 2000). Bedingt durch die Artefakte des ferromagnetischen Osteosynthesematerials kann später in den meisten Fällen eine sichere Diagnose nicht mehr gestellt werden. Bei hohem Risiko für eine posttraumatische ON sollten daher primär für die Osteosynthese nur Titanimplantate verwendet werden. Nach Luxationen, oder nach einer Schenkelhalsfraktur mit konservativer Therapie oder bei Verwendung von Titanimplantaten zur operativen Versorgung kann die MRT mit einer über 95%igen Treffsicherheit bereits Monate vor den röntgenologischen Veränderungen eine posttraumatische ON erfassen.

### Untersuchungstechnik

Körperspule, T1- und T2-W-SE-Sequenzen, koronale Schnittführung beider Gelenke; evtl. zusätzlich T1-W nach intravenösem Kontrastmittel, fettunterdrückte T2-W-Aufnahmen und Oberflächenspule für Details.

### MRT-Morphologie

**Knochenmarkkontusion (Bone Bruise).** Im schmerzhaften Bereich zeigt sich ein diffuses

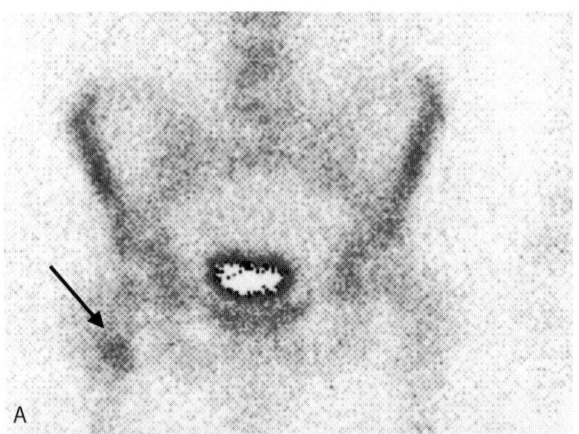

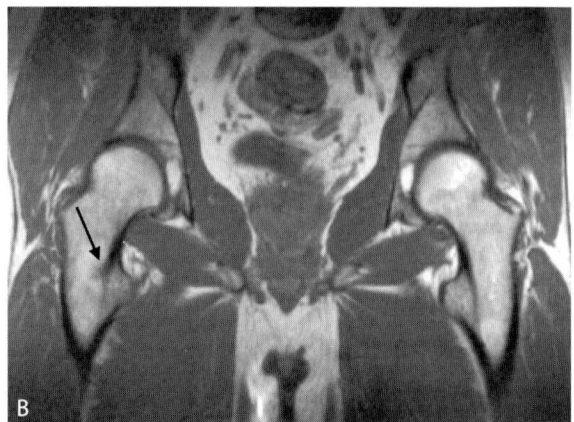

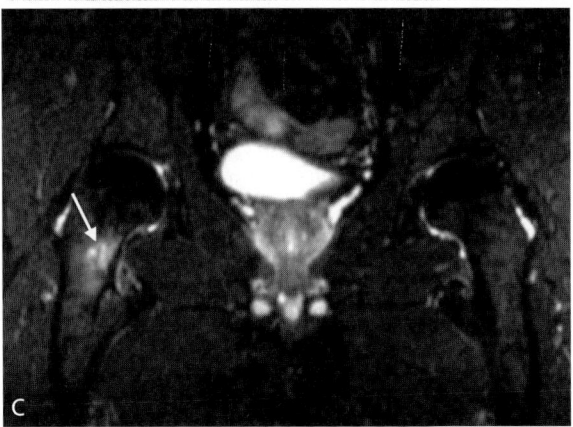

**Abb. 6.** Stressfraktur am Trochanter minor rechts. **A** Positive Knochenszintigraphie (*Pfeil*) bei therapierefraktären Hüftgelenkschmerzen und unauffälligem Röntgen; **B** das T1-W-Bild zeigt eine kleine hypointense Linie beim Trochanter minor mit umgebender Signalveränderung (*Pfeil*); **C** das fettunterdrückte T2-W-Bild zeigt ein hyperintenses Signal in diesem Bereich (*Pfeil*), die kleine Frakturlinie wird dabei vom Ödemsignal teilweise überlagert

subkortikal gelegenes Knochenmarködem, das nach Kontrastmittelgabe in den T1-W-Sequenzen einen deutlichen Signalanstieg (Enhancement) zeigt. Bei einer gelenknahen Knochenmarkkontusion kann es fallweise zusätzlich zu einer osteochondralen Fraktur kommen. Neben diesem diffusen Knochenmarködem dürfen jedoch bei der Knochenmarkkontusion keine Zeichen einer ON oder einer Mikrofraktur vorliegen (Zanetti 2000). Beim chronischen Verlauf ist meist nach 6 bis 12 Wochen eine fokale Demineralisation im Nativröntgen sichtbar.

### Mikro- oder Stressfrakturen.
Bildgebend kann zwischen Mikro-, Stress- und Ermüdungsfraktur nicht unterschieden werden. In den T1-Aufnahmen zeigt sich ein unterschiedlich breites signalloses Band, das bis zur Kortikalis verläuft. In den T2-W-Bildern zeigt sich dieses Band als schmale signallose Frakturlinie, die von einem mehr oder weniger bandförmigen Begleitödem umgeben ist (Abb. 6 A–C). Manchmal überlagert das Begleitödem teilweise die Frakturlinie und erschwert die Diagnose. Im Nativröntgen wird die Fraktur frühestens nach 3 bis 6 Wochen sichtbar.

### Posttraumatische ON.
Die MRT-Morphologie entspricht im Wesentlichen der nicht posttraumatischen ON, die in einem eigenen Kapitel dieses Buches ausführlich beschrieben wird. Lediglich der vermehrte Reparaturmechanismus, der von der Fovea centralis und der Frakturlinie ausgeht, verursacht im Gegensatz zur nichttraumatischen ON typische dynamische Markraumveränderungen.

## Indikationen für die MRT

- Abklärung therapierefraktärer Schmerzen nach einem Trauma
- Kontrolle des Therapieverlaufs bei der Knochenmarkkontusion und der Stress- oder Mikrofraktur
- Verdacht auf eine posttraumatische ON.

## Tumoröse Gelenkerkrankungen

Gutartige und bösartige Tumoren im Bereich des Hüftgelenks sind selten, eine Lokalisation im proximalen Femur und Becken ist jedoch häufiger. Bei der Abklärung eines Tumorverdachtes sollte neben dem Nativröntgen routinemäßig eine MRT mit intravenösem Kontrastmittel zur genauen Beurteilung der Knochenmark- und Weichteilbeteiligung erfolgen. In manchen Fällen empfiehlt es sich, zusätzlich eine Computertomographie und eine Skelettszintigraphie durchzuführen. Die MRT-Morphologie von Tumoren des Hüftgelenks unterscheidet sich nicht von anderen Gelenkslokalisationen. Wegen der großen klinischen Bedeutung der Tumorabklärung mit der MRT ist diesem Thema ein eigenes Kapitel in diesem Buch gewidmet und wird daher in diesem Beitrag nicht näher beschrieben.

## Diagnostischer Algorithmus

Nach ausführlicher Anamnese erfolgt primär die klinische Differentialdiagnose einer intra- oder extraossären Läsion (Tabelle 1). Bei extraartikulären Läsionen sollte eine Testinfiltration und konservative Therapie oder bei ausstrahlenden Schmerzen eine weitere Abklärung der extraartikulären Schmerzursache erfolgen. Bei Vorliegen einer intraartikulären Läsion ist der erste bildgebende Schritt ein Nativröntgen. Zum Ausschluss eines Gelenkergusses kann eine Ultraschalluntersuchung erfolgen. Steht nach dem Nativröntgen die Diagnose fest, sind alle weiteren bildgebenden Schritte von der Krankheitsursache abhängig. Bei negativem oder unklarem Röntgenbefund sollte allerdings als unmittelbar nächster Schritt eine MRT-Abklärung erfolgen. Bei den allermeisten Krankheitsbildern des Hüftgelenks hat sich für die Differentialdiagnose, Stadieneinteilung oder präoperative Planung eine MRT vor allen anderen bildgebenden Alternativen bewährt.

## Literatur

1. Atsumi T, Yamano K, Muraki M et al. (2000) The blood supply of the lateral epiphyseal arteries in Perthes' disease. J Bone Joint Surg [Br] 82-B:392–398
2. Bos CF, Bloem JL, Bloom RA (1991) Sequential Magnetic Resonance Imaging in Perthes disease. J Bone Joint Surg [Br] 73:219–224
3. Czerny C, Hofmann S, Neuhold A et al. (1996) Lesions of the acetabular labrum: accuracy of MR imaging and MR arthrography in detection and staging. Radiology 200:225–230
4. Daffner RH, Pavlov H (1992) Stress fractures: current concepts. Am J Roentgenol 159:245–252

5. de Pellegrin M, Fracassetti D, Ciampi P (1997) Coxitis fugax: Die Rolle der bildgebenden Verfahren. Orthopäde 26:858–867
6. Hofmann S, Kramer J, Urban M, Plenk H (1998) The Bone Marrow Edema Pattern on MRI. In: Jacob R (ed) Instructional Courses of EFFORT. J Bone Joint Surgery London 4:87–98
7. Hofmann S, Schneider W, Breitenseher M, Urban M, Plenk H jr (2000) Die transiente Osteoporose als reversible Sonderform der Hüftkopfnekrose. Orthopäde 5:411–419
8. Hofmann S, Tschauner C, Urban M et al. (1998) Klinische und bildgebende Diagnostik der Labrumläsion des Hüftgelenks. Orthopäde 27:681–689
9. Kramer J, Breitenseher M, Imhof H, Urban M, Plenk H jr, Hofmann S (2000) Bildgebung bei der Hüftkopfnekrose. Orthopäde 5:380–388
10. Lee SK, Suh KJ, Kim YW et al. (1999) Septic arthritis versus transient synovitis at MR imaging: preliminary assessment with signal intensity alterations in bone marrow. Radiology 211:459–465
11. Lomasney LM, Madden JF, Rizk WS et al. (1994) Dynamic contrast-enhanced MR imaging assessment of vascularized free fibular grafts. J Magn Reson Imaging 4:441–449
12. Nishii T, Nakanishi K, Sugano N et al. (1996) Acetabular labral tears: contrast enhanced MR imaging under continuous leg traction. Skeletal Radiol 25:349–356
13. Peterslidge CA (1997) Current concepts of MR arthrography of the hip. Semin. Ultrasound CT MR 18:291–301
14. Rosenberg R, Bernd L, Wrazidlo W et al. (1995) Magnetresonanztomographische Optimierung der Hüftknorpeldarstellung durch die Wahl einer T1-Volumen-Gradienten-Echo-Sequenz und die Anwendung einer Hüftgelenktraktion. Rofo Fortschr Geb Röntgenstr Neuen Bildgeb Verfahr 163:321–329
15. Salter RB, Thompson GH (1984) Legg-Calve-Perthes Disease: The prognostic significance of the subchondral fracture and a two-group classification of the femoral head involvement. J Bone Joint Surg Am 66-A:479–489
16. Speer KP, Spritzer CE, Harrelson JM, Nunley JA (1990) Magnetic resonance imaging of the femoral head after acute intracapsular fracture of the femoral neck. J Bone Joint Surg Am 72:98–103
17. Tang J, Gold R, Bassett L, Seeger L (1988) Musculosceletal infections of the extremities: evaluation with MR imaging. Radiology 166:205–209
18. Reiser M, Heuck A, (1997) MRT des Hüftgelenks und Beckens. In: Vahlensieck M, Reiser M (eds) MRT des Bewegungsapparates. Thieme, Stuttgart, SS 143–167
19. Zacher J, Reiser M (1985) Ergebnisse der Kernspintomographie bei chronisch-entzündlichen Gelenkserkrankungen – Korrelation mit intraoperativen Befunden. Akt Rheumatol 10:195–201
20. Zanetti M, Bruder E, Romero J, Hodler J (2000) Bone marrow edema pattern in osteoarthritic knees: correlation between MR imaging and histologic findings. Radiology 215:835–840

# MRT des Knorpels: Frühstadien der Chondromalazie

K. Wörtler

Die Magnetresonanztomografie (MRT) stellt derzeit das einzige relevante Verfahren zur nicht-invasiven Bildgebung des hyalinen Gelenkknorpels dar. Fortschritte auf dem Gebiet der Behandlung von Knorpelschäden haben die Anforderungen an die präoperative Bildgebung deutlich erhöht und die Entwicklung neuer MR-Techniken beinflusst [18, 22]. Eine routinemäßige Beurteilung des Knorpels stellt jedoch heute in der MR-Diagnostik der Gelenke nicht zuletzt aufgrund der hohen technischen Anforderungen immer noch eher die Ausnahme als die Regel dar.

Der intakte Gelenkknorpel stellt sich in Abhängigkeit von der eingesetzten Untersuchungstechnik und dem überwiegenden Gewebekontrast (Bildwichtung) als homogene anatomische Struktur unterschiedlicher Signalintensität dar (Tabelle 1). Mittels hochauflösender MR-Techniken ist es möglich, den laminaren Aufbau des Knorpels korrespondierend zu den unterschiedlichen Faserorientierungen innerhalb seiner zonalen Anatomie abzubilden und pathologische Veränderungen den einzelnen Knorpelschichten zuzuordnen. Die scheinbare Dreischichtung des Gelenkknorpels bei Darstellung mittels gängiger Gradienten-Echo-Sequenzen konnte allerdings mittlerweile als Artefakt identifiziert werden [29]. Neben verschiedenen sequenzspezifischen Parametern (s. u.) wird die Beurteilbarkeit des Knorpels und seiner im Normalfall scharf begrenzten Oberfläche vom Flüssigkeitsgehalt des Gelenkraumes, der Dicke der untersuchten Knorpelschicht und der Schichtorientierung der gewählten Pulssequenz beeinflusst.

Voraussetzung für eine klinisch relevante MR-tomographische Diagnostik ist eine Klassifizierung von Knorpelläsionen, welche sich an gängigen arthroskopischen Graduierungssystemen [16, 17, 26] orientiert. Fokale Auftreibungen des Knorpels und Signalinhomogenitäten stellen in der MRT das Korrelat der Grade 1 und 2 der Chondromalazie dar, wobei sich erweichte, ödematös veränderte Areale auf T1-gewichteten Aufnahmen als Signalminderungen und auf T2-gewichteten Aufnahmen als Signalanhebungen nachweisen lassen. Dem Grad 3 entsprechen unterschiedlich ausgedehnte Oberflächendefekte mit einer Tiefe von weniger (3A) oder mehr (3B) als 50% der Gesamtknorpeldicke, dem Grad 4 tiefe Ulzerationen mit Exposition des subchondralen Knochens [2, 9, 15, 29].

## Oberflächendefekte

Grundvoraussetzungen für die MR-tomografische Detektion, das Grading und die Definition der Ausdehnung von Oberflächendefekten des Gelenkknorpels sind zum einen ein hoher Kontrast zwischen Gelenkflüssigkeit, hyalinem Knor-

**Tabelle 1.** Signalintensitäten von Gelenkflüssigkeit, Knorpel und subchondralem Knochen in unterschiedlichen MR-Sequenzen

|  | Gelenkflüssigkeit | Knorpel | Subchondraler Knochen |
|---|---|---|---|
| ■ SE-T1 | Niedrig | Intermediär | Niedrig |
| ■ SE/TSE-T2 | Hoch | Niedrig | Niedrig |
| ■ SE/TSE-PD | Hoch | Intermediär/hoch | Niedrig |
| ■ GRE-PD/T2* | Hoch | Hoch | Niedrig |
| ■ FS-SPGR-T1 | Niedrig | Hoch | Niedrig |
| ■ WE-DESS-T2* | Hoch | Intermediär | Niedrig |
| ■ MR-Arthrografie (Gd) T1 | Hoch | Intermediär | Niedrig |

pel und subchondralem Knochen, zum anderen eine ausreichende Ortsauflösung. Diese Anforderungen sind gleichzeitig lediglich von Hochfeld-MR-Tomographen (Feldstärke ≥1,0 Tesla) zu erfüllen, da sie ein hohes Signal/Rausch-Verhältnis sowie ein starkes Gradientensystem erforderlich machen.

Konventionelle Spin-Echo(SE)-Sequenzen lassen eine Evaluation der Knorpeloberflächen nur in sehr begrenztem Umfang zu, da Pulssequenzen mit kurzen Echozeiten (T1- bzw. Protonendichte(PD)-gewichtet) einen relativ geringen Wasser-Knorpel-Kontrast aufweisen, und T2-gewichtete Pulssequenzen aufgrund ihres relativ geringen Signal-Rausch-Verhältnisses und ihrer langen Akquisitionszeit nur eine limitierte räumliche Auflösung zulassen [18, 32]. In verschiedenen Studien wurden Detektionsraten von 13–52% für T1-gewichtete und 28–73% für PD- und T2-gewichtete SE-Sequenzen angegeben [8, 9, 11, 15, 20].

Schnelle Spin-Echo-Sequenzen (FSE, TSE) erlauben durch den Einsatz einer Kette von 180°-Pulsen die Durchführung multipler Phasenkodierschritte innerhalb einer Repetitionszeit und können bei gegenüber der konventionellen SE-Technik deutlich verkürzter Akquistionszeit zur Aufnahme hochaufgelöster PD-gewichteter oder stark T2-gewichteter Bilder eingesetzt werden [18]. In Kombination mit spektralen Fettsättigungspulsen ergibt sich ein exzellenter Kontrast zwischen Gelenkflüssigkeit und Knorpel und insbesondere bei PD-gewichteten Sequenzen auch zwischen Knorpel und subchondralem Knochen. Limitierender Faktor für die Ortsauflösung ist, wie bei allen 2-D-Techniken, auch bei der FSE-Technik die Schichtdicke. Die Verschlechterung des Signal-Rausch-Verhältnisses bei Reduktion der Schichtdicke unter einen Wert von 3 Millimetern muss durch eine Erhöhung der Anzahl der Bildmittelungen und somit durch eine Verlängerung der Aufnahmezeiten kompensiert werden. Desweiteren erscheint für eine verlässliche Detektion von Knorpelläsionen die Aufnahme von FSE-Sequenzen in mindestens zwei verschiedenen Raumebenen erforderlich zu sein [32]. So wird die Genauigkeit T2-gewichteter FSE-Sequenzen für die Erkennung pathologischer Knorpelareale bei Analyse von zwei Sequenzen in unterschiedlicher Schichtorientierung mit 92–98% [6, 19], bei Analyse lediglich einer Sequenz in einer einzigen Raumebene jedoch mit nur 41–61% angegeben [6].

Die dreidimensionale MR-Bildgebung ermöglicht bei gutem Signal-Rausch-Verhältnis eine Kombination von hoher Bildmatrix und geringer Schichtdicke (< 2 Millimeter) und somit eine ausgezeichnete räumliche Auflösung. Bei primärer Bildaquisition z.B. in der sagittalen Ebene können sekundär beliebige multiplanare Reformatierungen angefertigt werden. Der dreidimensionale Datensatz kann desweiteren zur Oberflächendarstellung oder beispielsweise zur Quantizierung des Knorpelvolumens nachverarbeitet werden [18, 22]. Derzeit findet die 3-D-Technik noch vorwiegend bei Gradienten-Echo(GRE)-Sequenzen Anwendung, da hierbei die Akquisitionszeiten in einem praktikablen Rahmen gehalten werden können. Als Standardsequenzen für die Detektion von Oberflächendefekten des Gelenkknorpels können heute immer noch dreidimensional aufgenommene gespoilte GRE-Sequenzen (3-D-SPGR, 3-D-FLASH, 3-D-FFE) angesehen werden. Hierbei werden T1-gewichtete Pulssequenzen mit einer spektralen Fettsättigung (FS = fat saturation) oder einer indirekten Fettunterdrückung durch selektive Wasseranregung (WE = water excitation) kombiniert. Der Wegfall des hohen Fettsignals führt zu einer Verschiebung der dynamischen Spannweite der übrigen Signalintensitäten und somit zu einer Erhöhung des Kontrasts zwischen hyalinem Knorpel, Gelenkflüssigkeit und Knochen [18]. Fettgesättigte T1-gewichtete 3-D-SPGR-Sequenzen stellen Gelenkflüssigkeit und Knochen gleichermaßen signalarm, den Gelenkknorpel hingegen sehr signal-

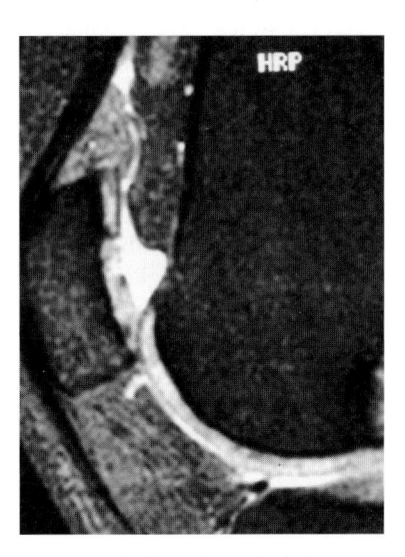

**Abb. 1.** Sagittale WE-3D-DESS-Aufnahme des Kniegelenks: retropatellare, tiefe Knorpelerosion mit Exposition des subchondralen Knochens (Grad 4)

reich dar und zeigten in verschiedenen Studien Nachweisraten für Knorpelläsionen zwischen 75% und 100% [1, 7, 8, 20, 21, 31, 32]. Als alternative 3-D-GRE-Technik bietet sich die 3-D-Double-Echo-Steady-State (3-D-DESS)-Technik an. Bei einem T1-gewichteten Bildeindruck stellt sich die Gelenkflüssigkeit in dieser Technik durch eine konstantgehaltene Quermagnetisierung („steady state") signalreich dar, es kommt daher zu einem „athrographischen Effekt". Die DESS-Technik mit nicht-selektivem Anregungspuls zeigte jedoch nur eine relativ geringe Sensitivität für die Detektion von Oberflächendefekten des Gelenkknorpels [24]. In eigenen experimentellen Studien konnte nachgewiesen werden, dass die DESS-Technik in Kombination mit einem wasserselektiven Anregungspuls (WE-3-D-DESS) (Abb. 1) bezüglich der Detektion von Knorpeldefekten eine Genauigkeit von 93–95% aufweist und somit ein der 3-D-SPGR-Technik äquivalentes Verfahren darstellt [31, 32]. Durch die indirekte Fettsättigung bzw. Aufnahme eines „Wasserbildes" mit Überwiegen des T2*-Einflusses ergibt sich ein guter Knorpel-Flüssigkeits- sowie Knorpel-Knochenkontrast, wobei der hyaline Knorpel selbst eine intermediäre Signalintensität aufweist. Geringe Nachteile gegenüber FS-T1-gewichteten SPGR- bzw. FLASH-Sequenzen zeigt die WE-3-D-DESS-Sequenz bei der Bestimmung der Tiefenausdehnung von Knorpeldefekten. Fehlerhafte Graduierungen entsprechen hierbei vorwiegend Unterschätzungen der Tiefenausdehnung von Grad-4-Läsionen [31].

Das überlegene Signal-Rausch-Verhältnis T1-gewichteter SE-Sequenzen kann zur Knorpelbildgebung im Rahmen der MR-Arthrografie ausgenutzt werden. Das Verfahren kann nichtinvasiv als indirekte oder invasiv als direkte MR-Arthrografie durchgeführt werden. Bei der indirekten Methode wird eine Standarddosis Gadolinium-DTPA intravenös appliziert. Das Kontrastmittel tritt über die Synovialmembran in die Gelenkflüssigkeit ein und führt bereits nach etwa 30 Minuten zu einer intraartikulären Signalanhebung. Dieser Effekt kann durch aktive Gelenkbewegung verstärkt werden [27, 30]. Bei der direkten Methode wird analog zur klassischen Arthrografie nach Gelenkpunktion hochverdünnte Gadolinium-DTPA-Lösung direkt in das Gelenkkavum injiziert. In beiden Fällen schließt sich eine T1-gewichtete SE-Bildgebung in allen drei Raumebenen oder eine T1-gewichtete 3-D-GRE-Sequenz mit den Möglichkeiten der multiplanaren Rekonstruktion an. Vorteile der direkten MR-Arthrografie [9, 13] sind die Distension der Gelenkkapsel und die optimale Kontrastierung der Gelenkflüssigkeit durch eine höhere intraartikuläre Kontrastmittelkonzentration. Beide Effekte erleichtern die Beurteilung der Knorpelflächen erheblich. Die MR-Arthrografie erzeugt optimale Kontrastverhältnisse zwischen hyperintenser Gelenkflüssigkeit, intermediärem Knorpelsignal, signalfreier subchondraler knöcherner Grenzlamelle und hyperintensem Knochenmark (Abb. 2) und erlaubt so auch bei Knorpelflächen geringerer Dicke eine zuverlässige Detektion von Oberflächendefekten [2, 10, 33]. Die in der Literatur angegebenen

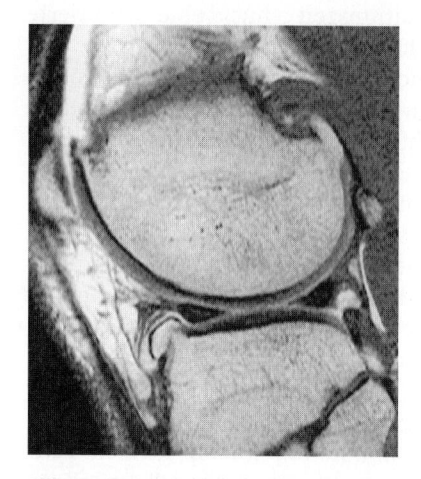

**Abb. 2.** Kontrastverhältnisse bei der direkten MR-Arthrographie (T1-gewichtete SE-Aufnahme des Kniegelenks): extrem signalreiche Gelenkflüssigkeit, intermediäres Knorpelsignal, signalfreie subchondrale Grenzlamelle und signalreiches Knochenmark

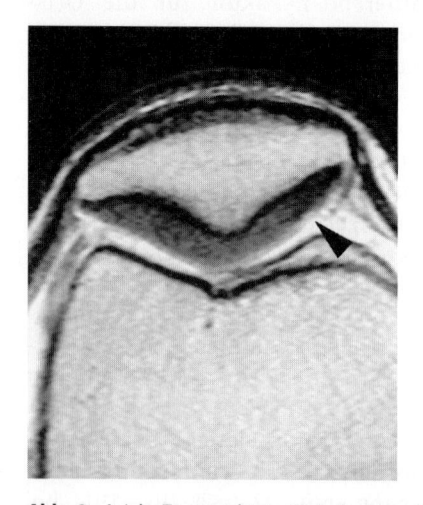

**Abb. 3.** Axiale T1-gewichtete SE-Aufnahme der Patella nach intraartikulärer Injektion von Gd-DTPA (direkte MR-Arthrografie): kleine, oberflächliche Knorpelläsion (*Pfeil*) an der medialen Patellafacette (Grad 3A)

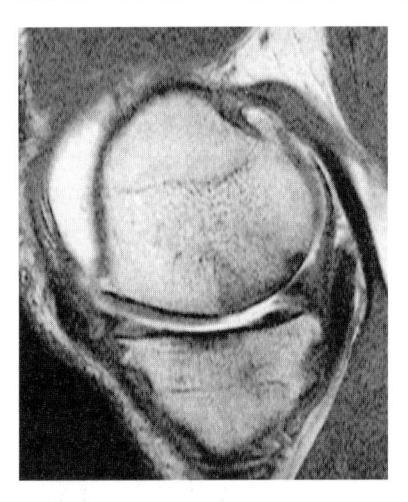

**Abb. 4.** Direkte MR-Arthrografie des Kniegelenks: ausgedehnte, tiefe Knorpeldefekte am medialen Femurkondylus und Tibiaplateau (Grad 4) mit reaktiver Sklerosierung des subchondralen Knochens

Detektionsraten für Grad-3- und Grad-4-Läsionen liegen bei der direkten MR-Arthrografie (Abb. 3 u. 4) mit 80–100% [1, 9, 13] höher als bei der indirekten Methode, welche eine Sensitivität von nur etwa 70% aufweist [27].

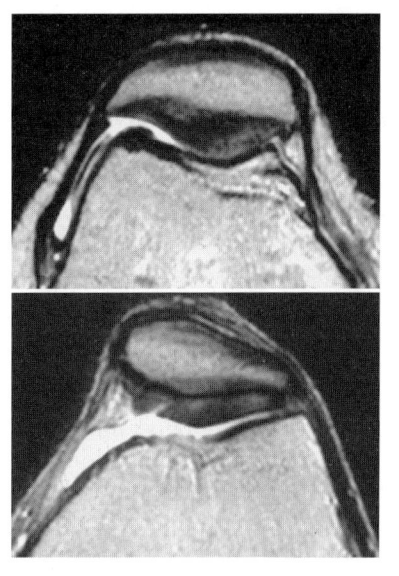

**Abb. 5.** Axiale T2-gewichtete SE-Aufnahmen der Patella. *Oben:* Auftreibung des patellaren Gelenkknorpels über der medialen Facette mit fokalen Signalanhebungen als Korrelat einer Chondromalazie Grad 1. *Unten:* fokale Signalanhebungen im Bereich der tiefen Knorpelschichten und Fissurierung an der medialen Facette bei Chondromalazie Grad 1/2

## Frühstadien

Die Darstellung früher Stadien der Chondromalazie, d.h. Veränderungen der Knorpelstruktur ohne erkennbare Oberflächendefekte, mittels MRT stellt immer noch ein ungelöstes Problem dar [29]. Strukturelle Anomalien des Gelenkknorpels sind sowohl mittels konventioneller Bildgebungssequenzen [9, 15, 18, 29] als auch unter Einsatz sogenannter Knorpelsequenzen (3-D-SPGR, 3-D-DESS) [1, 8, 24] nur infrequent nachweisbar. Unter den konventionellen Pulssequenzen scheinen spektral fettgesättigte PD- und T2-gewichtete SE/TSE-Sequenzen zur Erkennung subtiler Signalalterationen (Abb. 5) noch am besten geeignet zu sein, bei den 3-D-GRE-Sequenzen deuten sich aufgrund ihres primär weniger starken Knorpelsignals Vorteile der WE-3-D-DESS- gegenüber der FS-3-D-SPGR-Technik an (Abb. 6). Eine zuverlässige Beurteilung der Knorpelbinnenstruktur ist jedoch bisher mit keiner der routinemäßig eingesetzten Bildgebungstechniken möglich [29]. Experimentelle MR-Techniken, wie die Messung der absoluten mobilen Protonendichte, die Quantifizierung der Knorpeldiffusion oder die Natriumbild-

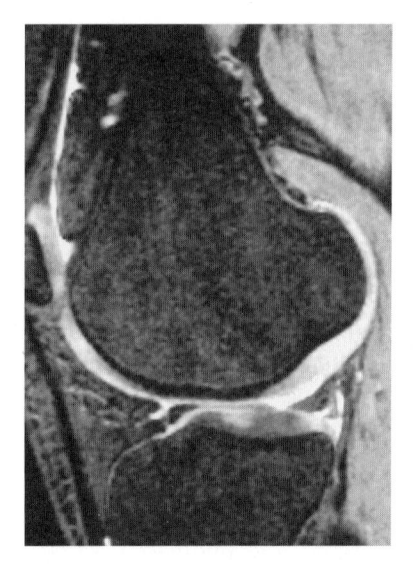

**Abb. 6.** Sagittale WE-3D-DESS-Aufnahme des Kniegelenks: diffuse Signalalterationen und Knorpelschwellung bei Chondromalazie Grad 1

gebung konnten in verschiedenen Studien ein mögliches Potential zum Nachweis früher Strukturanomalien demonstrieren, sind aber klinisch derzeit kaum einsetzbar [18].

Einen Ansatz zur Lösung des Problems könnte die T1-gewichtete MRT nach Diffusion des anionischen Kontrastmittels Gadolinium-

DTPA$^{2-}$ in den Gelenkknorpel darstellen. Sowohl nach intraartikulärer als auch nach intravenöser Injektion kommt es zu einer Diffusion des MR-Kontrastmittels aus der Gelenkflüssigkeit in den hyalinen Knorpel und somit zu einer Verkürzung seiner T1-Zeit, welche sowohl messbar als auch visuell erfassbar ist [4, 5, 28]. Der Diffusionsprozess erfolgt bis zum Erreichen des Äquilibriums abhängig von der Knorpeldicke in einem Zeitraum von 45 Minuten bis etwa 4 Stunden [28]. In experimentellen Untersuchungen konnte gezeigt werden, dass die lokale Gadolinium-DTPA$^{2-}$-Konzentration von der lokalen Konzentration von Glykosaminoglykanen und somit von der Proteoglykankonzentration des Knorpels abhängig ist [4, 5]. Der Abbau von Proteoglykanen stellt einen wichtigen Faktor im Rahmen früher degenerativer Knorpelveränderungen dar [4]. Erste Untersuchungen haben gezeigt, dass strukturelle Knorpelveränderungen, die mit einer Verarmung an Proteoglykanen einhergehen, sich mit diesem Verfahren als Areale verminderter Kontrastmittelanreicherung darstellen lassen [4, 5]. Klinische Studien zur Evaluation dieses Verfahrens, welches auch für die Beurteilung des Erfolgs reparativer Maßnahmen relevant werden könnte, stehen bisher allerdings noch aus.

## Niederfeld-MRT

Niederfeld-MRT-Systeme (Magnetfeldstärke ≤0,5 Tesla) haben als offene MR-Tomografen oder sogenannte „dedizierte" MR-Systeme in den letzten Jahren vor allem für orthopädische Fragestellungen Verbreitung gefunden [14]. Das zentrale physikalische Problem der MRT bei niedrigen Magnetfeldstärken ist das gegenüber der Hochfeld-MRT deutlich geringere Signal-Rausch-Verhältnis. Zur Kompensation müssen die Schichtdicke erhöht, die Bildmatrix verringert, die Anzahl der Bildmittelungen und somit die Akquisitionszeit erhöht, und/oder die Bandbreite und somit der erreichbare T1-Kontrast verringert werden [5, 25, 32]. Klinisch vetretbare Messzeiten vorausgesetzt, ergeben sich somit zwangsläufig Aufnahmen mit relativ geringem Signal, niedrigem Kontrast und geringer Ortsauflösung. Desweiteren ist die Anwendung für die Knorpelbildgebung wichtiger MR-Techniken (spektrale Fettsättigung, selektive Wasseranregung, komplexe 3-D-Bildgebung) aufgrund der Schwäche und relativen Inhomogenität des Magnetfeldes sowie des beschränkt leistungsfähigen Gradientensystems von Niederfeldgeräten derzeit nicht möglich [5, 32]. Diese Limitationen bedingen die im klinischen Einsatz extrem niedrigen Nachweisraten der Niederfeld-MRT für Gelenknorpelläsionen, wobei auch ausgedehntere Knorpeldefekte nur unzureichend darstellbar sind [12, 23]. So ermittelten Kladny und Mitarbeiter in einer vergleichenden Studie mit relativ limitierter Patientenzahl bezüglich der Detektion von Grad-4-Läsionen Nachweisraten von 16% für die Niederfeld(0,2 Tesla)- und 100% für die Hochfeld(1,5 Tesla)-MRT [12]. In einer eigenen experimentellen Studie konnte gezeigt werden, dass die Hochfeld-MRT der Niederfeld-MRT bezüglich der Erkennung von Knorpelläsionen der Grade 3 und 4 deutlich überlegen ist und dass eine zuverlässige Knorpeldiagnostik mit dem untersuchten dedizierten MR-System der Feldstärke 0,2 Tesla nicht durchführbar ist [32].

## Schlussfolgerungen

Die nicht-invasive Knorpeldiagnostik stellt eine Domäne der Hochfeld-MRT dar. Zur MR-tomografischen Detektion von Oberflächenläsionen des Gelenkknorpels können insbesondere bei großen Gelenken, wie dem Kniegelenk, dreidimensional aufgenommene GRE-Sequenzen (FS-3D-SPGR oder WE-3-D-DESS) empfohlen werden. Bei Gelenken mit geringerer Knorpeldicke (Schultergelenk, oberes Sprunggelenk) scheint die direkte MR-Arthrografie derzeit das aussagekräftigste Verfahren zu sein. Die Erkennung von Frühstadien der Chondromalazie mittels MRT ist weiterhin problematisch und mit keiner der gängigen MR-Techniken verlässlich möglich. Weiterentwicklungen auf dem Gebiet der Sequenztechnik sowie der Einsatz von MR-Kontrastmitteln könnten Lösungsansätze zum Nachweis strukturelle Anomalien des Knorpels darstellen.

## Literatur

1. Bachmann G, Heinrichs C, Jürgensen I et al. (1997) Value of different MR techniques in diagnosis of degenerative disorders of the hyaline cartilage - in vitro study on 50 joint specimens of the knee with 1.5 T. Fortschr Röntgenstr 166:429–436
2. Balkissoon A (1996) MR imaging of cartilage: evaluation and comparison of MR imaging techniques. Top Magn Reson Imaging 8:57–67
3. Bashir A, Gray ML, Burstein D (1996) Gd-DTPA$^{2-}$ as a measure of cartilage degradation. Magn Reson Med 36:665–673
4. Bashir A, Gray ML, Boutin RD, Burstein D (1997) Glycosaminoglycan in articular cartilage: in vivo assessment with delayed Gd(DTPA)$^{2-}$-enhanced MR imaging. Radiology 205:551–558
5. Bradley WG (1996) Future cost-effective MRI will be at high field. J Magn Reson Imaging 6:63–66
6. Bredella MA, Tirman PFJ, Peterfy CG et al. (1999) Accuarcy of T2-weighted fast spin-echo MR imaging with fat saturation in detecting cartilage defects in the knee: comparison with arthroscopy in 130 patients. AJR 172:1073–1080
7. Disler DG, McCauley TR, Wirth CR, Fuchs MD (1995) Detection of knee hyaline cartilage defects using fat-suppressed three-dimensional spoiled gradient-echo MR imaging: comparison with standard MR imaging and correlation with arthroscopy. AJR 165:377–382
8. Disler DG, McCauley TR, Kelman CG et al. (1996) Fat-suppressed three-dimensional spoiled gradient-echo MR imaging of hyaline cartilage defects in the knee: comparison with standard MR imaging and arthroscopy. AJR 167:127–132
9. Gagliardi JA, Chung EM, Chandnani et al. (1994) Detection and staging of chondromalacia patellae: relative efficiacies of conventional MR imaging, MR arthrography, and CT arthrography. AJR 163:626–636
10. Gylys-Morin VM, Hajek PC, Sartoris DJ, Resnick D (1987) Articular cartilage defects: detecability in cadaver knees with MR. AJR 148:1153–1157
11. Hodler J, Berthiaume MJ, Schweitzer ME, Resnick D (1992) Knee joint hyaline cartilage defects: a comparative study of MR and anatomic sections. J Comput Assist Tomogr 16:147–155
12. Kladny B, Glueckert K, Swoboda B, Beyer W, Weseloh G (1995) Comparison of low-field (0.2 Tesla) and high-field (1.5 Tesla) magnetic resonance imaging of the knee joint. Arch Orthop Trauma Surg 114:281–286
13. Kramer J, Recht MP, Imhof H, Stiglbauer R, Engel A (1994) Postcontrast MR arthrography of cartilage lesions. J Comput Assist Tomogr 18:218–224
14. Marti-Bonmati L, Kormano M (1997) MR equipment acquisition strategies: low-field versus highfield scanners. Eur Radiol 7(Suppl 5):263–268
15. McCauley TR, Kier R, Lynch KJ, Jokl P (1992) Chondromalacia patellae: diagnosis with MR imaging. AJR 158:101–105
16. Noyes FR, Stabler CL (1989) A system for grading articular cartilage lesions at arthroscopy. Am J Sports Med 17:505–513
17. Outerbridge RE (1975) The etiology of chondromalacia patellae. Clin Orthop 110:177–196
18. Peterfy CG, Genant HK (1996) Emerging applications of magnetic resonance imaging in the evaluation of articular cartilage. Radiol Clin North Am 34:195–213
19. Potter HG, Linklater JM, Allen AA, Hannafin JA, Haas SB (1998) Magnetic resonance imaging of articular cartilage in the knee: an evaluation with use of fast spin-echo imaging. J Bone Joint Surg [Am] 80:1276–1284
20. Recht MP, Kramer J, Marcelis S et al. (1993) Abnormalities of articular cartilage in the knee: analysis of available MR techniques. Radiology 187:473–478
21. Recht MP, Piraino DW, Paletta GA, Schils JP, Belhobek GH (1996) Fat-suppressed three-dimensional spoiled gradient-echo FLASH MR imaging in the detection of patellofemoral articular cartilage disorders. Radiology 167:127–132
22. Recht MP, Resnick D (1994) MR imaging of articular cartilage: current status and future directions. AJR 163:283–290
23. Riel KA, Kersting-Sommerhoff B, Reinisch M et al. (1996) Prospective comparison of ARTOSCAN-MRI and arthroscopy in knee joint injuries. Z Orthop 134:430–434
24. Ruehm S, Zanetti M, Romero J, Hodler J (1998) MRI of patellar articular cartilage: evaluation of an optimized gradient echo sequence (3D-DESS). J Magn Reson Imaging 8:1246–1251
25. Rutt BK, Lee DH (1996) The impact of field strength on image quality in MRI. J Magn Reson Imaging 6:57–62
26. Shahriaree H (1985) Chondromalicia. Contemp Orthop 11:27–39
27. Suh JS, Cho SH, Shin, KH, Kim SJ (1996) Chondromalacia of the knee: evaluation with a fat-suppression three-dimensional SPGR imaging after intravenous contrast-injection. J Magn Reson Imaging 6:884–888
28. Trattnig S, Mylnarik V, Breitenseher M et al. (1999) MRI visualization of proteoglycan depletion in articular cartilage via intravenous administration of Gd-DTPA. Magn Reson Imaging 17:577–583
29. Waldschmidt JG, Rilling RJ, Kajdascy-Balla AA, Boynton MD, Erickson SJ (1997) In vitro and in vivo MR imaging of hyaline cartilage: zonal anatomy, imaging pitfalls and pathologic conditions. Radiographics 17:1387–1402
30. Winalski CS, Aliabadi O, Wright RJ, Shortkroff S, Sledge CB, Wissmann BN (1993) Enhancement of joint fluid with intravenously administered gadopentate dimeglumine: technique, rationale, and implications. Radiology 187:179–185
31. Wörtler K, Strothman M, Tombach B, Reimer P (1999) MR imaging of articular cartilage lesions using fat-saturated 3D-FLASH and water-excited 3D-DESS sequences: experimental study. Eur Radiol 9:322

32. Wörtler K, Strothmann M, Tombach B, Reimer P (2000) Detection of articular cartilage lesions: experimental evaluation of low- and high-field-strength MR imaging at 0.18 and 1.0 Tesla. J Magn Reson Imaging 11:678–685

33. Yeh LR, Kwak S, Kim YS et al. (1998) Evaluation of articular cartilage thickness of the humeral head and the glenoid fossa by MR arthrography: anatomic correlation in cadavers. Skeletal Radiol 27:500–504

# MRT des Knorpels: Sequenztechniken

J. Kramer, S. Hofmann

## Einleitung

Im klinischen Alltag erfolgt die Knorpeldarstellung an den verschiedenen Gelenken mittels Magnetresonanztomographie (MRT), die sich als nicht-invasive bildgebende Technik dazu bestens eignet. Obwohl bis heute die morphologische Beurteilung im Vordergrund steht, so scheint der Zeitpunkt nahe, an dem mittels MRT auch effiziente Aussagen über strukturelle Eigenschaften, Zusammensetzung bzw. pathologische Veränderungen der Knorpelstruktur möglich sein werden. Darüber hinaus erlaubt die MRT auch die Darstellung von subchondralen Knochenlagerveränderungen (reaktives Knochenmarködem, Mikrofrakturen, Fettmarkskonversionen, Osteonekrosen und Zysten), die der direkten arthroskopischen Draufsicht und auch bei der Arthroskopie verborgen bleiben. Die MRT ermöglicht somit wie kein anderes Verfahren genaue Aussagen über die osteochondrale Funktionseinheit. In diesem Kapitel werden die Struktur des hyalinen Gelenkknorpels sowie die Möglichkeiten und Grenzen der Knorpeldarstellung mit den verschiedenen MRT-Sequenzen beschrieben.

## Allgemeines

Die Magnetresonanztomographie (MRT) hat sich in den vergangenen Jahren zur nicht-invasiven Methode der Wahl in der Abklärung des hyalinen Gelenksknorpels bzw. in der Beurteilung von Knorpelläsionen entwickelt. Sie hat mittlerweile einen sehr hohen Stellenwert in der Gelenksdiagnostik und ist als prätherapeutische und insbesondere präoperative Evaluierungsmethode nicht mehr wegzudenken. Die Vorteile der MRT liegen einerseits im ausgezeichneten Weichteilkontrast sowie in der multiplanaren Schichtführung. Die MRT erlaubt als einzige Methode auf nicht-invasivem Weg, im Gegensatz zu arthrographischen Techniken (konventionelle Arthrographie bzw. CT-Arthrographie), den Knorpel direkt darzustellen. Es ist dabei allerdings darauf zu achten, dass geeignete Sequenzen zur Anwendung kommen. Die Kenntnis des Signalverhaltens des normalen Knorpels sowie die möglicherweise vorhandenen läsionsbedingten Veränderungen bei Verwendung verschiedener Sequenztechniken ist für die Beurteilung unerlässlich. Außerdem ist das Erkennen der selten vorkommenden Artefakte eine wesentliche Voraussetzung, um eine falsche Befundung bzw. dadurch verursachte insuffiziente Behandlungen zu vermeiden.

## Morphologie des hyalinen Gelenkknorpels

Beim hyalinen Knorpel handelt es sich um eine äußerst bemerkenswerte Struktur, insbesondere wenn man die physikalischen Eigenschaften wie Belastungsfestigkeit und Gleitfähigkeit betrachtet. Ein Verständnis dieser strukturellen osteochondralen Funktionseinheit ist nicht unwesentlich, wenn man tiefer in die Entstehung pathologischer Veränderungen eindringen und mittels MR-Tomographie zum therapeutischen Management einen Beitrag leisten will. Beim hyalinen Knorpel handelt es sich um ein zellarmes Gewebe, wobei der Anteil der Chondrozyten bei ungefähr 1% des Volumens liegt. Die Masse des Knorpels besteht aus extrazellulärer Matrix, welche aus einem makromolekularen Netzwerk und Wasser (60–80% des Gesamtgewichtes der extrazellulären Matrix) aufgebaut ist (Buckwalter 1997; Mankin 1992). Insbesondere letzteres hat auf die MR-Bildgebung einen entscheidenden Einfluss.

Histologisch unterscheidet man beim Knorpel vier Zonen. Die unterste und dem subchondralen Knochenlager unmittelbar benachbarte Zone wird durch kalzifizierten Knorpel gebildet. Die Tidemark markiert den Übergang vom nicht kalzifizierten zum kalzifizierten Knorpel. Daran schließt die Radialzone an, welche durch in Säulen organisierte Chondrozyten charakterisiert ist. In dieser Zone liegt eine relativ hohe Proteoglykankonzentration vor, der Wasseranteil ist eher niedrig. Auffällig ist des Weiteren der große Durchmesser der kollagenen Fasern. Oberflächennah (Superfizialzone) sind die dicht gepackten und hinsichtlich Kaliber relativ zarten Kollagenfibrillen parallel zur Oberfläche angeordnet. In dieser Zone ist der Chondrozyten- und Proteoglykananteil äußerst niedrig. Im Gegensatz dazu liegt hier eine sehr hohe Wasserkonzentration vor. Zwischen Oberflächen- und Radialzone befindet sich die sogenannte Transitional- bzw. Übergangszone. Wie der Name schon sagt, handelt es sich dabei um einen fließenden Übergang von der Radial- zur Oberflächenzone. Zu erwähnen wäre noch, dass der durchschnittliche Zell- und Wasseranteil sowie die Menge der Kollagene und Glykosaminoglykane des hyalinen Knorpels im Rahmen der Alterung keine signifikante Änderung erfährt. Dies gilt jedoch nur für den Fall, dass kein pathologischer Einfluss besteht.

Mit der MRT kann die Knorpelbeurteilung durchaus im Rahmen einer Routineuntersuchung erfolgen, wenngleich dadurch die Untersuchungszeit je nach verwendeter Sequenztechnik und gewünschter Genauigkeit verlängert wird. Ein Grund für den Einsatz derartiger Spezialsequenzen im Routineprotokoll liegt darin, dass Knorpelläsionen sowohl bei jüngeren Individuen als auch bei einem älteren Patientenkollektiv relativ häufig zu beobachten sind (Cooper 1995). Ist bei jungen Patienten die Ursache meist in einem traumatischen Geschehen zu suchen, sind es naturgemäß bei älteren Patienten die degenerativen Knorpelschäden, die im Vordergrund stehen. In einer Vergleichsstudie MRT mit Arthroskopie wurde bei ca. 2/3 aller Patienten ein Knorpelschaden festgestellt, wobei es sich bei ca. 25% um einen isolierten Knorpelschaden handelte (Disler 1996). Klinisch ist es hingegen äußerst schwierig und oft unmöglich zwischen einem Meniskusschaden und einer isolierten Knorpelläsion zu unterscheiden.

Die mittels MRT mögliche Darstellung eines Knorpelschadens in Kombination mit einer Meniskusverletzung ist klinisch wichtig, da die Kombination dieser Veränderungen prognostisch wesentlich ungünstiger ist als ein isolierter Meniskusschaden (Northmore 1982). Eine weitere wichtige Aufgabe der MRT stellt die präoperative Abklärung von Knorpelschäden vor geplanten gelenkerhaltenden Korrekturosteotomien dar. Die MR-tomographische Knorpelbeurteilung muss auch unter dem Aspekt der in den letzten Jahren neu entwickelten Therapiekonzepte zur Behandlung von Knorpelläsionen betrachtet werden. Es ist für den Patienten auch wesentlich angenehmer, wenn er ohne vorhergehenden arthroskopischen Eingriff über den Zustand des betroffenen Gelenks Bescheid erhält. Er kann dann das weitere therapeutische Vorgehen in Ruhe mit seinem Arzt besprechen, der darüber hinaus auch eine bessere prognostische Aussage über die möglichen Therapieformen treffen kann. Ferner werden in Zukunft MR-tomographische Kontroll- und Verlaufsuntersuchungen im Rahmen der Knorpeltherapie bzw. nach Abschluss derselben eine Routineuntersuchung darstellen.

## Sequenztechniken

Die Abbildung des hyalinen Gelenkknorpels mittels MRT hat sich in den letzten Jahren durch die Entwicklung von Pulssequenzen, die speziell auf die Darstellung des hyalinen Knorpels abgestimmt sind, beträchtlich verbessert (McCauley 1998). Voraussetzung für das Erkennen von pathologisch verändertem Knorpel ist jedoch das Wissen über das Aussehen des normalen hyalinen Knorpels bei Verwendung der entsprechenden Sequenzen. Auch hinsichtlich der Beurteilung der Knorpeldicke ist die Kenntnis der anatomischen bzw. histologischen Gegebenheiten des jeweiligen hyalinen Gelenküberzuges in den verschiedenen Lokalisationen unbedingt erforderlich. Das Kniegelenk zeigt z.B. an der Patella einen relativ dicken Gelenkknorpel, dafür aber im Bereich des lateralen Tibiaplateaus auch im Normalfall nur eine dünne Knorpellage.

### T1-gewichtete SE-Sequenzen

Zur Abklärung von pathologischen Gelenkveränderungen ist die T1-gewichtete Spinecho (SE)-Sequenz unumgänglich. Mit ihr lassen sich nicht nur subchondrale Knochenmarksveränderungen in hervorragender Weise herausarbeiten, sondern sie erlaubt auch eine exakte Dar-

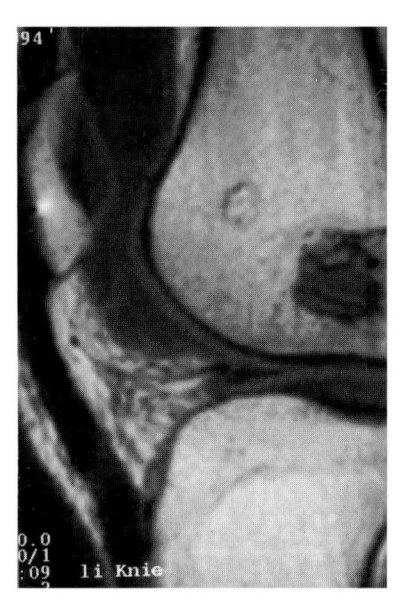

**Abb. 1.** Sagittale T1-gewichtete SE-Sequenz: Der Gelenkerguss ist relativ dunkel. Der hyaline Knorpelüberzug imponiert diskret signalstärker. Der Kontrast zwischen Flüssigkeit und Knorpel ist allerdings flau

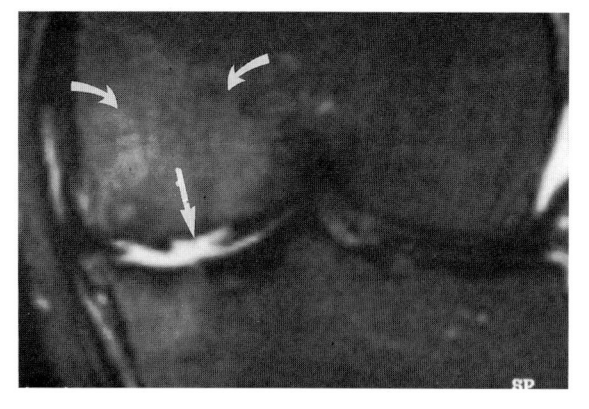

**Abb. 2.** Fettunterdrücktes Turbo-SE-Bild, koronale Schichtführung. Hohe Signalintensität des Gelenkergusses und somit guter Kontrast zum Gelenkknorpel. Deutlicher Knorpelschaden (*Pfeil*) sowie ein reaktives subchondrales Ödem (*gebogene Pfeile*)

stellung der Gelenkbinnenstrukturen (Bänder und Meniski) und deren pathologische Veränderungen. Wenngleich sich der Knorpel vom subchondralen Knochen gut differenzieren lässt, so ist eine Abgrenzung des Knorpels gegen den häufig vorliegenden Gelenkerguss äußerst schwierig (Abb. 1). Der hyaline Knorpel hat im Vergleich zur Ergussflüssigkeit nämlich nur eine gering höhere Signalintensität. Eine subtile Knorpeldiagnostik ist unter Verwendung derartiger Sequenzen dadurch nicht zu erwarten. Es lassen sich daher lediglich gröbere Knorpeldefekte mit ausreichender Sicherheit erkennen.

## T2-gewichtete SE-Sequenzen

Pathologische Gelenkbinnenveränderungen führen in nahezu allen Fällen zu einem mehr oder minder stark ausgeprägtem Gelenkerguss. Da auf T2-betonten Sequenzen Flüssigkeit im Vergleich zum übrigen Gewebe eine hohe Signalintensität aufweist, ist mit dieser Sequenz ein natürlicher arthrographischer Effekt gegeben. Der hyaline Knorpel weist im Gegensatz zur Flüssigkeit in der T2-gewichteten Sequenz eine deutlich geringere Signalintensität auf, sodass eine hervorragende Beurteilung der Knorpeloberfläche bzw. möglicher vorhandener Irregularitäten und Defekte mit großer Genauigkeit erfolgen kann (Wojtys 1987; McCauley 1992). Im Vergleich mit T1-betonten Sequenzen sind jedoch T2-gewichtete Sequenzen meist mit dem Nachteil verminderter räumlicher Auflösung bzw. schlechter Abgrenzbarkeit des Knorpels gegenüber dem subchondralen Knochen behaftet. In den letzten Jahren wurden die konventionellen T1- und T2-betonten SE-Sequenzen im Routinebetrieb bei der Gelenkdiagnostik nahezu gänzlich durch schnelle SE-Sequenzen (Fast(F) =Turbo(T)) ersetzt. Der bei diesen Sequenzen auftretende Magnetisierungstransfereffekt trägt zur Signalcharakteristik des hyalinen Knorpels bei und führt hierbei zu einer weiteren Anhebung des Kontrastes zwischen Knorpel und vorhandener freier Gelenkflüssigkeit (Yao 1996) (Abb. 2). Hierbei ist auch noch zu erwähnen, dass bei Verwendung von schnellen SE-Sequenzen zunehmend auch den Protonendichte(PD)-Bildern in der Knorpeldiagnostik eine Bedeutung zukommt. Diese Gewichtung zeigt nämlich die Vorteile der guten anatomischen Auflösung T1-betonter Sequenzen und den arthrographischen Effekt der T2-betonten Sequenzen (Abb. 3). Sowohl für konventionelle als auch schnelle SE-Sequenzen beträgt die minimal erforderliche Schichtdicke ca. 3 mm. Subtile Knorpeloberflächenirregularitäten können daher durch den Partialvolumeneffekt durchaus maskiert bleiben.

## Gradientenecho (GE)-Sequenzen

In der Beurteilung von Knorpelveränderungen ist heute der Einsatz von GE-Sequenzen nicht

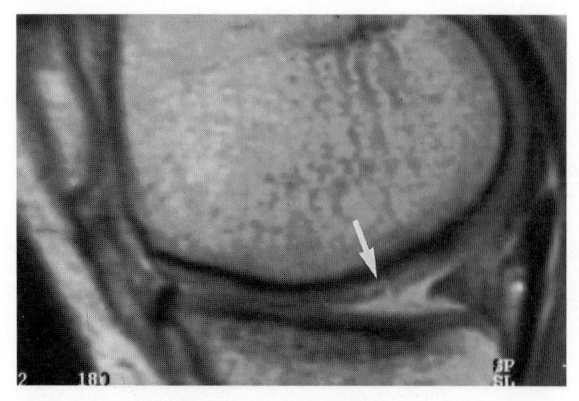

**Abb. 3.** Turbo-PD-Bild, sagittale Schichtebene: Der Knorpel ähnelt in seinem Signalverhalten einem T1-betonten SE-Bild. Der arthrographische Effekt der freien Gelenkflüssigkeit sowie die Eigenheiten der schnellen Bildgebung lassen einen deutlichen Kontrast zwischen Knorpel und Flüssigkeit zu. Minimale Knorpelveränderungen (*Pfeil*)

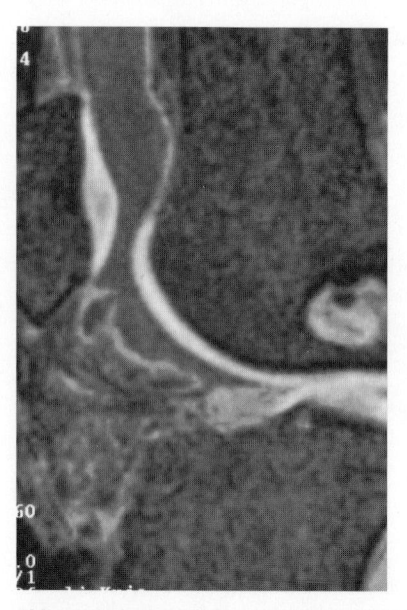

**Abb. 5.** T1-betonte fettunterdrückte 3D-GE-Sequenz, sagittales Bild. Selber Patient wie Abb. 1. Hypointenser Gelenkerguss. Hyperintenser Knorpel. Das Knochenmark ist bedingt durch den hohen Fettanteil und die verwendeten Fettunterdrückung äußerst signalarm bzw. nahezu signallos

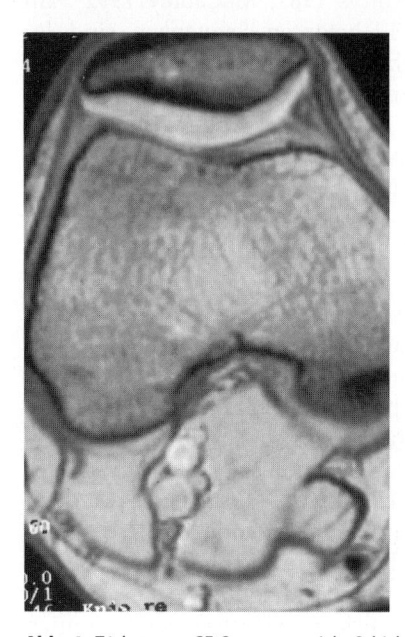

**Abb. 4.** T1-betonte GE-Sequenz, axiale Schichtebene. Der Knorpel ist relativ signalreich

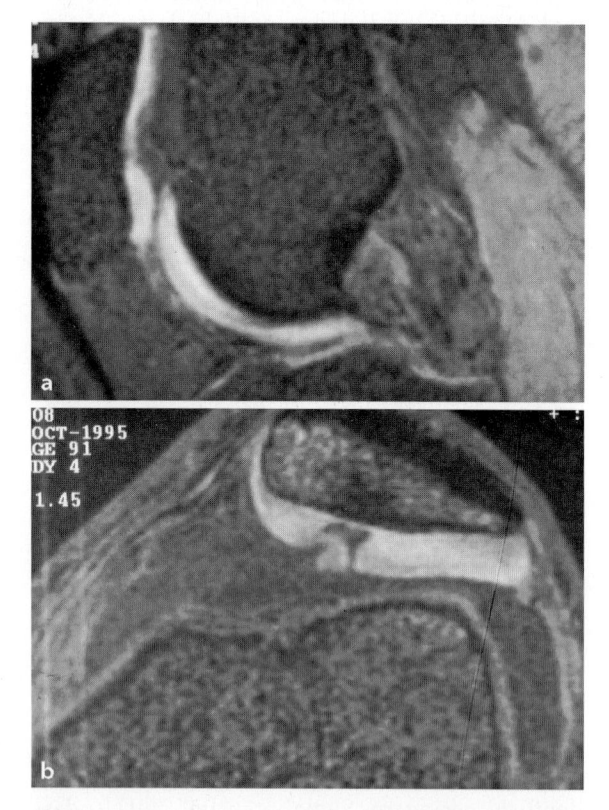

**Abb. 6.** Sagittale T1-betonte 3D-fettunterdrückte GE-Sequenz. **a** Der Knorpelschaden an der Patella ist gut sichtbar. **b** Selbe Sequenz anderer Patient: nach schwerem Knietrauma ist ein Knorpelausbruch an der Patella erkennbar

mehr wegzudenken (Abb. 4). Hier sind es insbesondere die dreidimensionalen GE-Sequenzen, welche eine extrem hohe anatomische Auflösung mit weniger als 1 mm Schichtdicke ermöglichen. Unter Verwendung dieser Techniken ist es möglich, aus einem gewonnenen Messdatensatz auch im Nachhinein Bilder in den verschiedensten Ebenen zu berechnen, ohne dass hierfür eine weitere Messung erfolgen muss (Abb. 5). Besonders zu erwähnen ist hier die T1-betonte 3D-GE-Sequenz mit Fettunterdrückung, welche in zahlreichen klinischen Studien getestet wurde und bei der Knorpeldarstellung ausgezeichnete Ergebnisse brachte (Recht 1993, 1994, 1996; Disler 1996) (Abb. 6). Bei all diesen Sequenzen beruht die Knorpelbeurteilung jedoch vorwiegend bzw. ausschließlich auf morphologischen Kriterien, wie Knorpeldicke und Oberflächenirregularitäten.

## Kontrastmittel(KM)-unterstützte Knorpelbeurteilung

Es ist hierbei prinzipiell zwischen intravenöser und intraartikulärer (direkter) KM-Applikation zu unterscheiden. Bei der direkten MR-Arthrographie wird hochverdünntes KM (2 millimolare Gadolinium-DTPA-Lösung) unter sterilen Kautelen in das Gelenk injiziert. Auf diese Weise wird ein artifizieller Gelenkerguss erzeugt, wobei der Kontrast zwischen KM und Knorpel alle übrigen konventionellen Sequenztechniken bis heute bei weitem übertrifft. Zu beachten ist dabei allerdings, dass hierbei der Schritt von der nicht-invasiven MRT hin zu einem invasiven Verfahren in Kauf genommen wird (Chandnani 1991; Kramer 1994) (Abb. 7). Bei der indirekten MR-Arthrographie werden ca. 15 ml des KM über eine Vene injiziert. Es kommt dabei zum Übertritt des KM über die Synovia in die Gelenkflüssigkeit, sodass auch auf diesem indirekten Weg ein arthrographischer Effekt erzielt wird (Winalski 1991; Vahlensieck 1996) (Abb. 8). Es ist dabei jedoch wichtig, dass ein entsprechender Gelenkerguss bereits vorhanden sein sollte. Ferner muss ein Zeitraum von ca. ½ Stunde zwischen KM-Gabe und MR-Untersuchung liegen, damit das KM von der Blutbahn über die Synovia in die Gelenkflüssigkeit diffundieren kann.

Aufgrund der exzellenten Ergebnisse der herkömmlichen MR-Sequenzen bei der Knorpeldarstellung kommt heute der KM-verstärkten MR-Untersuchung keine große Bedeutung mehr zu. Künftig könnte allerdings die KM-Gabe zur Verbesserung der Früherkennung von Knorpelveränderungen bei noch intakter Morphologie beitragen. Man macht sich hierbei die spezifische Zusammensetzung und strukturellen Eigenschaften des Knorpels zu Nutze. Diese Technik basiert auf der Tatsache, dass Glykosaminoglykane eine negative Ladung besitzen. Lässt man nun nach KM-Applikation (Gd-DTPA ist

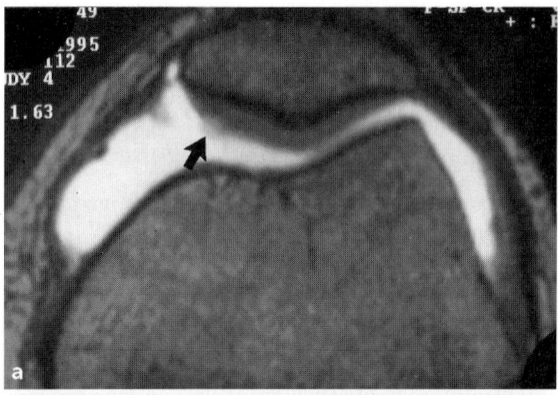

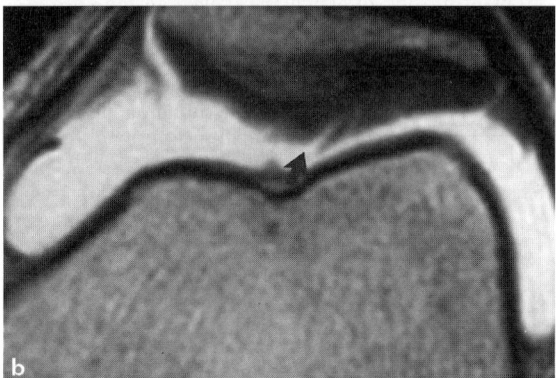

**Abb. 7.** Axiale Bilder nach intraarticulärer KM-Applikation (direkte MR-Arthrographie). **a** An der lateralen Facette ein kleiner Knorpelblister erkennbar (*Pfeil*). **b** Anderer Patient; ein exzellenter Kontrast zwischen KM und Knorpel ist erkennbar. Am Patellafirst ausgeprägte Fissuren (*Pfeil*)

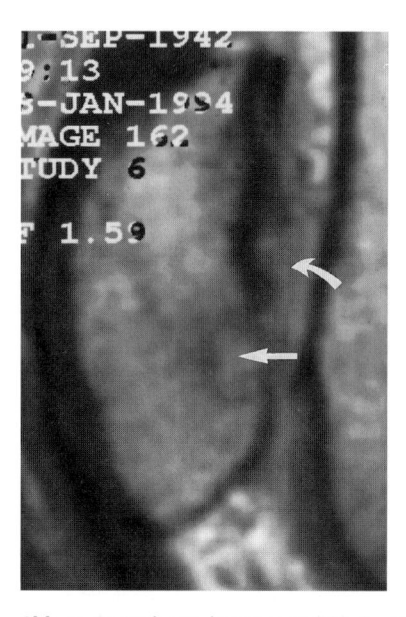

**Abb. 8.** Sagittales T1-betontes SE-Bild der Patella nach i.v. KM-Applikation. KM ist in den geschädigten Anteil des patellaren Gelenkknorpels hineindiffundiert mit deutlichem Signalzuwachs der geschädigten Knorpelanteile (*gebogener Pfeil*). Subchondral reaktive Veränderungen (*Pfeil*)

zweifach negativ geladen) genügend Zeit verstreichen, damit das KM in den Knorpel diffundieren kann, so ist die Konzentration des KM im Knorpel verkehrt proportional zum Gehalt an Glykosaminoglykanen. Da die Gd-DTPA-Verteilung im Knorpel die T1-Relaxationszeit ganz wesentlich beeinflusst, kann damit auf die Glykosaminoglykan-Konzentration rückgeschlossen werden (Bashir 1997, 1999).

## Künftige Entwicklungen

Es wird permanent an der Entwicklung neuer MR-Techniken zur Verbesserung der Beurteilung des hyalinen Gelenkknorpels gearbeitet um die neuen Knorpeltherapieformen zu unterstützen und weiter voranzutreiben. Die Arthrose gehört zu den häufigsten Erkrankungen des Bewegungsapparates im Erwachsenenalter. Auch wenn die Therapie des degenerativen Knorpelschadens bis heute nur sehr eingeschränkt möglich ist, so werden in naher Zukunft auch hier neue Therapieansätze eine Änderung erhoffen lassen. Auch entzündliche Gelenkerkrankungen erfassen den Knorpel und können ihn zerstören. Für ein entsprechendes Monitoring der antientzündlichen Therapie ist somit eine Aussage über den Zustand des hyalinen Knorpels zu Beginn und während der Therapie erforderlich. Insbesondere wäre eine Aussage, ob es zu einem Stopp des Knorpelabbaus oder sogar wiederum zu einer Knorpelmassenzunahme unter der jeweiligen Knorpeltherapie kommt, für die Entwicklung neuer Behandlungskonzepte von wesentlicher Bedeutung. Mittels der MR-Tomographie unter Verwendung von Dünnschicht-3D-GE-Sequenzen lässt sich bereits heute schon der Knorpel nicht nur hinsichtlich Morphologie sondern auch bezüglich des Volumens relativ exakt beurteilen. Ähnliche Möglichkeiten bestehen auch für entsprechende Knorpeldickenmessungen, wenngleich diese Berechnungsalgorithmen derzeit noch nicht allgemein zugänglich sind (Peterfy 1994; Eckstein 1998).

## Literatur

Bashir A, Gray ML, Boutin RD, Burstein D (1997) Glycosaminoglycan in articular cartilage: in vivo assessment with delayed Gd(DTPA)(2-)-enhanced MR imaging. Radiology 205:551–558

Bashir A, Gray ML, Hartke J, Burstein D (1999) Nondestructive imaging of human cartilage glycosaminoglycan concentration by MRI. Magn Reson Med 41:857–865

Buckwalter JA, Mankin HG (1997) Articular cartilage. I. Tissue design and chondrocyte matrix interactions. J Bone Joint Surg (Am) 79:600–611

Chandnani VP, Ho C, Chu P, Trudell D, Resnick D (1991) Knee hyaline cartilage evaluated with MR imaging: a cadaveric study involving multiple imaging sequences and intraarticular injection of gadolinium and saline solution. Radiology 178:557–561

Cooper C (1995) Occupational activity and risk of osteoarthritis. J Rheumatol Suppl 43:10–12

Disler DG, McCauley TR, Kelman CG, Fuchs MD, Ratner LM, Wirth CR, Hospodar PP (1996) Fat-suppressed three-dimensional spoiled gradient-echo MR imaging of hyaline cartilage defects in the knee: comparison with standard MR imaging and arthroscopy. Am J Roentgenol 167:127–132

Eckstein F, Sittek H, Milz S, Putz R, Reiser M (1998) The morphology of articular cartilage assessed by magnetic resonance imaging (MRI). Reproducibility and anatomical correlation. Surg Radiol Anat 16:429–438

Kramer J, Recht MP, Imhof H, Stiglbauer R, Engel A (1994) Postcontrast MR arthrography in assessment of cartilage lesions. J Comput Assist Tomogr 18:218–224

Mankin HS, Brandt KD (1992) Biochemistry and metabolism of articular cartilage in osteoarthritis. In: Moskowitz RW (ed) Osteoarthritis 2$^{nd}$ ed. Saunders, Philadelphia, Pa, pp 109–154

McCauley TR, Disler DG (1998) MR Imaging of Articular Cartilage. Radiology 209:629–640

McCauley TR, Kier R, Lynch KJ, Jokl P (1992) Chondromalacia patellae: diagnosis with MR imaging (see comments). Am J Roentgenol 158:101–105

Northmore - Ball MD, Dandy DJ (1982) Long term results of arthroscopic partial meniscectomy. Clin Orthop 167:34–42

Peterfy CG, van Dijke CF, Janzen DL et al. (1994) Quantification of articular cartilage in the knee with pulsed saturation transfer subtraction and fat-suppressed MR imaging: optimization and validation. Radiology 192:485–491

Recht MP, Resnick D (1994) MR imaging of articular cartilage: current status and future directions. Am J Roentgenol 163:283–290

Recht MP, Kramer J, Marcelis S, Pathria MN, Trudell D, Haghighi P, Sartoris DJ, Resnick D (1993) Abnormalities of articular cartilage in the knee: analysis of available MR techniques. Radiology 187:473–478

Recht MP, Piraino DW, Paletta GA, Schils JP, Belhobek GH (1996) Accuracy of fat-suppressed three-dimensional spoiled gradient-echo FLASH MR imaging in the detection of patellofemoral articular cartilage abnormalities. Radiology 198:209–212

Vahlensieck M, Peterfy ChG, Wischer T et al. (1996) Indirect MR arthrography: optimization and clinical applications. Radiology 200:249–254

Winalski CS, Weissmann BN, Aliabadi P et al. (1991) Intravenous Gd-DTPA enhanced joint fluid: a less invasive alternative for MR arthrography. Radiology 181:304

Wojtys E, Wilson M, Buckwalter K, Braunstein E, Martel W (1987) Magnetic resonance imaging of knee hyaline cartilage and intraarticular pathology. Am J Sports Med 15:455–463

Yao L, Gentili A, Thomas A (1996) Incidental magnetization transfer contrast in fast spin-echo imaging of cartilage. J Magn Reson Imaging 6(1):180–184

# MRT der Osteochondrosis dissecans des Kniegelenks

J. Kramer, S. Hofmann

## Einleitung

Die Magnetresonanztomographie (MRT) ermöglicht als einzige, nicht invasive, bildgebende Methode eine Beurteilung der Funktionseinheit subchondraler Knochen und hyaliner Knorpel. Durch Kontrastmittel (KM)-Applikation als indirekte oder direkte MR-Arthrographie lässt sich die Diagnostik weiter verbessern. Durch die intravenöse KM-Gabe wird zusätzlich ein Signalanstieg im Bereich der Grenzzone zwischen Osteonekroseareal und vitalem Knochenlager erzielt. Die Aktivität dieser reaktiven Randzone ergibt möglicherweise indirekte Hinweise darauf, in wie weit eine Chance für eine Einheilung zu diesem Zeitpunkt noch möglich ist. Im Rahmen der direkten MR-Arthrographie lässt sich, verglichen mit der nativen MRT, die Stadieneinteilung der Osteochondrosis dissecans (OCD) wesentlich verbessern. Das therapeutische Konzept bei der OCD ist, so wie bei der Osteonekrose des Erwachsenenalters, ganz wesentlich vom Stadium der Erkrankung abhängig. Darüber hinaus hat sich die MRT als äußerst wertvoll in der Nachsorge und der Beurteilung des Therapieerfolgs herausgestellt. Unter Ausnützung aller Möglichkeiten hat die MRT als bildgebende Methode bei diesem Krankheitsbild mittlerweile einen hohen diagnostischen Stellenwert erreicht und sollte vor einer Therapieentscheidung in jenen Fällen, bei denen die Ausdehnung, Lokalisation und Stadieneinteilung im Nativröntgen nicht sicher erfolgen kann, durchgeführt werden. Als primär diagnostische Maßnahme ist die Arthroskopie bei der OCD nicht sinnvoll, da die subchondralen Veränderungen im Initial- und Frühstadium nicht beurteilt werden können und damit eine entsprechende Stadieneinteilung nicht möglich ist. Bei der Therapie der OCD spielen jedoch heute die verschiedenen arthroskopischen Techniken eine zentrale Rolle.

## Allgemeines

Die Osteochondrosis dissecans (OCD) erhielt ihren Namen von König im Jahre 1887, wurde allerdings schon 1870 von Sir Paget beschrieben. Als Ursache wurde der Verschluss kleinster Endarterien vermutet, die im jugendlichen Alter zu einer fokalen Osteonekrose (ON) führt (König 1888; Paget 1870). Später wurde die OCD als posttraumatische Folge einer subchondralen Mikrofraktur mit Unterbrechung der Gefäßversorgung angesehen. Es herrscht heute weitgehende Übereinstimmung, dass ein multifaktorielles Geschehen aus fokalen Stressreaktionen, Ischämien und abnormale Ossifikationen in der Epiphyse die Entstehung des osteochondralen Schadens verursachen. Am weitaus häufigsten tritt die OCD am Kniegelenk auf, wenngleich dieses Krankheitsbild auch an anderen Gelenken (Talus, Ellbogen oder den Mandibulargelenken) anzutreffen ist (Lindholm 1980). Interessant ist dabei, dass ähnlich zur ON des Erwachsenen die OCD immer in den konvexen Epiphysen von nur einem Gelenkpartner auftritt. Das vermehrte Auftreten der OCD am Kniegelenk könnte allerdings auch dadurch erklärbar sein, dass derartige Läsionen im Kniegelenkbereich wesentlich häufiger und früher klinische Symptome verursachen und deshalb eine diagnostische Abklärung erforderlich machen. Im Gegensatz dazu können die OCD's im Bereich der übrigen Gelenke durchaus stumm verlaufen oder nur mit einer geringen Beschwerdesymptomatik einhergehen (Aichroth 1971).

Das therapeutische Management und auch die Prognose einer OCD des Kniegelenks hängt ganz wesentlich vom Zustand des hyalinen Gelenkknorpels und der mechanischen Stabilität des osteonekrotischen Fragments ab. Die Stadien 1 und 2 sind üblicherweise stabil, während die Stadien 3 bis 5 biomechanisch als instabil anzusehen sind (Abb. 1). Die therapeutischen

Möglichkeiten in den ersten beiden Stadien liegen in einer konservativen mechanischen Entlastung oder in der Anbohrung des Nekroseareals zur Verbesserung der Revaskularisierung. Eine Ausheilung ist in diesen beiden frühen Stadien prinzipiell noch möglich. Bei den instabilen Stadien 3 bis 5 ist ein operatives Vorgehen erforderlich, da es ohne Behandlung aufgrund des insuffizienten spontanen Reparaturmechanismus nahezu immer zu freien Gelenkkörpern und damit zu einer schweren präarthrotischen Deformität kommt. Bei frühzeitiger und entsprechender chirurgischer Therapie kann es bei kleineren Läsionen mit günstiger Lokalisation auch in diesen späteren Stadien noch zu einer Ausheilung oder zumindest Teilreparatur kommen.

Die chirurgische Therapie reicht von der einfachen Anbohrung, Stabilisierung des Fragments, Curretage und Anbohrung bis hin zur Entfernung des osteonekrotischen Areals und Transplantation eines entsprechenden osteochondralen Knochenstückes. Abhängig von der Größe und Lage der Läsion ist jedoch in den späten Stadien 3 bis 5 eine vollständige Ausheilung in den meisten Fällen nicht mehr zu erwarten. Das Therapieziel ist dann, das teilweise Remodelling in den Randzonen und damit das Entstehen freier Gelenkkörper zu verhindern. Die diagnostische Bildgebung ist bei der OCD besonders gefordert, weil dieses Krankheitsbild bereits bei jungen Patienten unbehandelt zu einem frühzeitigen Einsetzen arthrotischer Veränderungen führt (Linden 1977). Mit der MRT lässt sich nicht nur die Therapieplanung sondern auch der Therapieerfolg auf nicht invasivem Weg kontrollieren und damit auch der Zeitpunkt für neuerliche therapeutische Maßnahmen rechtzeitig festlegen. In diesem Artikel werden die Untersuchungstechniken, MRT-Morphologien und Stadieneinteilung der OCD dargestellt.

## Bildgebende Abklärung

Vor der MRT-Ära war die konventionelle Röntgenuntersuchung die wichtigste, nicht invasive Methode zur Sicherung der Diagnose, Festlegung der Therapie und Abschätzung der Prognose. Damit konnten allerdings Aussagen über die prognostisch wichtigen Parameter wie Größe, Lage und Zustand des osteochondralen Fragments nur mit relativ geringer Sicherheit getroffen werden. Auch der Einsatz der konventionellen Tomographie, Computertomographie (CT) und Arthrographie bzw. CT-Arthrographie lässt nur eine Beurteilung der knöchernen Strukturen zu, gibt jedoch keine Informationen über die Knochenmarkveränderungen. Nicht-arthrographische Röntgentechniken sind zur Knorpelbeurteilung ungeeignet. Die Arthrographie bzw. CT-Arthrographie, insbesondere bei Verwendung der Spiraltechnik, erlaubt eine gute Knorpelbeurteilung und ermöglicht auch einigermaßen Aussagen über die Stabilität des Fragments. Auch die Knochenszintigraphie hat keinen wesentlichen diagnostischen Zugewinn aufzuweisen (Mesgarzadeh 1987). Sie besticht zwar durch eine hohe Sensitivität, zeigt allerdings eine geringe anatomische Auflösung und erlaubt keinerlei Aussagen über die Beschaffenheit des Fragments. Erst mit der Einführung der MRT wurde die Diagnostik osteochondraler Veränderungen entscheidend verbessert (DeSmet 1990; Deutsch 1989; Stäbler 2000).

## MRT-Untersuchungstechnik

T1-betonte bzw. T2-gewichtete SE-Sequenzen sind bei der Beurteilung subchondraler Knochenmarksveränderungen unerlässlich. Unbedingt zu empfehlen sind auch die Fettunterdrückungstechniken (STIR-, IR-, Chemical shift-imaging), welche die Differenzierung zwischen normalem Fettmark und Ödem erleichtern. Üblicherweise werden heute die T2-betonten SE-Techniken durch schnelle (Fast, Turbo) SE-Sequenzen ersetzt. Diese Turbo-T2-Sequenzen erzeugen eine nahezu idente Signalcharakteristik, haben allerdings den Vorteil der zum Teil beträchtlich reduzierten Akquisitionszeit. Für das genaue Erfassen kleiner subtiler Knorpelveränderungen ist eine entsprechend hohe Auflösung erforderlich. Diese lässt sich großteils unter Verwendung von dreidimensionalen Gradientenecho (GE)-Sequenzen, welche kontinuierliche Schichten im Submillimeterbereich zulassen, bewerkstelligen. Ein weiterer diagnostischer Zugewinn bei der OCD kann durch die intravenöse bzw. intraartikuläre KM-Applikation erzielt werden (Kramer 1992; Adam 1994; Vahlensieck 1996).

## MRT-Morphologie

Die sklerotische Randzone und Skleroseinseln im Nekroseareal zeigen auf allen verschiedenen Sequenztechniken ein hypointenses bzw. signalloses Verhalten. Ödematöse Knochenmarksveränderungen und das gut vaskularisierte Granulationsgewebe in der reaktiven Randzone sind auf den T1-betonten Bildern signalarm, auf den T2-gewichteten Schichten jedoch hyperintens (Bohndorf 1998). Nekroseareale mit zentral ödematösen Veränderungen zeigen eine beträchtlich erhöhte Signalintensität. Ein Gelenkerguss bildet sich unter Verwendung T2-betonter Sequenzen signalintensiv ab. Durch diesen natürlichen arthrographischen Effekt lassen sich die intraartikulären Strukturen wesentlich besser differenzieren.

Durch die intravenöse KM-Applikation bei der indirekten MR-Arthrographie (Adam 1994; Vahlensieck 1996) gelangt das Kontrastmittel über die Blutbahn in die Synovia und diffundiert von dort in den Gelenkerguss. Dadurch kommt es zu einer deutlichen Signalzunahme im Gelenkspalt und damit zu einem verstärkten arthrographischen Effekt. Bei Vorliegen eines gut vaskularisierten Granulationsgewebes kommt es auch zur KM-Anreicherung im Randbereich des Dissekates. Ferner lässt sich durch die KM-Applikation eine indirekte Aussage über die Vitalität des Dissekates machen, da eine Signalverstärkung nach KM (Enhancementeffekt) für eine noch vorhandene Vaskularisation spricht (Adam 1994). Mit der intraartikulären Applikation eines hoch verdünnten MR-Kontrastmittels kann ebenfalls eine beträchtliche Kontrasterhöhung erzielt werden. Diese direkte MR-Arthrographie erlaubt nicht nur eine exakte Beurteilung des Knorpelzustands, sondern führt auch in vielen Fällen zu einer verbesserten Stadieneinteilung und erleichtert damit die Therapieentscheidung (Engel 1992; Kramer 1992).

## Stadieneinteilung

Die OCD zeigt einen typischen stadienhaften Verlauf (Abb. 1). Die verschiedenen zur Zeit verwendeten Stadieneinteilungen unterscheiden sich nicht wesentlich voneinander (Clanton DeLee 1982; Kramer 1995). Für die Therapieentscheidung und Prognose ist eine klare Einteilung der Läsion in das jeweilige OCD-Stadium Voraussetzung.

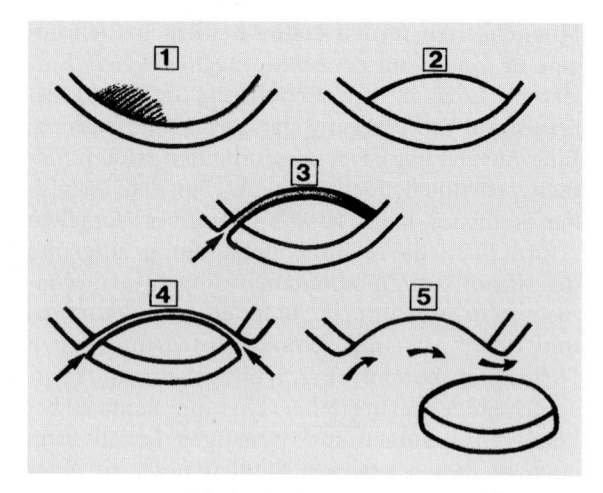

**Abb. 1.** Schema der Stadieneinteilung 1–5 der Osteochondrosis dissecans

■ **Stadium 1.** Das Initialstadium zeigt auf den T1-betonten Sequenzen ein signalarmes, subchondral gelegenes Areal mit einem fließenden Übergang zum normalen Knochenmark. Dabei ist der Gelenkknorpel völlig intakt. Auf den T2-betonten Bildern zeigt sich in diesem Bereich ein Signalanstieg und dies ist typisch für ein Knochenmarködem. Dieses unspezifische MRT-Erscheinungsbild des Knochenmarködems kann jedoch auch bei einer Osteonekrose (SPONK oder Morbus Ahlbäck), Knochenmarkkontusion (bone bruise), Osteomyelitis oder Tumoren beobachtet werden. Zu diesem frühen Zeitpunkt stützt sich die MRT-Verdachtsdiagnose einer OCD vor allem auf die Lokalisation und Ausdehnung der Signalveränderung sowie das Alter des Patienten. Eine deutliche Abgrenzung der subchondralen Läsion zum restlichen Knochenmark liegt noch nicht vor.

■ **Stadium 2.** In diesem Stadium wird ein subchondrales, vom übrigen Knochenmark durch eine nahezu signallose Linie abgegrenztes Areal sichtbar (Abb. 2). Man spricht dabei von Demarkation der OCD, wobei diese reaktive Randzone außen durch Knochenneubildung und Fibrose (T1- und T2-betont signalarm) und innen gegen die Nekrose aus einem gut vaskularisierten Granulationsgewebe (T1-gewichtet signalarm, T2-gewichtet signalreich mit Anfärbung nach intravenöser KM-Gabe) gebildet wird. Die-

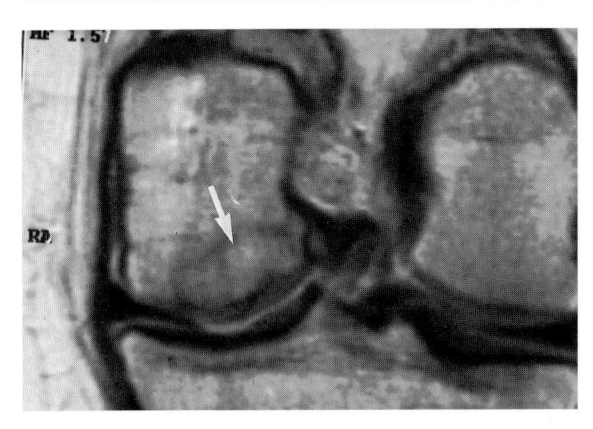

**Abb. 2.** Koronales, PD-Fast-SE-Bild. Am medialen Femurkondyl zeigt sich eine Osteochondrosis dissecans (Stadium 2). Die Läsion ist vom übrigen Knochenlager durch einen flauen, hypointensen Saum (*Pfeil*) demarkiert

se reaktive Randzone ist morphologisch sehr ähnlich zur ON des Erwachsenenalters, zeigt jedoch wahrscheinlich im Gegensatz dazu noch eine größere Reparaturkapazität. Zu diesem Zeitpunkt ist das subchondrale Osteonekroseareal meist isointens zum übrigen Fettmark des Femurkondylus, da auch avitales Fettmark ein normales Fettmarksignal in der MRT gibt, solange die Fettzellen noch intakt sind. Infolge des fortschreitenden Reparaturversuches kann das osteonekrotische Areal zunehmend hyperintens (Ödem) oder hypointens (Fibrose, Sklerose) imponieren. Dabei ist der darüber liegende Knorpel meist noch intakt und die OCD ist noch mechanisch stabil. Am Übergang vom Stadium 2 zum Stadium 3 kommt es im Randbereich der Läsion durch den Remodelling-Prozess (Knochenresorption) und die mechanische Belastung zu Mikrofrakturen des Knorpels und des subchondralen Knochens.

■ **Stadium 3.** Zu diesem Zeitpunkt verliert die OCD ihre mechanische Stabilität. Es kommt dabei zu einer teilweisen Separation des subchondralen Nekroseareals. Der Prozess beginnt an der Knorpeloberfläche und setzt sich entlang der Demarkationszone fort (Abb. 3–5). Da in diesem Stadium meist auch ein mehr oder minder starker Gelenkerguss vorliegt, findet sich meist Gelenkflüssigkeit entlang der subchondralen Fraktur. Dieser Effekt lässt sich durch eine MR-Arthrographie verstärken, sodass sich diese Technik zur Entdeckung von Knorpelläsionen und partiellen Separationen des Fragmentes besonders gut eignet.

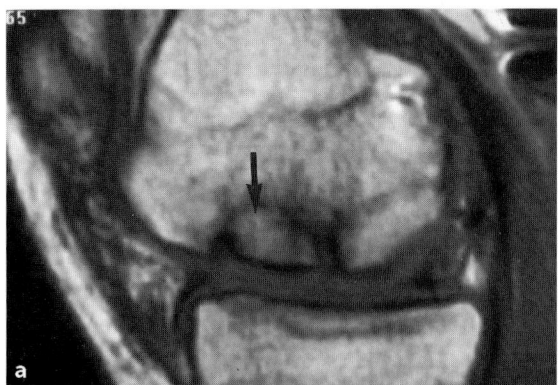

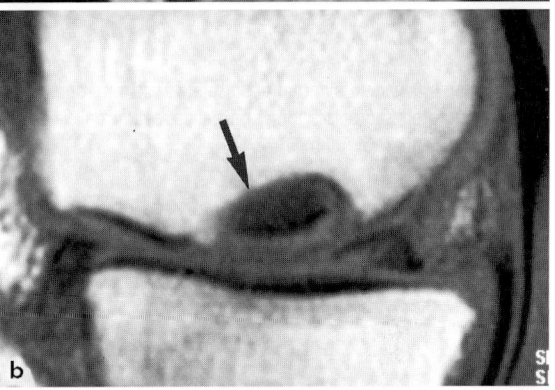

**Abb. 3. a** Sagittales T1-betontes SE-Bild. Die OCD (*Pfeil*) zeigt im Wesentlichen fettisointenses Signalverhalten. Eine partielle Separation (Stadium 3) ist erkennbar. **b** Sagittales T1-gewichtetes SE-Bild am medialen Femurkondyl: eine OCD (Stadium 3) erkennbar. Das Dissekat (*Pfeil*) imponiert hypointens (ausgeprägte Sklerosierung). Das subchondrale Knochenlager ist unauffällig

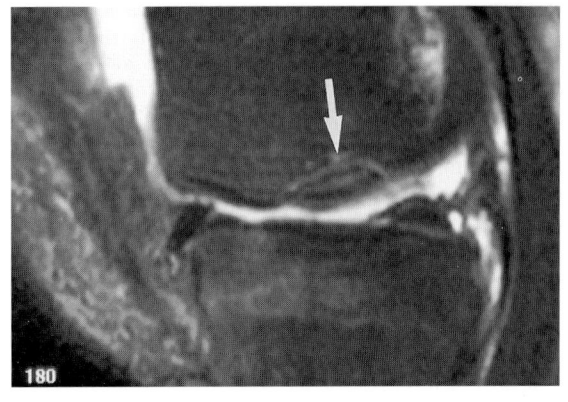

**Abb. 4.** Sagittales T1-gewichtetes, fettunterdrücktes Turbo-SE-Bild. OCD am medialen Femurkondyl. Das Dissekat ist vom Knochenlager durch einen schmalen hyperintensen Saum (Granulationsgewebe) (*Pfeil*) differenzierbar. Ausgeprägter Gelenkerguss. Kein Hinweis auf Eindringen von Gelenkflüssigkeit zwischen Dissekat und Mausbett (Stadium 2 bis 3)

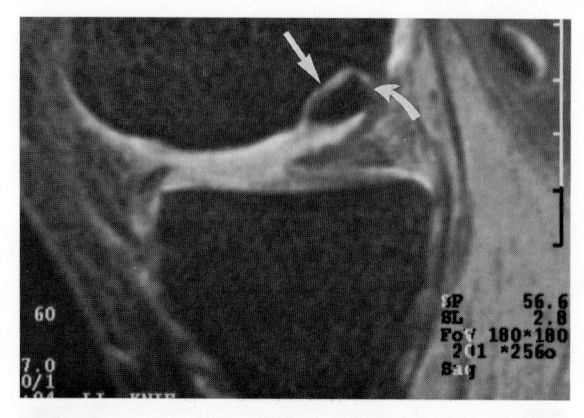

**Abb. 5.** Sagittales, fettunterdrücktes 3D-GE-Bild. Das Dissekat ist vom Knochenlager durch einen hyperintensen Saum (Granulationsgewebe) (*Pfeil*) demarkiert. Im dorsalen Abschnitt der Läsion ein ausgeprägter Knorpelschaden (partielle Separation) (*gebogener Pfeil*) erkennbar (Stadium 3)

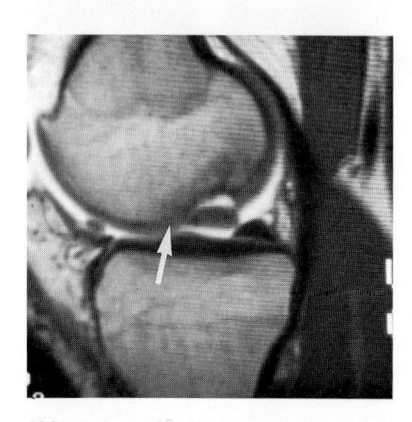

**Abb. 6.** Sagittales, T1-betontes Bild nach intraartikulärer KM-Applikation. Aufgrund der Gelenkdistension kann das Dissekat aus dem Mausbett herausklappen. Es zeigt sich im ventralen Abschnitt jedoch noch eine Knorpelbrücke (*Pfeil*) mit subtotaler Ablösung des Dissekat (Stadium 4)

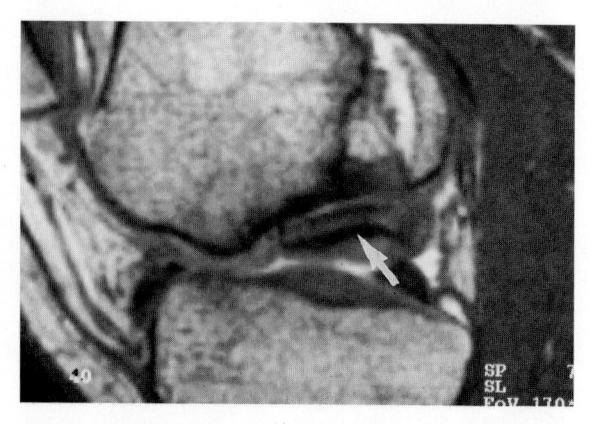

**Abb. 7.** Sagittales T2-betontes 3D-GE-Bild. Ein freier intraartikulärer Gelenkkörper (*Pfeil*) ist großteils von Flüssigkeit umspült zwischen Femur und Tibia erkennbar

■ **Stadium 4.** In diesem Stadium liegt das subchondrale Osteonekroseareal infolge einer kompletten Ablösung des osteochondralen Fragments vom vitalen Knochenlager als Dissekat frei im Mausbett (Abb. 6). Nicht selten wird dabei das Dissekat völlig von Flüssigkeit umgeben, was die Diagnostik und Stadieneinteilung entsprechend erleichtert.

■ **Stadium 5.** In diesem Spätstadium findet sich ein leeres Mausbett mit einem dislozierten osteochondralen Dissekat als freien Gelenkkörper (Abb. 7). Der Knochendefekt in der Epiphyse zeigt entsprechend dem Alter der Läsion ein unterschiedliches Aussehen. Eine frische Läsion imponiert durch einen großen Defekt mit relativ scharfen Kanten. Länger bestehende Veränderungen zeichnen sich durch abgerundete Kanten und ein eher flaches Mausbett aus. Wenn ein ausreichender Gelenkerguss vorliegt, lassen sich freie Gelenkkörper mittels nativer MRT mit hoher Sicherheit nachweisen. Andernfalls kann eine MR-Arthrographie durchgeführt werden, um die diagnostische Treffsicherheit zu verbessern.

## Literatur

Adam G, Neuerburg J, Peiß J, Bohndorf K, Günther RW (1994) Magnetresonanztomographie der Osteochondrosis dissecans des Kniegelenks nach intravenöser Gadolinium-DTPA-Gabe. Fortschr Röntgenstr 160: 459–464

Aichroth P (1971) Osteochondritis dissecans of the knee. A clinical survey. J Bone Joint Surg 53B:440–447

Bachmann G, Jürgensen I, Rominger M, Rau S (1999) Die Bedeutung der MRT für die Verlaufskontrolle der OCD am Knie- und Sprunggelenk. RÖFO 171: 372–379

Bohndorf K (1998) Osteochondritis (Osteochondrosis) dissecans: a review and new MRI classification. Eur Radiol 8:103–112

Clanton TO, DeLee JC (1982) Osteochondritis dissecans: history, pathophysiology and current treatment concepts. Clin Orthop 167:50–64

De Smet AA, Fisher DR, Burnstein MI, Graf BK, Lange RH (1990) Value of MR imaging in staging osteochondral lesions of the talus (osteochondritis dissecans): results in 14 patients. AJR 154:555–558

Deutsch AL, Mink JH (1989) Magnetic resonance imaging of musculoskeletal injuries. Radiol Clin North Am 27:983–1002

Engel A, Hajek PC, Kramer J et al. (1990) Magnetic resonance knee arthrography. Enhanced contrast by

gadolinium complex in the rabbit and in humans. Acta Orthop Scand 61(Suppl 240):1–57
König F (1888) Über freie Körper in den Gelenken. Dtsch Z Chir 17:90–109
Kramer J, Stiglbauer R, Engel A, Prayer L, Imhof H (1992) MR contrast arthrography (MRA) in osteochondrosis dissecans. J Comput Assist Tomogr 16: 254–260
Kramer J, Scheurecker A, Mohr E (1995) Osteochondrale Läsionen. Radiologe 35:109–116
Linden B (1977) Osteochondritis dissecans of the femoral condyles. A longterm follow-up study. J Bone Joint Surg (Am) 59:769–776
Lindholm TS, Osterman K, Vankka E (1980) Osteochondritis dissecans of elbow, ankle and hip: a comparison survey. Clin Orthop 148:245–253
Mesgarzadeh M, Sapega AA, Bonakdarpour A et al. (1987) Osteochondritis dissecans: analysis of mechanical stability with radiography, scintigraphy, and MR imaging. Radiology 165:775–780
Paget J (1870) On the production of some of the loose bodies in joints. S Barthol Hosp Rep 6:1
Schneider T, Fink B, Jerosch J, Assheuer J, Ruther W (1998) The value of magnetic resonance imaging as postoperative control after arthroscopic treatment of osteochondritis dissecans. Arch Orthop Trauma Surg 117:235–239
Stäbler A, Glaser C, Reiser M (2000) Musculoskeletal MR: knee. Eur Radiology 10:230–241
Vahlensieck M, Peterfy CG, Wischer T, Sommer T, Lang P, Schlippert U, Genant HK, Schild HH (1996) Indirect MR arthrography: optimization and clinical applications. Radiology 200:249–254

# MRT des vorderen Kreuzbandes und der Menisken

J. S. Träger

Wie viele neue Techniken in der Medizin, erlebte besonders die Kernspintomographie im Bereich des Bewegungsapparates einen rasanten Aufschwung, denn sie versprach uns bei vielen diagnostischen Problemen Hilfestellung zu leisten. Mit zunehmendem Einsatz in der Routinediagnostik kamen zunächst Zweifel an der Wertigkeit dieses Verfahrens vor allem bei der Gelenkknorpel- und Meniskusdiagnostik auf. Dies hatte verschiedene Gründe: Bestimmte Signalveränderungen wurden als echte Läsionen überinterpretiert, anatomische Variationen und mannigfaltige Details führten zu Fehlinterpretationen und die Operateure konnten vielfach die gestellten Diagnosen nicht verifizieren. Die Methode wurde sodann mit Skepsis betrachtet und allem voran wurde dann auch die Kostenfrage gestellt.

In den letzten 10 Jahren wurden an vielen Instituten vergleichende Untersuchungen durchgeführt, wobei die Arthroskopie meistens als Goldstandard zur Überprüfung der Diagnose gewählt wurde. Multicenter-Studien ergaben eine Treffgenauigkeit von 0,89 für die Menisken (Mackenzie 1996), 0,98 für das vordere Kreuzband (Ha et al. 1998). In Spezialzentren konnten diese guten Ergebnisse sogar noch übertroffen werden (Justice 1995). In diesem Zusammenhang soll nur darauf hingewiesen werden, dass die Arthroskopie als Goldstandard zur Überprüfung der Kernspintomographie auch nur bedingt einsetzbar ist, da wir wissen, dass die Kernspintomographie Veränderungen am Gelenkknorpel, im subchondralen Bereich und im Inneren der Menisken aufdeckt, ohne dass der Arthroskopeur bei der oberflächlichen Betrachtung dieser Strukturen Auffälligkeiten bemerken könnte. Wie jede Technik in der Medizin ist auch die Kernspintomographie und die Arthroskopie vom Erfahrungsstand des Untersuchers abhängig.

Die vorliegende Arbeit soll für die Beurteilung des vorderen Kreuzbandes und der Menisken in der Kernspintomographie Faustregeln und Erfahrungen aus der täglichen Praxis an die Hand geben, um beim Einarbeiten in diese Problematik auf ein Standardwissen zurückgreifen zu können.

## Untersuchungsprotokolle für das Kniegelenk

Es ist nicht sinnvoll ein Standarduntersuchungsprotokoll für alle Gerätetechnologien an die Hand zu geben, da für jeden Gerätetyp und verschiedene Magnetfeldstärken Sequenzen zur Verfügung stehen, die für die entsprechenden Fragestellungen am besten geeignet sind. So können an manchen Geräten z. B. 3D-Sequenzen besser geeignet sein als 2D-Sequenzen zur Beurteilung von Menisken und Kreuzbändern oder sich ergänzen. Trotzdem sollten einige Grundregeln bei der Untersuchung eines verletzten oder degenerativ veränderten Kniegelenkes immer eingehalten werden:

- Die Lagerung des Kniegelenkes erfolgt in einer Spezialspule mit einem Field of view von 16–20 cm in ca. 10–20°-Beugung.
- Nach Möglichkeit soll eine Neutralrotation des Beines eingehalten werden. Eine vermehrte Außenrotation verschlechtert die Untersuchungsmöglichkeiten jedoch nicht, da die Schichtebenen frei angulierbar sind.
- In jedem Fall sollte als Basissequenz ein Spinecho in T1-Wichtung durchgeführt werden. In der Regel empfiehlt sich hierfür die sagittale Schichtrichtung.
- Die sagittale Schichtrichtung steht senkrecht auf der Kondylenebene, welche anhand von axialen Scoutbildern festgelegt wird. Eine einwandfreie Darstellung des vorderen Kreuzbandes gelingt durch eine Parallelausrichtung dieser Sagittalschichten parallel zur Längsachse des vorderen Kreuzbandes durch geringe Korrektur der Angulierung, ohne dass dabei die Beurteilbarkeit des medialen und lateralen Kompartiments wesentlich eingeschränkt wird.

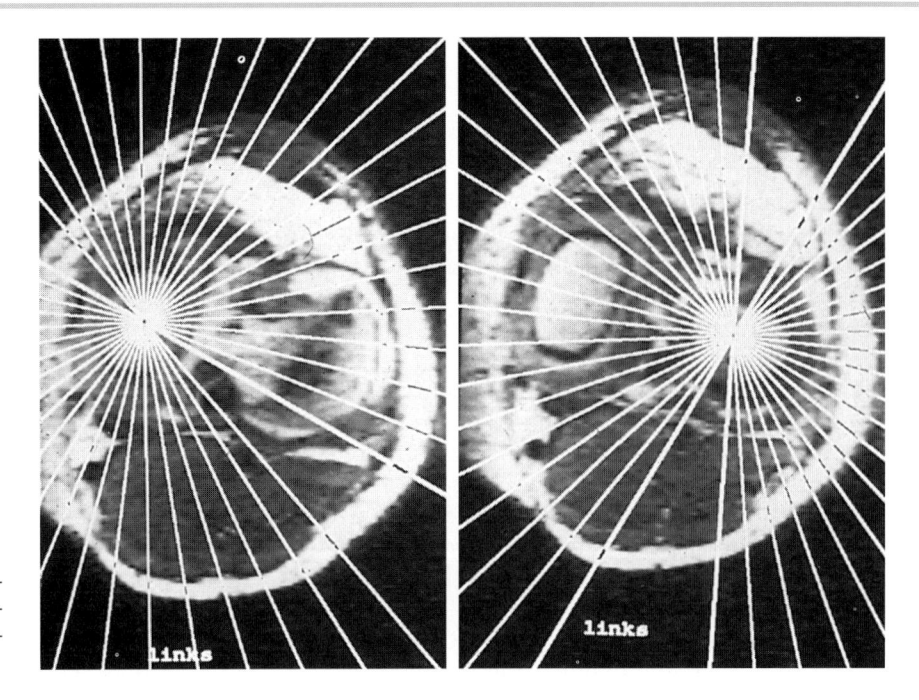

**Abb. 1.** Radiäre Schichtrekonstruktion aus einem 3D-Datensatz für Innen- und Außenmeniskus

Die koronare Ebene wird parallel zur bereits festgelegten Kondylenebene eingestellt und verläuft parallel zur Längsachse der Tibia. Geeignete Schichtsequenzen sind T2-gewichtete Turbo-Spinecho-Sequenzen oder fettsupprimierte Gradientenechosequenzen.

Diese Angaben stellen die Basis jeder Kniegelenksuntersuchung dar. Durch die Gegenüberstellung der Signalintensitäten in T1- und T2-gewichteten Sequenzen können differentialdiagnostische Überlegungen hinsichtlich der Interpretation von Gewebeveränderungen angestellt werden (freie Flüssigkeit, hämorrhagischer Erguss, Ödeme, tumoröse Veränderungen etc.).

## Untersuchungsstrategie bei Meniskusveränderungen

Wenn aufgrund der Basisuntersuchung fragliche Veränderungen an den Menisken zu beurteilen sind, stehen verschiedene Optionen zur Verfügung:
- Mit einem sagittalen und/oder koronaren fettunterdrücktem Gradientenecho in 2D-Technik lässt sich eine bessere Differenzierung von Meniskus, angrenzendem Gelenkknorpel und freier Flüssigkeit herausarbeiten.
- Falls weiter Unklarheiten bestehen kann ein 3D-Gradientenecho-Datensatz nach Möglichkeit in Fettunterdrückungstechnik erhoben werden mit axialer oder sagittaler primärer Schichtrichtung. Die Rekonstruktion dieses Datensatzes erfolgt in 1 mm-Schichten ohne Schichtabstand in sagittaler und koronarer Schichtrichtung.
- Dem Unerfahrenen fällt es oft leichter die Ausdehnung und Lokalisation von Meniskusläsionen zu beschreiben anhand von radiären Rekonstruktionen aus 3D-Datensätzen des Meniskus (Abb. 1). Dabei wird jeweils ein Mittelpunkt für den Innen- und Außenmeniskus festgelegt auf einer axialen Schicht auf Meniskushöhe. Danach wird lediglich der Winkel zwischen zwei benachbarten Schichtebenen festgelegt, welche sich in dem festgelegten Mittelpunkt schneiden, alle übrigen radiären Rekonstruktionen erfolgen im gleichen Winkelabstand. Je kleiner der Winkelabstand gewählt wird, umso enger kommen die Schichten nebeneinander zu liegen, umso besser ist die Detailauskunft und kleinere Läsionen können damit nicht übersehen werden. Die Meniskusstrukturen, sowohl innen als auch außen, stellen sich somit bei korrekter Lage des Drehpunkts immer als dreieckige Form dar. Die Zuordnung und Abgrenzung zu den ligamentären Strukturen und Kapselübergängen insbesondere im Bereich der dorsomedialen und dorsolateralen Kapselecke gelingt somit leichter, auch wenn die Schnittebenen eine intensive Beschäftigung mit den anatomischen Strukturen und Besonderheiten der Anschnittphänomene erforderlich machen.

## Untersuchungsstrategie für das vordere Kreuzband

- Auch bei der Fragestellung der vorderen Kreuzbandruptur sollte die Standardlagerung in 10–20°-Beugung des Kniegelenkes erfolgen. Der Grund hierfür ist eine bessere Abgrenzbarkeit des signalarmen vorderen Kreuzbandes von der angrenzenden Corticalis (signalarm) des Femurs.
- Durch die sagittale Darstellung in der Basisuntersuchung in T1-Wichtung kann in der Regel das vordere Kreuzband zweifelsfrei identifiziert werden (Abb. 2a). Falls proximaler und distaler Insertionspunkt nicht auf einer Schicht zur Darstellung kommen, kann eine Nachangulierung (schräg sagittal) vorgenommen werden.
- Diese Nachangulierung ist in der Regel nicht erforderlich, wenn routinemäßig bei der Fragestellung nach vorderen Kreuzbandrupturen eine definierte zweite Ebene für die Darstellung des vorderen Kreuzbandes verwendet wird: Nämlich die sogenannte schräg koronare Darstellung des vorderen Kreuzbandes, wobei diese anhand der sagittalen Basisuntersuchung festgelegt wird (Abb. 2b). Die Ausrichtung dieser Ebene erfolgt wieder parallel zur Längsachse der Kreuzbandfasern. Entweder sind diese auf den sagittalen Bildern noch zu erkennen oder die Einstellung erfolgt parallel zu einer Verbindungslinie zwischen proximalem und distalem Insertionspunkt des vorderen Kreuzbandes.
- Geeigneter Sequenztyp hierfür ist die Turbo-Spinecho-Sequenz in T2-Wichtung bei einer Schichtdicke von 3–4 mm. Eine exaktere Darstellung hinsichtlich Teilrupturen bzw. erhaltenem Synovialschlauch gelingt in der Regel nur mit einem 3D-Datensatz (T2-gewichtetes Gradientenecho bzw. Gradientenecho mit Fettsuppression). Die Rekonstruktionen des Datensatzes erfolgen dann in sagittaler und schräg koronarer Schichtrichtung mit 1 mm Schichtdicke ohne Schichtabstand. Auf eine exaktere Angabe der Anwendungsmöglichkeiten von Sequenztypen wird bewusst verzichtet, da jeder Gerätetyp bestimmte Sequenztypen vorhält, die für die Darstellung dieser Strukturen besonders gut geeignet sind. In den Handbüchern der entsprechenden Geräte sind sämtliche verfügbaren Sequenztypen jeweils angeführt, in der Regel finden sich auch Angaben über die Eignung dieser Sequenzen, um bestimmte Strukturen darzustellen. Nicht zuletzt hängt die Sicherheit in der Beurteilung davon ab, wie vertraut der Untersucher mit den Signalcharakteristika und Signalveränderungen ist, die an „seinem" Gerät durch die verschiedenen Sequenztypen erzeugt werden.

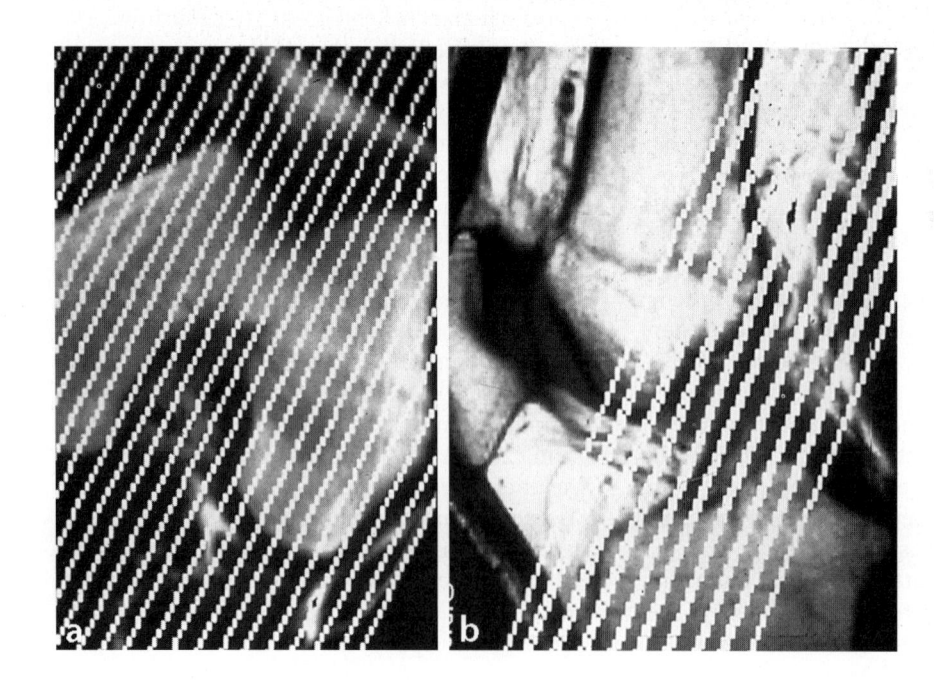

**Abb. 2. a** Scout für die sagittale Schichtebene; **b** Scout für die schräg koronare Darstellung des vorderen Kreuzbandes (VKB)

## Meniskusanatomie

Der Außenmeniskus weist eine deutlich stärker gebogene Form als der Innenmeniskus auf. Er stellt sich auf sagittalen Schichten mit einer Schichtdicke von ca. 4 mm 1–2-mal als signalarmes Band dar mit konkaver Ober- und Unterfläche. Auf den benachbarten Schichten stellen sich Vorder- und Hinterhorn in der Regel als symmetrische dreieckige signalarme Strukturen dar. Die Anheftungszonen an die Kapsel sind am Außenmeniskus wesentlich lockerer als am Innenmeniskus (Abb. 3a u. 3b). Das Vorderhorn des Außenmeniskus weist eine große Variationsbreite auf hinsichtlich Höhe und sagittaler Längsausdehnung. Hypoplastische Formen mit einer Abstumpfung des freien Meniskusrandes, kleine horizontale Spalten am freien intraartikulären Rand und Auffaserungen desselben sind relativ häufig. Die signalarme Struktur des Ligamentum Winslow wird vom Außenmeniskusvorderhorn durch die Kapsel getrennt, sodass durch die Signalunterschiede der Eindruck eines basisnahen Vertikalrisses entstehen kann. Regelhaft befindet sich ein sogenannter meniskosynovialer Rezessus im Bereich der Basis des Außenmeniskusvorderhornes, der bei Gelenkergüssen flüssigkeitsgefüllt ist (Abb. 4). Auch dieser kann zur Fehlinterpretation von Meniskusseperationen führen.

Der mediale Meniskus weist in der sagittalen Projektion eine asymmetrische Form und Größe auf: Das Hinterhorn des Innenmeniskus ist in der sagittalen Ausdehnung länger, höher und breiter als der vordere Anteil (Abb. 3a). Die kapsuläre Anheftung der Basis ist wesentlich straffer als am Außenmeniskus. Signalunterschiede ergeben sich jedoch zwischen Meniskusbasis (signalarm), Übergangszone (intermediär durch Bindegewebe, Gefäße Fettanteile) und Kapsel (signalarm). Am Innenmeniskushinterhorn findet sich häufig eine myxoide Veränderung. Diese ist gekennzeichnet durch eine dünne graue Linie im T1-Bild, die mit der Kapselanheftungszone kommunizieren kann. In der Regel bleibt diese Linie auf das periphere Drittel

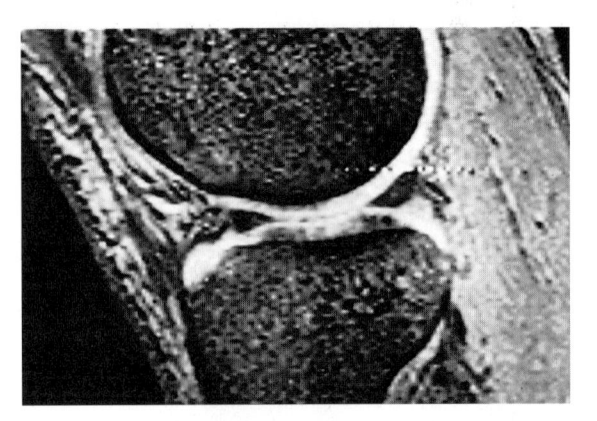

**Abb. 4.** Flüssigkeitsgefüllter, meniskosynovialer Rezessus am Außenmeniskusvorderhorn

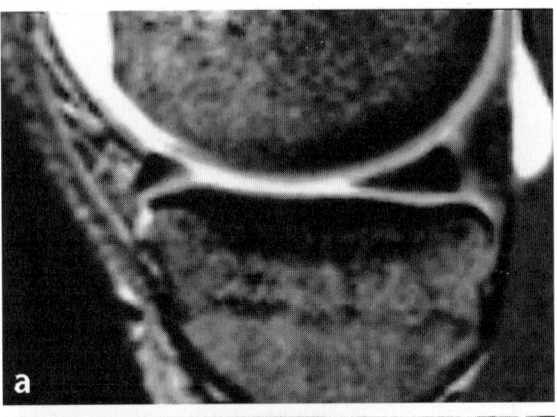

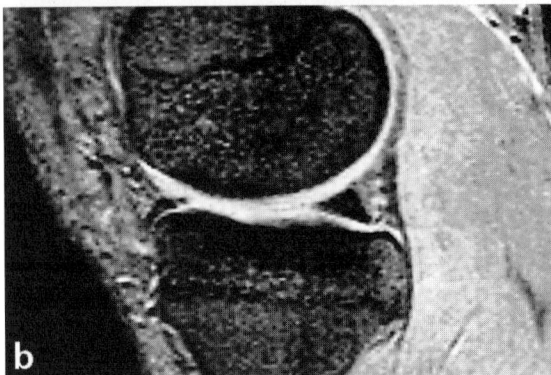

**Abb. 3. a** Sagittalschnitt durch den Innenmeniskus; **b** Sagittalschnitt durch den Außenmeniskus

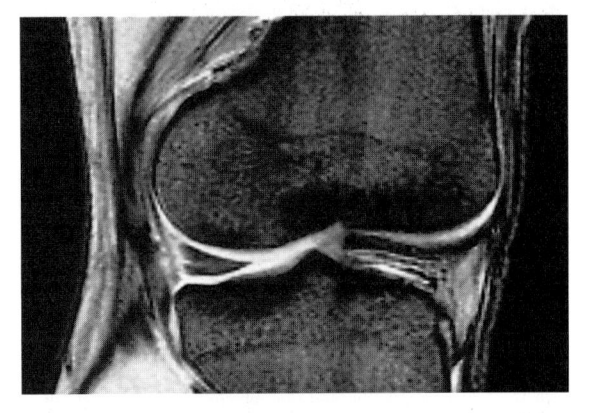

**Abb. 5.** Radiäre Rekonstruktion eines Innenmeniskus mit Typ II-Signal

des Meniskus beschränkt (Abb. 5). Der posteromediale und hintere Anteil des Innenmeniskus besitzt eine schmale Anheftungszone an der posteriomedialen Kapsel über die meniskofemoralen und meniskotibialen Bänder. Anatomische Variationen sind am häufigsten am Außenmeniskus anzutreffen. Hier kommen Aplasien des Außenmeniskushinterhorns vor, sowie diskoide Meniskusformen, die den Gelenkknorpel des lateralen Tibiaplateaus ganz oder teilweise bedecken. Die Diagnose eines Scheibenmeniskus wird anhand von sagittalen und koronaren Schichten gestellt, wenn dadurch nachweisbar ist, dass die signalarme Struktur des Meniskus mehr als zwei Drittel des darunterliegenden Tibiaplateaus bedeckt (Abb. 6). Im Zusammenhang mit Scheibenmenisken finden sich auch andere anatomische Variationen: Erweiterung des lateralen Gelenkspaltes, Hypoplasie des lateralen Femurkondylus, höherstehendes Fibulaköpfchen.

Häufige Fehlinterpretationen werden auch bei Beurteilung der Meniskusstruktur im Bereich der Popliteussehne und ihrer synovialen Hülle beobachtet. Die Popliteussehne verläuft durch einen Schlitz zwischen Kapsel und Basis des Außenmeniskus. Der Außenmeniskus ist in diesem Bereich durch die Ligamenta meniskopopliteale superior und inferior stabilisiert, die bei entsprechend exakter Untersuchung bei Vorliegen eines Gelenkergusses auch dargestellt werden können. Da Flüssigkeit in den sogenannten Schlitz zwischen Popliteussehne und Meniskusbasis eintreten kann, darf dies nicht als basisnahe Ruptur des Außenmeniskus gewertet werden (Abb. 7).

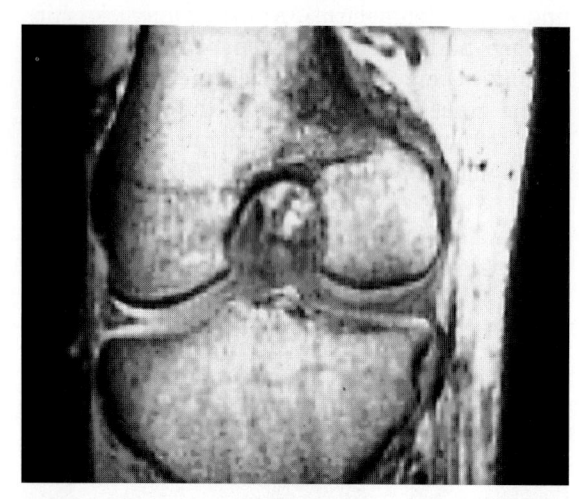

**Abb. 6.** Scheibenmeniskus außen, Horizontalriss mit Unterbrechung der Oberfläche des Innenmeniskus

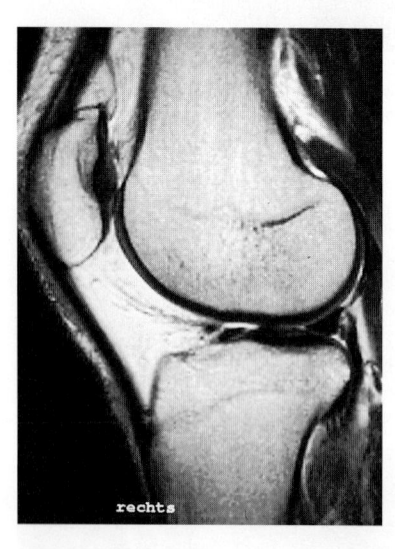

**Abb. 7.** Außenmeniskusvorderhorn regelrecht mit Lig. Winslow, Außenmeniskushinterhorn mit Popliteusschlitz und Anschnitt der Popliteussehne

## Meniskusläsionen in der Kernspintomographie

Von Meniskusläsionen sollte erst dann gesprochen werden, wenn der Meniskuskörper eine deutlich veränderte Formgebung aufweist, bzw. wenn Signalveränderungen mit Bezug zur Meniskusober- bzw. -unterfläche zu erkennen sind. Folgende Kriterien müssen zur Meniskusbeurteilung immer herangezogen werden:
- Größe
- Form
- Signalveränderungen verglichen zum benachbarten hyalinen Gelenkknorpel (Spinecho T1)
- Ausdehnung der Signalveränderung
- Lokalisierung der Signalveränderung innerhalb des Meniskus (Vorderhorn, Hinterhorn, Pars intermedia, inneres Drittel, mittleres Drittel, äußeres Drittel)
- Vollständige Beurteilung sämtlicher benachbarter intraartikulärer Strukturen, des Knochens und des Kapselbandapparates.

Bei der Beurteilung einer Signalveränderung im Meniskus sollen die verschiedenen Wichtungen herangezogen werden und anhand dieser eine Zuordnung zu der nachgeordneten Graduierung (Abb. 8).

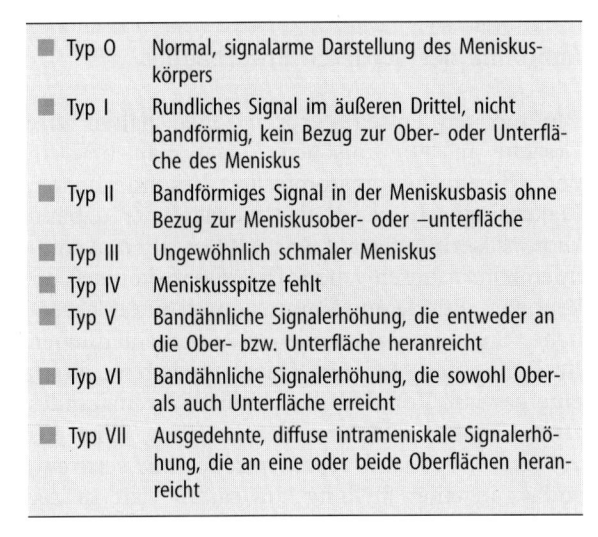

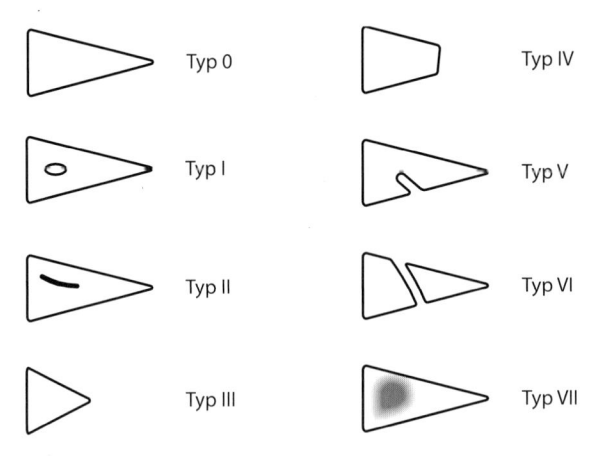

- Typ 0    Normal, signalarme Darstellung des Meniskuskörpers
- Typ I    Rundliches Signal im äußeren Drittel, nicht bandförmig, kein Bezug zur Ober- oder Unterfläche des Meniskus
- Typ II   Bandförmiges Signal in der Meniskusbasis ohne Bezug zur Meniskusober- oder -unterfläche
- Typ III  Ungewöhnlich schmaler Meniskus
- Typ IV   Meniskusspitze fehlt
- Typ V    Bandähnliche Signalerhöhung, die entweder an die Ober- bzw. Unterfläche heranreicht
- Typ VI   Bandähnliche Signalerhöhung, die sowohl Ober- als auch Unterfläche erreicht
- Typ VII  Ausgedehnte, diffuse intrameniskale Signalerhöhung, die an eine oder beide Oberflächen heranreicht

**Abb. 8.** Typisierung der Meniskusveränderungen

## Wie können die unterschiedlichen Signalintensitäten erklärt werden?

Der Meniskuskörper stellt sich normalerweise homogen signalarm dar, weil ähnlich wie in der Kortikalis des Knochens die Anzahl der mobilen Protonen im gesunden Meniskus gering ist. Innerhalb des Meniskus sind die Wassermoleküle an große Makromoleküle wie Kollagenfasern und Proteoglykane absorbiert. Im Verbund sind die gebundenen Wassermoleküle nicht bewegungsfähig, sie werden somit schnell dephasiert, sodass ihre T2-Zeiten nur im Bereich von wenigen Millisekunden liegen und deshalb werden diese Signale nicht registriert. Bei Einrissen bzw. Degenerationen des Meniskus wird der Kollagenfaserverbund aufgerissen und es kommt somit zu einer Veränderung des freien ungebundenen Wassers, das in die entstandenen Lücken eindringen kann. Dies erhöht die T2-Zeiten des Gewebes, sodass entsprechende Signale empfangen werden können.

Bei der Beurteilung der Meniskusveränderung ist zunächst am wichtigsten echte Meniskuseinrisse von myxoiden Veränderungen bzw. mukoiden Degenerationen zu unterscheiden. Folgende Faustregeln verdienen dabei Beachtung: Beim Erwachsenen finden sich die mukoiden Degenerationen am häufigsten im Innenmeniskushinterhorn und Übergang zur Pars intermedia. Die myxoiden Veränderungen haben häufig die Form eines liegenden „Y" und kommunizieren nie mit der Ober- oder Unterfläche des Meniskus. Auch eine Vertikalausrichtung kommt bei dieser Veränderung nicht vor und die Signalintensität ist nie höher als die Signalintensität von hyalinem Gelenkknorpel (Protonenwichtung, Gradientenecho). Myxoide Veränderungen zeigen keine Ausdehnung in das innere Drittel des Meniskus. Die myxoide Degeneration ist Bestandteil des normalen Alterungsprozesses und ihr Erscheinen wird durch bestimmte MR-Sequenzen wegen des magic angle-Effektes noch akzentuiert (Peterfy 1994).

Es ist wahrscheinlich, dass derartige Veränderungen frühere Meniskusrisse darstellen können, welche stabil verheilt sind. Es ist bekannt, dass Meniskusrisse spontan ausheilen können (Newman 1993) und dass die Signalveränderung bestehen bleibt.

Nach der entsprechenden Graduierung (siehe oben) des Meniskussignals muss nun der Meniskusriss typisiert werden, wenn vom Signalverhalten her ein Meniskusriss diagnostiziert wurde. Wir unterscheiden Vertikal-, Horizontal-, Radiär- und Korbhenkelrisse. Als Sonderform verdient der sogenannte Parrot beak-Riss Beachtung, der einen unvollständigen Vertikal- und/oder Horizontalriss darstellt, der entweder die Ober- oder Unterfläche erreicht. Ebenfalls eine Sonderform stellt die meniskokapsuläre Unterbrechung im Bereich des Meniskushinterhorns dar, welches von der dorsalen Kapsel traumatisch abgetrennt sein kann. In diesem Zusammenhang sind in der Regel Knochen- und Knorpelverletzungen (bone bruises) mit vorhanden.

Nicht selten bereitet die Diagnose eines Korbhenkeleinrisses erhebliche Schwierigkeiten, da der signalarme Meniskus in den Interkondylarraum eingeschlagen liegen kann und in diesem Bereich von den signalarmen Kreuzbändern oft schlecht differenziert werden kann. Hinweise für einen Korbhenkeleinriss ergeben sich aus einer

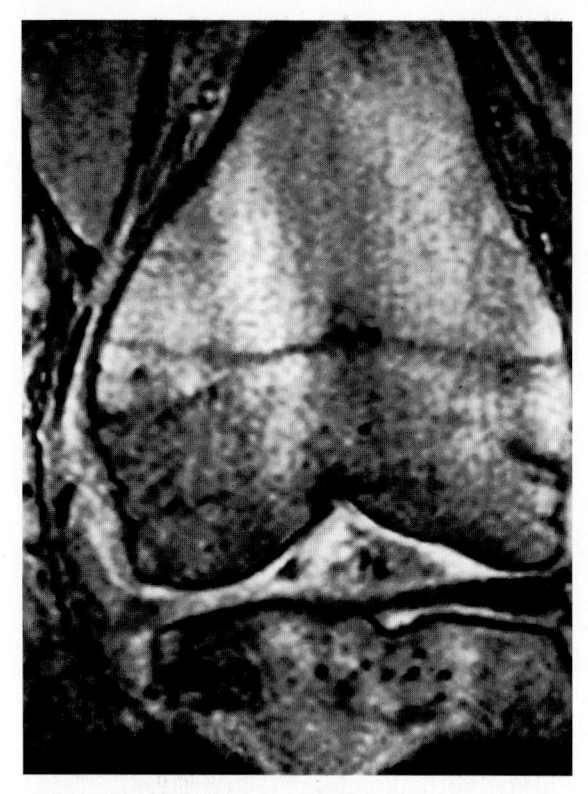

**Abb. 9.** Eingeschlagener Korbhenkelriss, Innenbandruptur, bone bruise medialer Tibiakopf (Gradientenecho)

verminderten Meniskushöhe, einer deutlich veränderten Meniskusform mit Amputation der freien Meniskusspitze insbesondere in der koronaren Ebene (Abb. 9). Auch in der sagittalen Ebene kann die normale trianguläre Meniskusform fehlen. Der Untersucher sollte beim Korbhenkelriss auch eine genaue Lokalisation vornehmen, ob der Riss im inneren, mittleren oder äußeren Drittel erfolgt ist und ob das Korbhenkelfragment noch mit dem Meniskuskörper verbunden ist. Hieraus ergibt sich nämlich die Indikationsstellung für eine meniskuserhaltende Operation mit Refixation.

Im Zusammenhang mit degenerativen Veränderungen des Gelenkknorpels kann man eine mehr oder weniger starke Dislokation der Pars intermedia des Meniskus über den Rand des Tibiaplateaus beobachten. In der Regel liegt die Basis des Innenmeniskus bzw. Außenmeniskus innerhalb einer Verbindungslinie zwischen der knöchernen Begrenzung des Femurkondylus und des Tibiaplateaus. Wenn eine Dislokation beobachtet wird, so ist diese auf einen Höhenverlust des Gelenkknorpels im entsprechenden Kompartiment oder auf eine instabile meniskokapsuläre Fixation des Meniskus zurückzuführen.

## Anatomie des vorderen Kreuzbandes

Die meisten Falschinterpretationen haben ihre Ursache in anatomischen Variationen bzw. in der Unkenntnis anatomischer Besonderheiten. Makroskopisch weist das vordere Kreuzband keine Faserbündel auf wie in den alten Anatomiebüchern beschrieben. Die makroskopisch erkennbare Bündelung kommt durch unterschiedliche Spannungszustände in unterschiedlichen Bereichen des vorderen Kreuzbandes bzw. durch eine gewisse Rotation des vorderen Kreuzbandes zustande. Mit zunehmender Beugung wird das vordere Kreuzband etwas spiralförmig verdreht, sodass in einer Stellung von ca. 15° wie in der kernspintomographischen Untersuchung die anteromedial gelegenen Faseranteile stärker angespannt werden. Dadurch kommen bei der kernspintomographischen Darstellung in sagittalen und schräg koronaren Schichten im distalen Ansatzbereich des vorderen Kreuzbandes Signalvariationen zustande (Abb. 10 u. 11).

Das Ligamentum meniscotibiale transversum steht häufig in direktem Zusammenhang mit dem distalen Ansatz des vorderen Kreuzbandes, sodass auf den sagittalen und schräg koronaren Ebenen der Ansatzbereich trompetenförmig verbreitert erscheint. Das vordere Kreuzband selbst ist dünner, verläuft geradliniger und ist weniger signalarm als das hintere Kreuzband.

Die kernspintomographischen Messungen entsprechen den anatomischen Untersuchungen mit einer normalen Breite von ca. 10–13 mm und einer Länge von 34–44 mm. Die synoviale Hülle kann normalerweise kernspintomographisch nicht dargestellt werden. Sie kann indirekt erkennbar werden bei ödematösen Veränderungen, Rupturen des vorderen Kreuzbandes mit erhaltenem Synovialschlauch (siehe unten) und bei Narbenbildungen.

## Rupturen des vorderen Kreuzbandes

Jede Signalveränderung innerhalb des normalerweise signalarmen Bandes auf T1- oder T2-gewichteten Bildern muss als rupturverdächtig angesehen werden, insbesondere wenn ein Gelenkerguss vorhanden ist. Folgende Kriterien müssen bei der Beurteilung des vorderen Kreuzbandes beachtet werden:

■ *Diskontinuität:* Lokalisation der Faserunterbrechung anhand von T2- bzw. T2-ähnlichen

MRT des vorderen Kreuzbandes und der Menisken    83

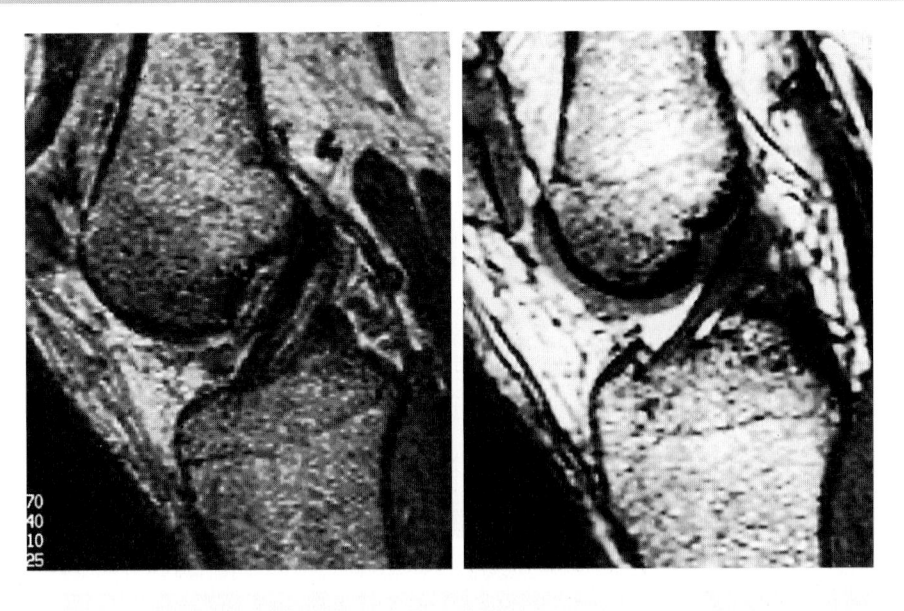

**Abb. 10.** Sagittale Darstellung eines normalen VKB.: unterschiedliche Kaliber

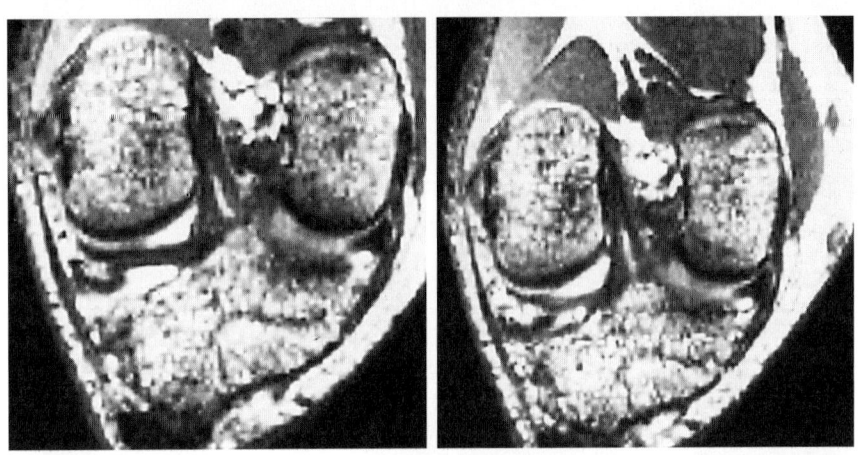

**Abb. 11.** Schräg koronare Darstellung eines normalen VKB.: distaler Ansatz verbreitert mit zentraler Signalerhöhung

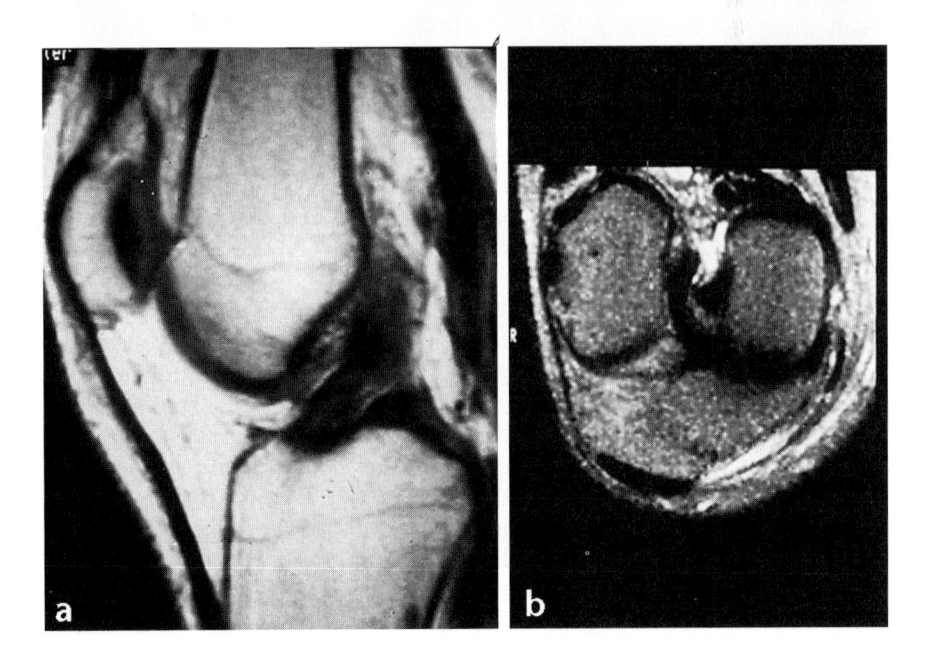

**Abb. 12. a** Sagittale (T1) und **b** schräg koronare (T2) Darstellung einer proximalen VKB-Ruptur

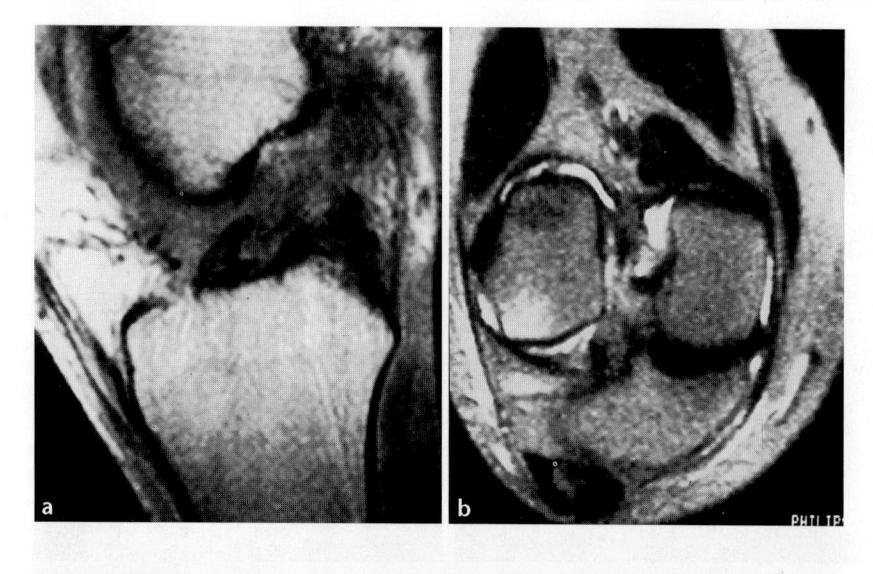

**Abb. 13. a** Sagittale (T1) und **b** schräg koronare (T2) Darstellung einer intraligamentären VKB-Ruptur

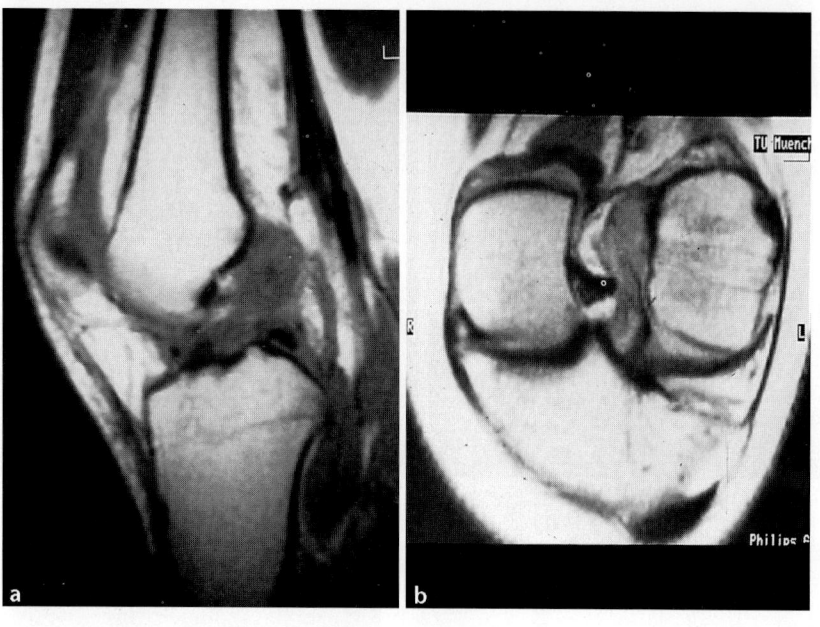

**Abb. 14a, b.** Komplette mittige VKB-Ruptur mit zerrissenem Synovialschlauch

Sequenzen. Aufgrund des Hämatoms lässt sich an der Stelle der Unterbrechung in der Regel helles Flüssigkeitssignal nachweisen (Abb. 12).

- *Veränderte Verlaufsrichtung des vorderen Kreuzbandes:* In der sagittalen Ebene stellt sich nach einer Ruptur des vorderen Kreuzbandes der Faserverlauf häufig auf das hintere Kreuzband gerichtet dar. In der schräg koronaren Ebene ist der Kreuzbandstummel bei Elongationen bzw. Rupturen meist c-förmig geschwungen (Abb. 12b).
- *Längerstreckige Signalerhöhungen des vorderen Kreuzbandes:* Insbesondere bei intraligamentären Rupturen über eine größere Strecke erfährt das vordere Kreuzband eine deutliche Signalerhöhung (intermediär im T1, deutliche Signalerhöhung im T2). Diese Veränderungen kommen durch Ödembildung und Einblutung zustande (Abb. 13a u. b).
- *Verbreiterte Bandstruktur:* Bei kompletten Rupturen mit zerrissenem Synovialschlauch stellen sich die Bandstrukturen im queren und sagittalen Durchmesser massiv verbreitert dar. Hämatom und ödematös veränderte Kreuzbandfasern stellen sich als homogene Pseudomasse mit intermediärem Signalcharakter im T1-gewichteten Bild dar (Abb. 14a u. b).

Nach Möglichkeit sollte eine genaue Lokalisation der Ruptur (proximal, distal, intraligamen-

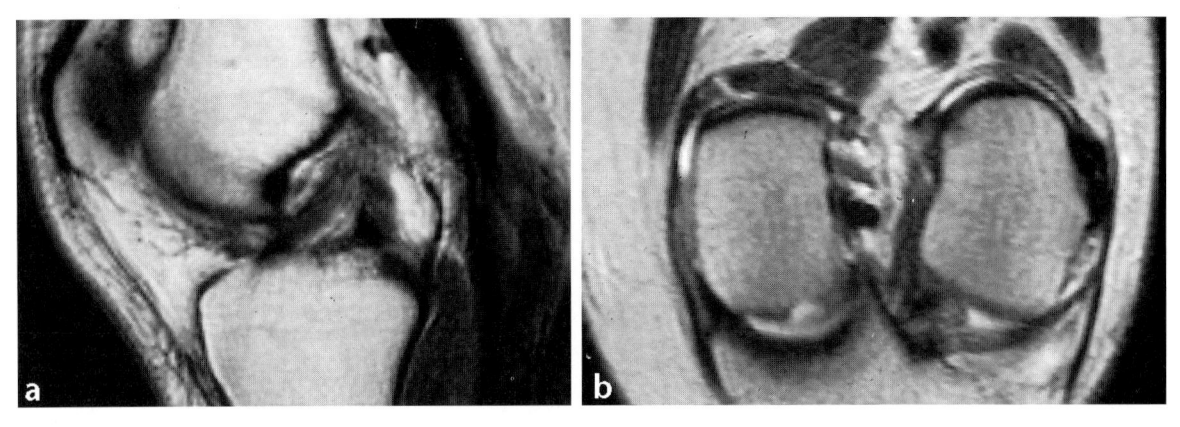

**Abb. 15.** Teilruptur des VKB mit durchgehenden Restfasern: **a** sagittal T1, **b** schräg koronar T2

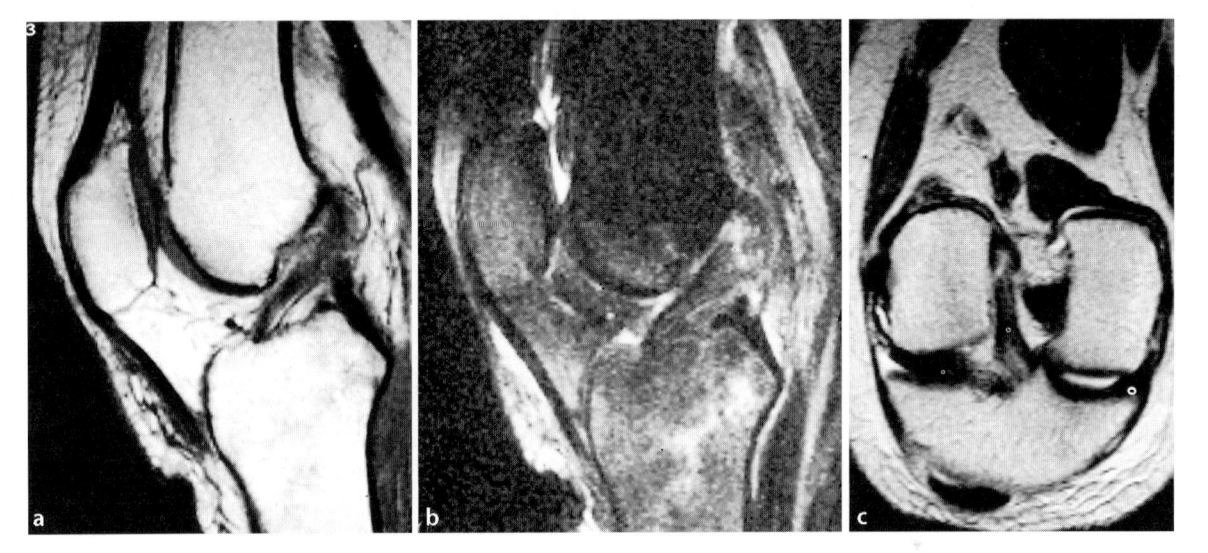

**Abb. 16.** Proximale Ruptur des VKB mit erhaltenem Synovialschlauch.: **a** sagittal T1, **b** sagittal T2 fat sat, **c** schräg koronar T2

tär) erfolgen. Dies ist anhand von Spinechosequenzen meistens zweifelsfrei nicht möglich. Aufgrund der einsetzenden ödematösen Verquellungen der Restfaserstrukturen nimmt die Beurteilbarkeit in dieser Hinsicht auch mit zunehmendem Abstand zwischen Unfall und Untersuchungszeit erheblich ab. Eine verbesserte Beurteilbarkeit hinsichtlich der Restfaserstrukturen bietet die 3D-Gradientenechotechnik mit Rekonstruktionen in sagittaler und schräg koronarer Schichtrichtung mit Schichtdicken von 1 mm ohne Schichtabstand. Im Gegensatz zu den Spinechosequenzen mit einer Schichtdicke von 3 mm oder größer, gelingt hier eine verbesserte Darstellung des Kreuzbandes ohne Partialvolumeneffekte durch die dünnen Schichtdicken. Restfaserstrukturen auch im Sinne von Partialrupturen können mit dieser Methode sicherer erkannt werden. Der inkomplette Kreuzbandriss zeigt somit ein dünneres Kaliber der durchgehenden Fasern und eine im Signal intermediäre Pseudomasse, die durch das Hämatom und die ödematös veränderten Restfasern im Rupturbereich verursacht ist (Abb. 15 a u. b).

Eine Sonderform stellt die intraligamentäre Ruptur des vorderen Kreuzbandes bei erhaltenem Synovialschlauch dar. Diese ist gekennzeichnet durch einen nahezu fehlenden Erguss im Gelenk. Deutliches Flüssigkeitssignal in der T2-gewichteten Sequenz findet sich lokalisiert im Bereich der Ruptur, wobei durch den geschlossenen Synovialschlauch das Hämatom begrenzt erscheint und sich nicht in den Gelenkraum ausbreiten kann (Abb. 16).

Auch indirekte Kriterien können für das Vorliegen einer vorderen Kreuzbandruptur sprechen: Durch die spontane anteriore Translation des Tibiakopfes gegenüber dem Femurkondylus bei fehlendem vorderen Kreuzband erfährt das hintere Kreuzband im proximalen Drittel eine deutliche Knickbildung. Auch die knöcherne Begrenzung der Tibiahinterkante ist eindeutig gegen die dorsale Begrenzung des Femurkondylus nach ventral verschoben, insbesondere wenn lagerungsbedingt durch Unterpolsterung des Tibiakopfes die spontane vordere Schublade provoziert wird.

Bei veralteten Rupturen des vorderen Kreuzbandes tritt in der Regel eine Verkürzung der Bandreste ein. Insbesondere bei ursprünglich mittigen Rupturen sind die Bandreste häufig bis auf kleine Reststummel retrahiert, der Interkondylarraum erscheint somit leer und allenfalls von Fettgewebe bzw. synovialem Gewebe gefüllt. Bei proximalen Rupturen mit kräftigem Restband kann sich das vordere Kreuzband dem hinteren Kreuzband mit einer narbigen Verbindung anlegen und erscheint deshalb in den sagittalen Bildern mit deutlich veränderter Verlaufsrichtung. Eine Verwechslung mit einem eingeschlagenen Korbhenkel ist dadurch möglich.

## Zusammenfassung

Die Basisuntersuchung des Kniegelenkes umfasst in jedem Fall die sagittale und koronare Ebene in T1- und T2-gewichteten Sequenzen. Zur differenzierten Evaluierung der Menisken sind 3D-Gradientenechosequenzen mit sagittalen und koronaren Rekonstruktionen mit 1 mm Schichtdicke hilfreich. Insbesondere wird durch die radiäre Rekonstruktion von Innen- und Außenmeniskus dem Unerfahrenen die Meniskusdiagnostik erleichtert. Die Signalveränderungen an den Menisken sollen für eine exakte Befundung einer Graduierung zugeführt werden, die Veränderungen jeweils exakt lokalisiert und deren Ausdehnung beschrieben werden.

Für den Nachweis einer Ruptur des vorderen Kreuzbandes soll die Basisuntersuchung zumindest um eine schräg koronare Ebene im Bandverlauf in T2-Wichtung ergänzt werden. Anhand der sagittalen und schräg koronaren Bilder gelingt in der Regel eine zweifelsfreie Beurteilung, ob eine vordere Kreuzbandruptur vorliegt oder nicht. Genauere Aussagen hinsichtlich Partialruptur bzw. erhaltenem Synovialschlauch gelingen in der Regel zuverlässig nur mit Hilfe einer zusätzlichen 3D-Gradientenechosequenz mit sagittalen und schräg koronaren Rekonstruktionen mit 1 mm Schichtdicke. Auch bei der vorderen Kreuzbandruptur sollen nach Möglichkeit die verschiedenen Rupturformen (komplett/inkomplett), Lokalisation der Ruptur (proximal/mittig/distal) und eine indirekte Beurteilung des Synovialschlauches gelingen.

## Literatur

Peterfy C, Janzen D, Tirman P (1994) „Magic angle" phanomenon: A cause of increased signal in the normal lateral meniscus on short-TE-MR images of the knee. Am J Roentgenol 163:149–154

Newman AB, Daniels AU, Burks RT (1993) Principals and decision making in meniscal surgery. Arthroscopy 9:33-51

Pomeranz SJ (1997) Gamuts & Pearls in MRI and orthopedics. MRI-IFI publications, INC

Stoller DW (1993) Magnetic resonance imaging in orthopedics and sports medicine. JB Lippincott company

Ha TPT, Li KCP et al (1998) Anterior cruciate ligament injury: Fast spin echo MR imaging with arthroscopic correlation in 217 examinations. AJR 170: 1215–1219

Mackenzie R, Palmer CR, Lomas DJ, Dixon AK (1996) Magnetic resonance imaging of the knee: diagnostic performance studies. Clin Radiol 51:251–257

Justice WW, Quinn SF (1995) Error patterns in the MR imaging evaluation of menisci of the knee. Radiology 196:617–621

# MRT des oberen Sprunggelenks

G. M. Öttl, A. Heuck

Das Sprunggelenk, und insbesondere das obere Sprunggelenk (OSG) ist neben dem Kniegelenk am häufigsten von Verletzungen und Überlastungen betroffen. Die MRT des OSG ist zunehmend bedeutungsvoller geworden aufgrund der guten Kontrastauflösung, der Darstellung nativradiologisch occulter Läsionen sowie der Aufdeckung unerwarteter Pathologien. Dabei ist neben dem hohen Gewebekontrast vor allem die Darstellung in beliebigen Bildebenen (sagittal, coronar, axial, angulierte Ebenen) ein Vorteil gegenüber der CT.

Auch am oberen Sprunggelenk basiert die Behandlung auf einer exakten Diagnose bei zahlreichen Differentialdiagnosen. In vielen Fällen wird die MRT-Bildgebung am OSG zur Bestätigung und Qualifizierung einer klinisch gestellten Diagnose (z. B. Sehnenpathologie) eingesetzt. Für den Orthopäden ist die MRT hilfreich für die präoperative *Indikationsstellung, Limitierung* und *Modifizierung* eines operativen Vorgehens. Eine verfehlte, verschleierte oder verspätete Diagnose führt zu einer unnötigen oder inadequaten Behandlung mit einer evtl. Progression der Läsion. Zu berücksichtigen ist sicher auch, dass durch eine inadequat durchgeführte MRT-Untersuchung eine klinisch vermutete Läsion nicht bestätigt werden könnte und somit die Impression einer negativen Pathologie entstünde.

Zu fordern ist, dass der Orthopäde die Effizienz und die Grenzen der MRT kennt, die Untersuchung entsprechend seiner Indikation anordnet und die Bilder selbst interpretieren können sollte. Dies führt zu einer höheren Genauigkeit durch die Möglichkeit der Korrelation mit der Klinik.

## Lagerung

Die Untersuchung erfolgt in Rückenlage mit den Füßen voran, der Fuß ist in Neutralstellung oder geringer Plantarflexion fixiert. Einige Autoren verwenden v. a. zur Darstellung der Ligamente am OSG eine Lagerung in max. Plantar- oder Dorsalflexion.

## Sequenzen

### Standardsequenzen

T1-gewichtete Sequenzen haben eine hohe anatomische Auflösung, man kann mit einer axialen T1-gewichteten SE-Sequenz beginnen. Dann werden T2-gewichtete Sequenzen in SE-, TSE- oder GE-Technik in axialer, koronarer oder sagittaler Schichtung durchgeführt, davon eine in Fettsuppressions- oder STIR-Technik. Eine Erweiterung oder Abänderung ist bei speziellen Fragestellungen oder Verdachtsdiagnosen notwendig. Bilder in T1-Wichtung sind weniger sensitiv für pathologische Prozesse, haben aber eine gute Auflösung bei geringem Bildrauschen und führen zu einer guten Darstellung der Anatomie. T2-gewichtete Schichten zeigen einen guten Kontrast, sind sensitiv für pathologische Prozesse, zeigen aber mehr Artefakte und Rauschen (Tabelle 1).

Spezielle Angulationstechniken werden z. B. bei der Darstellung von Bandstrukturen, insbesondere dem Lig. fibulocalcaneare, eingesetzt und zwar eine gekippt axiale Schichtung.

**Tabelle 1.** Mögliche Sequenzen am 0,5 Tesla und am 1,0 Tesla-Gerät

| Sequenz | TR | TE | TI | Flip | FOV | Matrix | Schicht |
|---|---|---|---|---|---|---|---|
| **0,5 T** | | | | | | | |
| ■ SE | 500–750 | 15–24 | | | 150–200 | 200–300 | 3–4 mm |
| ■ SE | 2000–3500 | 40–100 | | | 150–200 | 200–300 | 3–4 mm |
| ■ SS-GE | 600 | 14/34 | | 25 | 150–200 | 200–300 | 3–4 mm |
| ■ Fast-STIR | 1000 | 20 | 100 | | 200 | 200–300 | 4 mm |
| **1,0 T** | | | | | | | |
| ■ SE | 500–750 | 15–24 | | | 150–200 | 200–300 | 3–4 mm |
| ■ SE | 2000–3500 | 80–100 | | | 150–200 | 200–300 | 3–4 mm |
| ■ SS-GE | 600 | 12/32 | | 25 | 150–200 | 200–300 | 3–4 mm |
| ■ Fast-STIR | 1100 | 20 | 120 | | 200 | 200–300 | 4 mm |

**Tabelle 2.** Signalverhalten der einzelnen Strukturen in den verschiedenen Sequenzen

| | Ligamente | Sehnen | Kortikalis | Muskel |
|---|---|---|---|---|
| ■ T1 SE | niedrig | niedrig | niedrig | niedrig |
| ■ T2 SE | niedrig | niedrig | niedrig | niedrig-mittel |
| ■ GE T1 | niedrig | niedrig | niedrig | niedrig |

3D-Datensätze erlauben z. B. die Rekonstruktion von Bandstrukturen in beliebiger Schichtführung. Intravenöse Kontrastmittel werden vor allem bei unklaren Knochen- und Weichteilprozessen oder entzündlichen Vorgängen verwendet. Dabei können nach i.v.-Kontrastmittelgabe neben den T1-gewichteten SE-Sequenzen noch T1-gewichtete fettsaturierte Sequenzen durchgeführt werden. Bei der Verwendung von Kontrastmittel, z. B. Gadolinium-DTPA (Magnevist) wird die T1-Relaxation verkürzt. Primär signalarme pathologische Prozesse (z. B. Tumor, Entzündung) „leuchten" daher nach KM-Gabe auch im T1-Bild auf.

## Spulenwahl

Die Untersuchung kann mit einer Extremitätenspule (z. B. Kniespule) oder mit einer Kopfspule erfolgen. Mit der Kopfspule ist ein Seitenvergleich möglich.

## Schnittführung/Normalanatomie

Gesunde Sehnen, Muskeln und Ligamente werden in den einzelnen Sequenzen meist signalarm dargestellt (Tabelle 2).

### Axial

*Indikation:*
■ mediale und laterale Sehnen
■ fibulare Bänder
■ Syndesmose
■ Calcaneocuboidgelenk
■ Calcaneus
■ mittleres und vorderes Talocalcaneargelenk
■ hinteres unteres Sprunggelenk

*gekippt axial:*
■ Lig. fibulocalcaneare (Fuß in Neutralposition)
■ Ansatz der Sehne M. tibialis posterior am Os naviculare.

Der axiale Schnitt proximal des oberen Sprunggelenkspaltes zeigt die ligamentäre Verbindung zwischen Tibia und Fibula durch das Lig. tibiofibulare anterius und posterius. Es werden das schwächer ausgebildete Lig. talofibulare ant. und im Gegensatz dazu das kräftige, fächerförmige Lig. talofibulare post. in ihren typischen Verläufen dargestellt. In der anterioren Muskelgruppe verlaufen von medial nach lateral die Sehnen des M. tibialis ant., des M. extensor hallucis long. und des M. extensor digitorum long. In der posteomedialen Muskelgruppe kommen von medial nach lateral die Sehnen

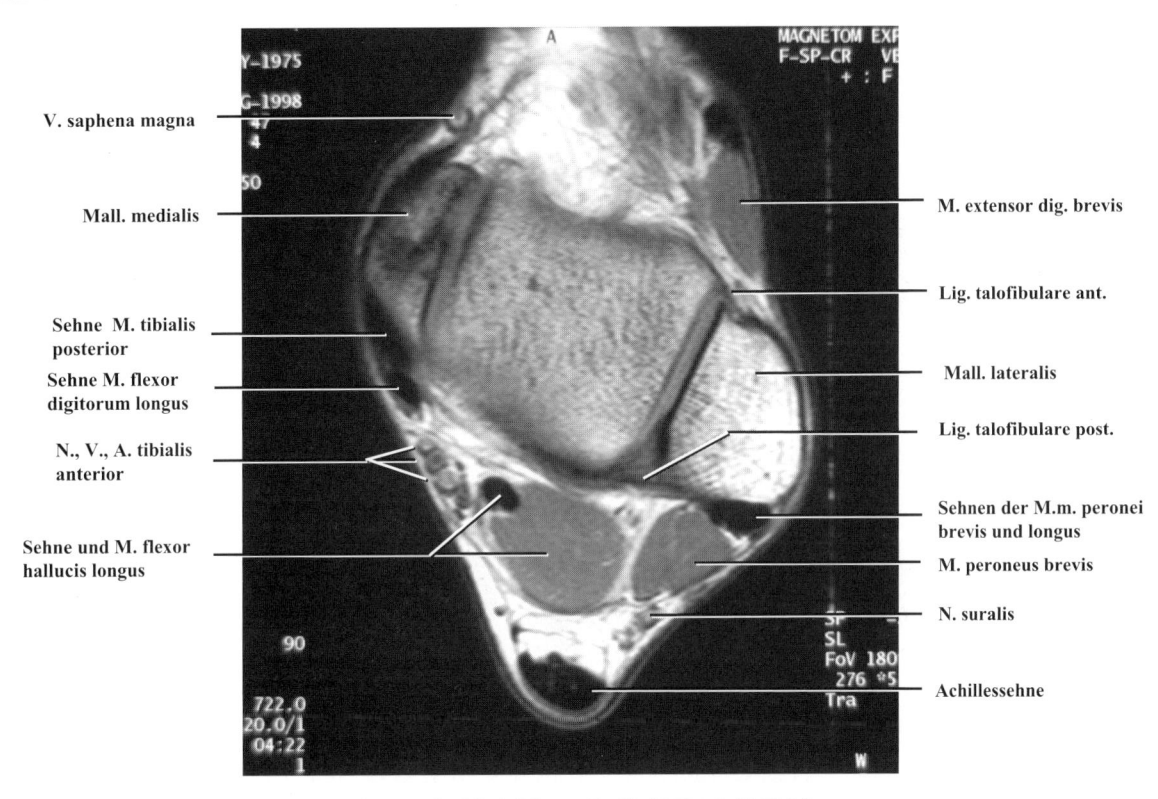

**Abb. 1.** MR-Anatomie distal des Gelenkspaltes: axiale Schnittführung T1 SE: TR 722.0, TE 20.0/1

des M. tibialis post., des M. flexor digitorum long. und des M. flexor hallucis long. zur Darstellung. Posterior wird der axiale Schnitt durch die querovale Achillessehne begrenzt. Außerdem wird die enge räumliche Beziehung der Peronealsehnen zum Malleolus lateralis deutlich. Zwischen dem M. flexor hallucis long. und der medial daran gelegenen Sehne des M. flexor digitorum long. lässt sich der N. tibialis deutlich abgrenzen (Abb. 1).

## Coronar

*Indikation:*
- chondrale und osteochondrale Läsionen
- mediale und laterale Sehnen
- mittleres und vorderes Talocalcaneargelenk
- hinteres unteres Sprunggelenk
- (Lig. fibulocalcaneare)

Im dorsalen Coronarschnitt werden die von dorsal bogenförmig um die laterale Malleolenspitze nach anterior ziehenden Peronealsehnen schräg angeschnitten. Medial der Sehne des M. peronaeus brevis erkennt man das im Verlauf getroffene Lig. talofibulare posterior besonders kräftig. Das Lig. talofibulare anterior sowie das Lig. tibiofibulare anterior lassen sich in den entsprechenden MR-Schnitten zwar lokalisieren, werden aber aufgrund ihres Verlaufs nur schräg getroffen und sind deshalb schwierig zu analysieren. Medial kommen die Anschnitte der von kranial nach kaudal angeordneten Sehnen des M. tibialis post., M. flexor digitorum long. sowie die verschiedenen Anteile des Lig. deltoideum zur Darstellung. Zentrale koronare Schichten werden zur Beurteilung der Gelenke und des Gelenkknorpels verwendet (Abb. 2).

## Sagittal

*Indikation:*
- chondrale und osteochondrale Läsionen
- mediale und laterale Sehnen (Längsschnitt)
- hinteres unteres Sprunggelenk
- Calcaneus

In sagittaler Schichtführung werden die Gelenkflächen von OSG und USG insbesondere in den zentralen Schnitten übersichtlich dargestellt. Zu-

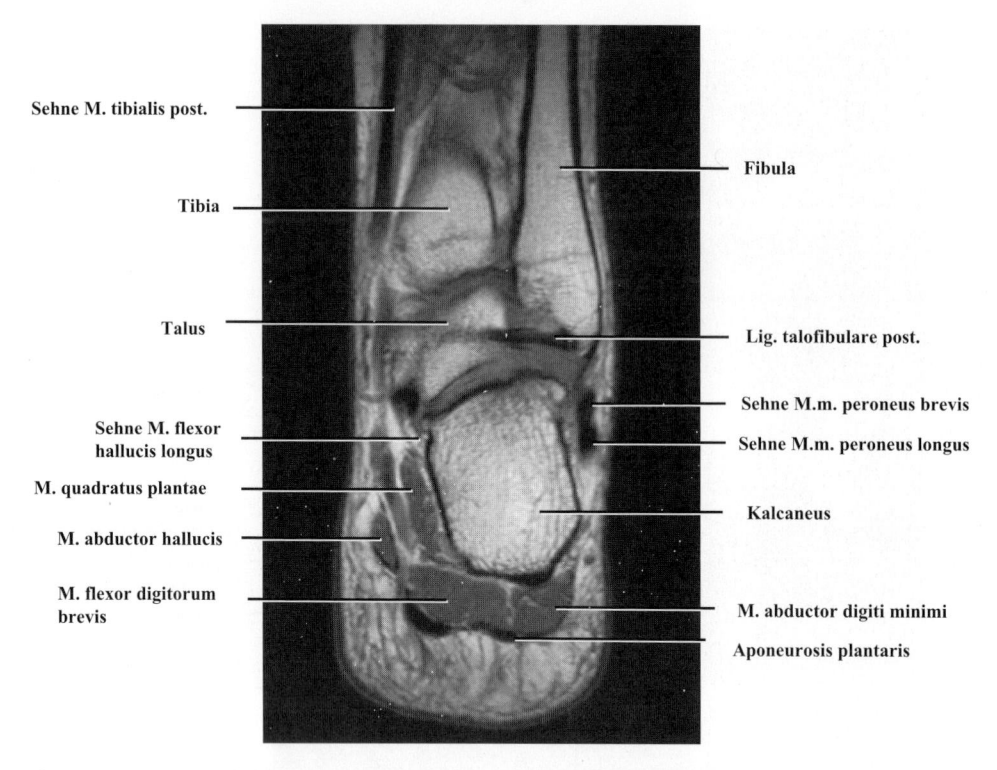

**Abb. 2.** MR-Anatomie Fibulahinterkante: koronare Schnittführung T1 SE: TR 722.0, TE 20.0/1, AC 1

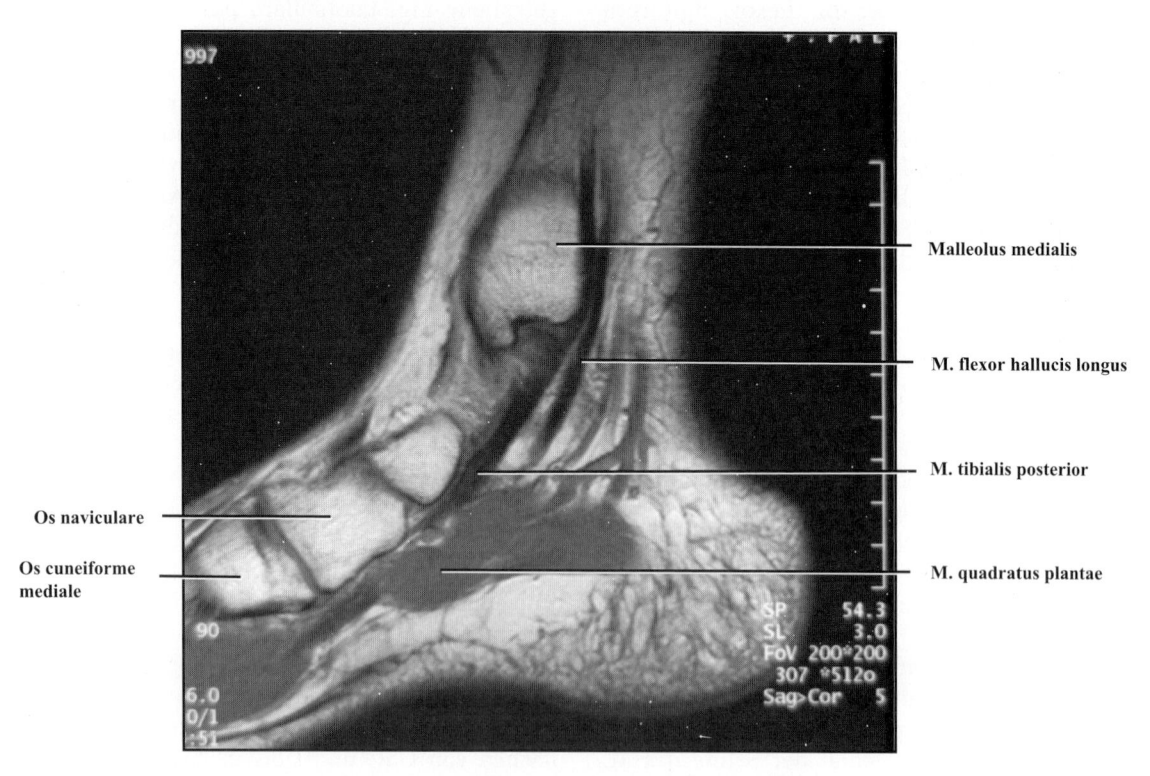

**Abb. 3.** MR-Anatomie: sagittale Schnittführung von medial sag>cor: T1 SE, TR 646.0, TE 20.0/1

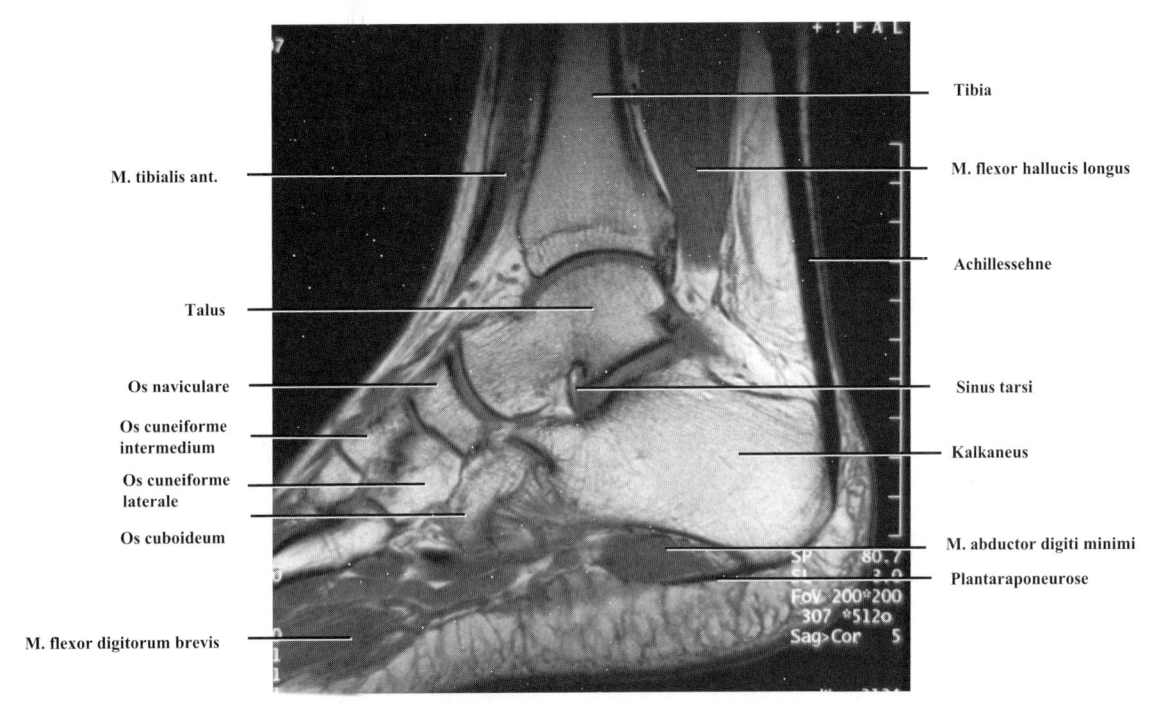

**Abb. 4.** MR-Anatomie: sagittale Schnittführung von medial sag > cor: T1 SE, TR 646.0, TE 20.0/1

dem lassen sich die Knorpelverhältnisse gut beurteilen. Die Sehnen der langen Fußmuskeln werden in ihrem Längsverlauf dargestellt. Medial zeigen sich die Sehnen des M. tibialis post. und des M. flexor digitorum long., die hinter dem Malleolus medialis liegen. Dorsal am Talus verläuft der M. flexor hallucis long. Posterior davon werden Achillessehnenfettkörper und Achillessehne dargestellt. Anterior am Fußrücken ist die Sehne des M. tibialis anterior zu sehen. Lateral auf Höhe der distalen Fibula werden die Peronealsehnen dargestellt. Die weiter ventral verlaufende Sehne des M. peronaeus brevis zieht zur Basis des Os metatarsale V, die des M. peronaeus longus zieht schon weiter proximal nach medial zum Os metatarsale I und Os cuneiforme II.

Im USG ist der Sinus tarsi zu erkennen. Er trennt das USG in eine hintere und vordere Kammer und wird fast vollständig durch das Lig. talocalcaneum interosseum ausgefüllt (Abb. 3, 4).

## Pathologische Befunde

### Bone bruise

Mit dem Begriff bone bruise (Knochenkontusion) werden meist posttraumatische Signalabnormalitäten im subchondralen gelenknahen Knochen bezeichnet, die auf ein begleitendes Knochenmarksödem bei okkulten intraossären Mikrofrakturen in gewichtstragenden Trabekeln zurückgeführt werden. Weder röntgenologisch noch histologisch lässt sich jedoch ein eindeutiges Korrelat finden. Kernspintomographisch zeigt sich ein umschriebener, unscharf begrenzter Bezirk im subchondralen Knochen mit niedriger Signalintensität in T1- und mit hoher Signalintensität in T2-gewichteten Sequenzen, der z. T. noch 6 bis 12 Wochen nach Trauma persistiert.

### Chondrale Läsionen

Der meist traumatisch bedingte Knorpelschaden am oberen Sprunggelenk betrifft vorwiegend die Talusrolle und vordere Taluskante, tritt aber auch bei degenerativen und entzündlichen Prozessen auf. Der Nachweis erfolgt heute durch

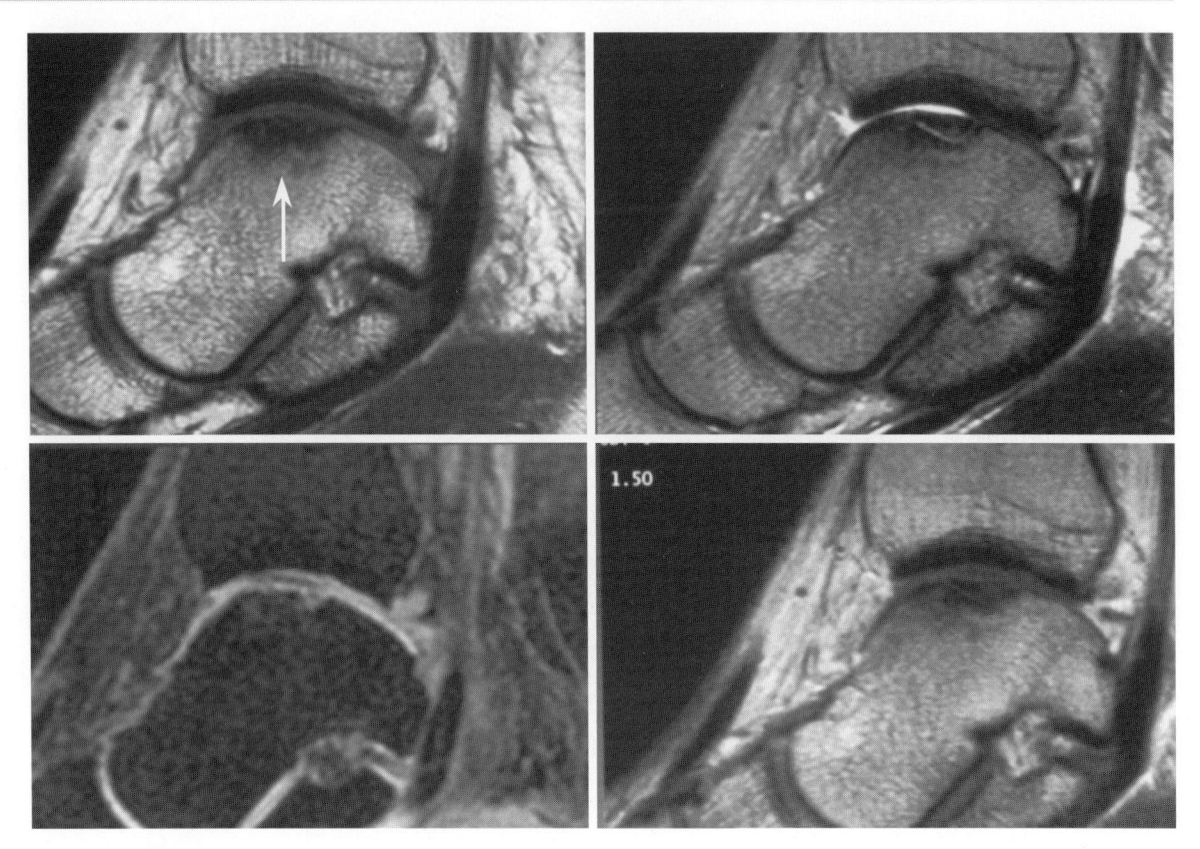

**Abb. 5.** Osteochondrosis dissecans med. Talusschulter Stadium IV. Sagittale Schichtung: Links oben: T1 gewichtet. *Rechts oben:* T2 SE. Subchondrale Signalminderung am Herd in T1. *Links unten:* flash 2 d: Knorpel defekt. *Rechts unten:* T1 SE + i.v. Gd: Keine KM-Aufnahme im Herd

Magnetresonanztomographie, insbesondere mit T2-gewichteten 3D-Gradientenecho-Sequenzen, die auch kleinere Knorpeldefekte visualisieren können. Bei fehlendem Gelenkerguss kann die Sensitivität der MR-Untersuchung zusätzlich durch intraartikuläre Kontrastmittelgabe (Gadolinium-Lösung) verbessert werden.

### Osteochondrale Läsionen

Osteochondrale Läsionen am Talus werden in osteochondrale (transchondrale) Frakturen des Talus und Osteochondrosis dissecans abgegrenzt. Osteochondrosis dissecans (OCD) ist eine aseptische Knochennekrose, die ausgehend von einem subchondralen Knochenbezirk der Gelenkflächen mit konsekutiver Störung des bedeckenden Knorpels als freier Gelenkkörper abgestoßen werden kann. Es sind die juvenile Form vor Epiphysenschluss und die adulte Osteochondrosis dissecans zu differenzieren.

Osteochondrale Frakturen der Talusrolle stehen im unmittelbaren Zusammenhang mit einem Sprunggelenkstrauma, bei dem es durch die einwirkenden Kräfte zur Abscherung oder Impression von Knorpel-Knochen-Arealen kommt. Die lateralen Talusläsionen, die fast zu 100% traumatischer Genese sind, sind eher dünn und schalenförmig, und werden meist zu den osteochondralen Frakturen gerechnet, während die medialen Talusschäden, die in ca. 2/3 der Fälle auf ein Trauma zurückverfolgt werden können, meist eine sphärisch runde, tassenförmige Form haben und zur Osteochondrosis dissecans zählen.

Durch die MRT werden osteochondrale Läsionen vom Frühstadium an diagnostiziert. Geeignet sind koronare und sagittale Schichten unter Verwendung von T1- und T2-gewichteten sowie STIR-Sequenzen. Mit Hilfe von intravenös appliziertem Gadolinium-DTPA wird die Beurteilung der Vitalität (Kontrastmittelaufnahme des Herdes) und Stabilität (Kontrastmittelaufnahme in der Grenzzone zwischen Herd und epiphysärem

**Tabelle 3.** Klassifikation der Osteochondrosis dissecans

| Stadium | Signalverhalten |
|---|---|
| I. | verminderte Signalintensität (T1) des Herdes, kein Grenzsaum, Ödem in T2 |
| II. | hypointense subchond. Signalintensität (Grenzsaum) T1/T2–SE<br>Knorpelalteration<br>Signalanstieg im Herd nach i.v. Gd |
| III. | part. subchond. Signalanstieg (Grenzsaum) T2–SE Knorpel unterbrochen<br>Signalanstieg im Herd nach i.v. Gd (vital), kein Signalanstieg (avital) |
| IV. | kompl. vermehrte subchond. Signalintensität (Grenzsaum),<br>Knorpel unterbrochen (evtl. freies Dissekat)<br>Signalanstieg im Herd nach i.v. Gd (vital), kein Signalanstieg (avital) |

Bett) der osteochondralen Läsionen verbessert. Für die Beurteilung der Knorpelintegrität werden fettunterdrückte Sequenzen verwendet. Beim Fehlen von Gelenkerguss kann die Analyse der Knorpeloberfläche mit intraartikulärer Gadoliniumgabe unterstützt werden. Eine exakte Beurteilung des Knorpelbelages ist aber auch heute noch nicht möglich. Auch in der postoperativen Verlaufskontrolle wird die MRT zunehmend eingesetzt, wie z. B. zur Überprüfung der Vitalität, Stabilität und der Knorpeloberfläche nach autologen Knorpel-Knochen-Zylinder-Transplantationen (Abb. 5).

Es sollte eine Klassifikation für die OCD verwendet werden, die radiologische, kernspintomographische und arthroskopische Befunde berücksichtigt. Die Stadieneinteilung der OCD in der MRT erfolgt in 4 Stadien. Die einzelnen Stadien wurden noch differenziert in Abhängigkeit von der Vitalität des Herdes, d.h. der KM-Aufnahme (Tabelle 3). In den nativ-MRT-Aufnahmen werden die Signalintensitäten des Herdes und der Grenzzone zwischen Fragment und Epiphyse als hyper-, iso- oder hypointens im Vergleich zum normalen epiphysären Fettmarksignal gewertet. In den i.v.-Kontrast-MRT werden vergleichend zu den nativ-Aufnahmen der Signalanstieg im Herd oder in der Grenzzone beurteilt. Ein nach iv-Kontrast GD sichtbarer Signalanstieg im Herd (=Kontrastmittel-Aufnahme) wird als Vitalität des Herdes beurteilt. Bei Kontrastmittel-Aufnahme (=Signalanstieg) einer bereits in den nativ-Aufnahmen signalreichen Linie in der Grenzzone zwischen Herd und epiphyärem Bett wird die Läsion als stabil bezeichnet.

## Stressreaktionen/okkulte Frakturen/ Epiphysenfrakturen/Synostosen der Fußwurzeln

Stressfrakturen entstehen durch rezidivierende Mikrotraumen und führen zu einer schleichenden Kontinuitätsunterbrechung des gesunden Knochens. In der MRT können vor allem röntgenologisch okkulte oder nicht dislozierte Frakturen diagnostiziert werden und von der Periostitis abgegrenzt werden. Typisch ist ein in den T1-gewichteten Sequenzen linearer signalarmer Bereich, der in den T2-gewichteten Sequenzen, vor allem STIR-Sequenzen ein hohes Signal zeigt. Ein diffuses Knochenmarködem ohne lineare Signalerniedrigung ist der Hinweis auf ein bone bruise.

Frakturen der Epiphysenfugen im Kindesalter werden nach Salter-Harris oder Aitken eingeteilt. In der Diagnostik von Aitken 0 und 1 bzw. Salter 1-Läsionen kommt es zu einem Signalanstieg im Bereich der Epiphysenfuge in den T2-gewichteten Sequenzen (Abb. 17).

Angeborene Synostosen treten in ca. 1–2% der Fälle auf und sind zur Hälfte bilateral. Die Coalitio talocalcanea wird erst ab ca. dem 20. Lebensjahr symptomatisch, während die Coalitio calcaneonavicularis bereits ab dem 8.–12. LJ einen schmerzhaften Plattfuß verursachen kann. Mittels MRT können die verschiedenen Stadien der Ossifizierung der Synchondrose, insbesondere in GE-Sequenzen gut dargestellt werden.

## Kapsel-Band-Läsionen

Etwa 30% aller Sportverletzungen betreffen den Kapselbandapparat des oberen Sprunggelenks. Am häufigsten betroffen sind die lateralen fibularen Bänder, meist aufgrund eines Supinationstraumas. Von Bedeutung für die Stabilisierung der Malleolengabel ist die Syndesmosis tibiofibularis. Medial wird das Gelenk durch das Lig. deltoideum stabilisiert. Die Bandrupturen, Syndesmosenverletzungen, Knochenkontusionen und kleinen osteochondralen Frakturen sowie Frühstadien der traumatischen Osteochondrosis dissecans werden im Nativröntgen nicht dargestellt. In der MRT können die einzelnen Bandverbindungen dargestellt, das Ausmaß möglicher ligamentärer Verletzungen beurteilt und eine Syndesmosenverletzung ausgeschlossen sowie Begleitverletzungen diagnostiziert werden. Bei der Beurteilung der Ligamente werden Signalverhalten, Dicke, Kontur und Kon-

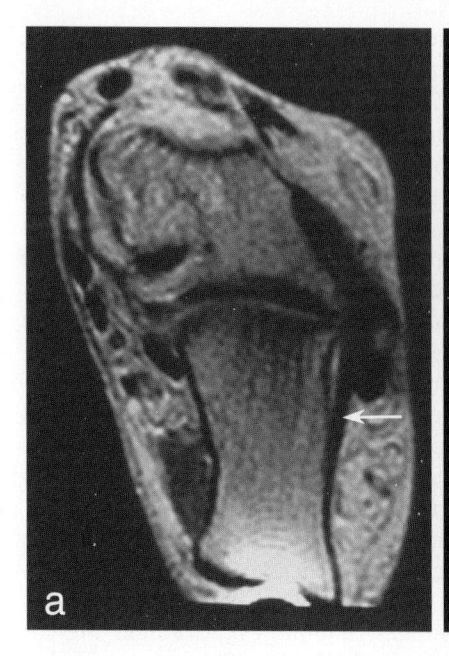

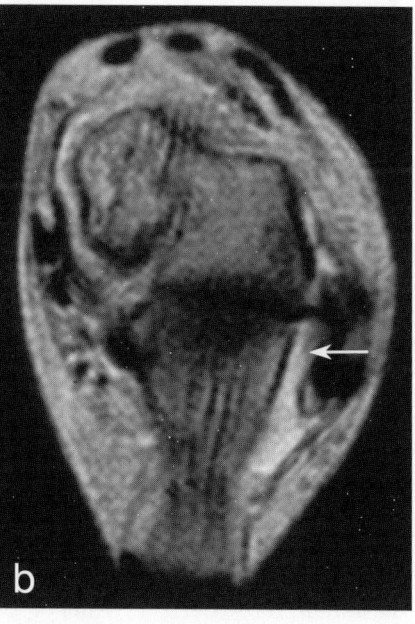

**Abb. 6. a** Darstellung des Lig. tibiofibulare ant. als durchgehende signalarme Struktur. Gekippt-axiale Schnittführung: T2 SE: TR 2800 TE 40/1. **b** Ruptur des Lig. fibulocalcaneare

tinuität berücksichtigt. Die Außenknöchelbänder lassen sich sehr gut in T2-gewichteten Sequenzen diagnostizieren. Aufgrund der unterschiedlichen Verlaufsrichtungen ist eine korrekte Schnittführung entscheidend. Bei Neutralstellung des Sprunggelenks eignet sich die axiale Schnittführung, um die Außenbandstrukturen mit Ausnahme des Ligamentum fibulo- calcaneare abzuklären. Das Lig. fibulocalcaneare wird in gekippt axialer Schnittführung bei Neutralposition oder in axialer Schnittführung bei der Plantarflexion des Sprunggelenkes dargestellt. Eine Distorsion oder Teilruptur führt zu einem Signalanstieg im Ligament in T2-gewichteten Sequenzen aufgrund des intraligamentären Ödems bzw. der Einblutung. Fetteinlagerungen können aber auch ähnliche Signalerhöhungen verursachen. Bei einer kompletten Ruptur ist keine durchgängige Bandstruktur mehr nachweisbar, oft sieht man eine Signalanhebung in den T2-gewichteten Sequenzen aufgrund des Hämatoms und Ödems im Bereich des rupturierten Bandes. Bei chronischer Instabilität zeigt sich eine Verdickung oder wellige Kontur der Bänder (Abb. 6).

## Sehnenläsionen

Gesunde Sehnen werden in allen Sequenzen signalarm dargestellt. Beim sog. Magic angle Phänomen können artefizielle Signalintensitätsveränderungen auftreten, wenn die Sehne zum Magnetfeld in etwa einem Winkel von 55° liegt. Partielle und komplette Rupturen, Entzündungen und degenerative Veränderungen können aufgrund von Signalveränderungen in der MRT sichtbar gemacht werden (Abb. 7, 8).

■ **Tendinitis.** In den T2-gewichteten und fettunterdrückten Sequenzen kommt es zu diffusen oder fokalen Signalerhöhungen der Sehnen aufgrund der ödematösen Veränderungen. Zudem lässt sich meist eine Sehnenverdickung nachweisen.

■ **Tendovaginitis.** Eine entzündliche Beteiligung der Sehnenscheide zeigt sich im T2-gewichteten Bild als signalreicher Saum, der die Sehne umgibt, und weist auf Flüssigkeitsansammlung innerhalb der Sehnenscheide hin. Bei der Achillessehne finden sich entzündliche Begleitreaktionen im peritendinösen Bindegewebe, da sie keine Sehnenscheide besitzt.

■ **Teilruptur.** Teilrupturen weisen eine Restkontinuität der Sehne mit lokalisierter Reduktion des Querschnitts auf. In T1-gewichteten Sequenzen zeigen sich fokale Erhöhungen der Signalintensität und in den T2-gewichteten Sequenzen Bereiche hoher Signalintensität. Diese Intensitätsänderungen treten auch bei Tendinitiden und degenerativen Veränderungen auf und können differentialdiagnostisch Probleme bereiten.

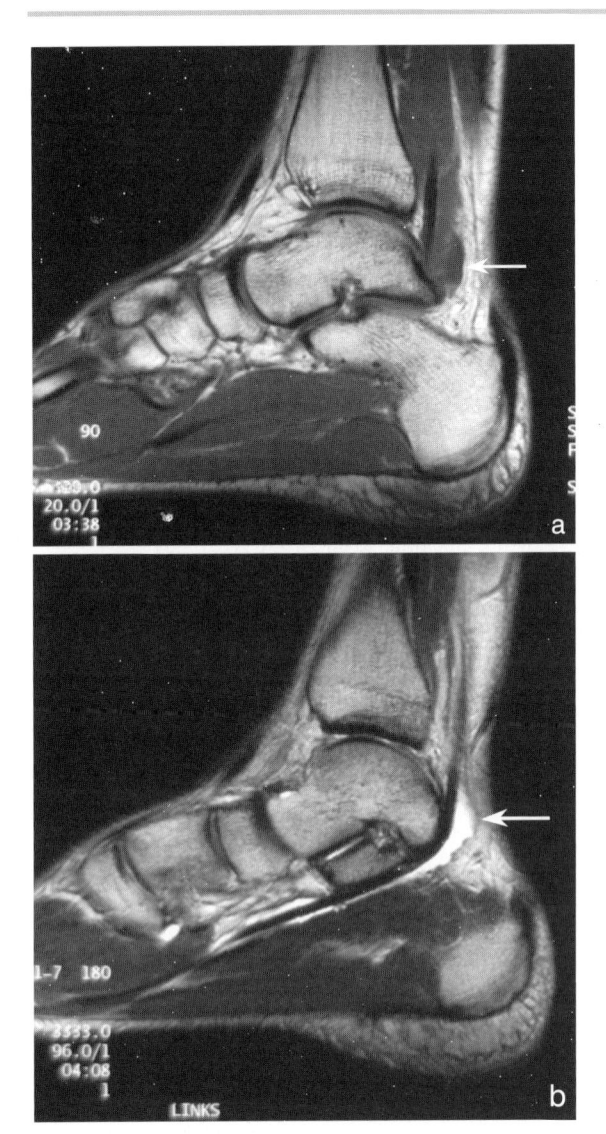

**Abb. 7.** Tendovaginitis des M. flexor hallucis longus. **a** Sagittale Schnittführung: T1 SE. TR 722 TE 20.0/1. In dieser Wichtung ist die Tendinitis schwer zu erkennen; **b** Sagittale Schnittführung: T2 SE. TR 3333 TE 96.0/1. Vermehrter Flüssigkeitsgehalt der Sehnenscheide

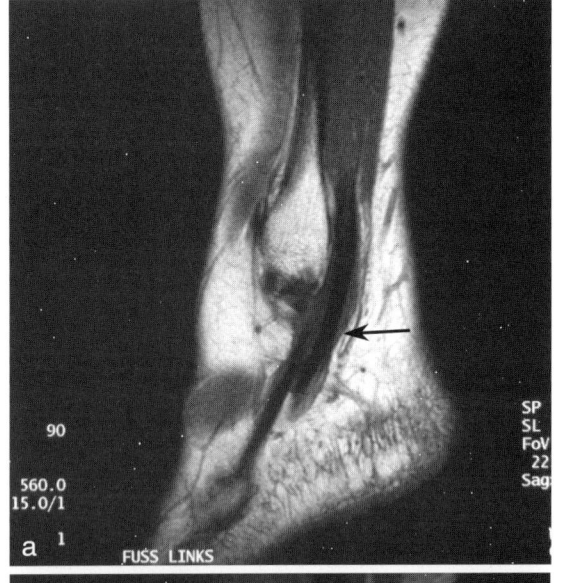

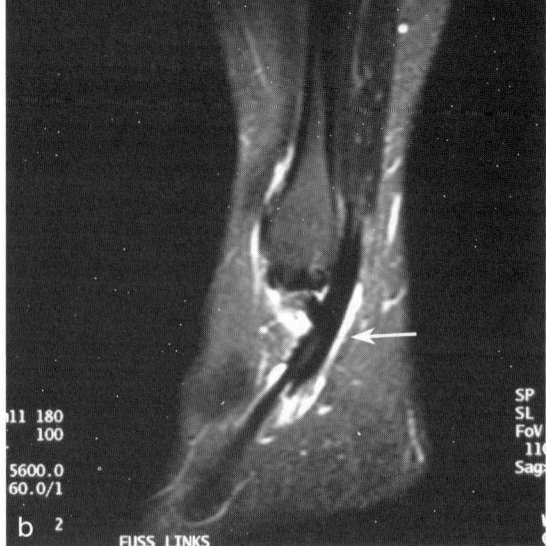

**Abb. 8.** Tendovaginitis der Peronealsehnen. **a** Sagittale Schnittführung: T1 SE. TR 560 TE 15.0/1. In dieser Wichtung ist die Tendinitis schwer zu erkennen; **b** Sagittale Schnittführung: T2 SE. TR 5600 TE 60.0/1. Vermehrter Flüssigkeitsgehalt der Sehnenscheiden

Denn auch Fettablagerungen bei degenerativen Veränderungen und kleinere Einblutungen zeigen ein erhöhtes Sehnensignal in der T1-gewichteten Sequenz. Hohe Signalintensitäten in der T2-gewichteten Sequenz werden bei Rupturen oder Entzündungen beobachtet.

**Ruptur.** Komplette Rupturen müssen mit einer vollständigen Kontinuitätsunterbrechung der Sehne nachgewiesen werden. Durch die Retraktion der Sehnenstümpfe sieht man häufig im Rupturbereich eine Ansammlung von Fett oder Flüssigkeit, bei älteren Verletzungen auch bereits Granulationsgewebe.

Eine i.v. Kontrastmittelgabe wird vor allem bei entzündlichen Veränderungen angewendet. So zeigt sich bei einer Tendovaginitis eine deutliche KM-Aufnahme der Sehnenscheiden.

Die Diagnose einer Peronealsehnenluxation ist im MRT möglich, wenn die Sehnen anterolateral an der Fibulaspitze dargestellt werden. Hierbei ist ein Vergleich mit der Gegenseite sinnvoll.

## Tarsaltunnelsyndrom

Das Tarsaltunnelsyndrom ist eine Kompressionsneuropathie des N. tibialis posterior mit klinisch diffusen, brennenden Schmerzen und Parästhesien am med. Fußrand und der Fußsohle. Die Diagnose wird mittels EMG und NLG gestellt. Zur Ursachenfindung und Therapieplanung eignet sich die MRT am besten mit koronaren Schichten zur Darstellung oder zum Ausschluss von tumorösen und tumorähnlichen Raumforderungen, Ganglien, Varikosis, Peritendinitiden, Muskelhypertrophien, akzessorischen Muskeln, fibrösen Narbensträngen, oder knöch. Ausziehungen.

## Weichteilimpingement

Zwei Arten des Impingments sind am OSG zu unterscheiden. Das knöcherne Impingement, verursacht durch anteriore Exostosen, und das synoviale Impingement als Folge von posttraumatischen Vernarbungen im anterolateralen Gelenkkompartiment. Hypertrophe synoviale Reaktionen und Narbenstränge im lateralen Kompartiment können ein anterolaterales Weichteil- oder Synovial-Impingement verursachen. In der Diagnostik des äußeren fibulotalaren Gelenkrezessus ist speziell die MRT mit Kontrastmittel hilfreich mit aber nur einer geringen Sensitivität von 15–40%.

## Tumore, Schwellungen, Gelenkerguss

Auch am OSG ist die MRT ein wichtiges Hilfsmittel in der Diagnostik von Tumoren mit Angaben zu Lokalisation, Ausmaß und evtl. Beziehung zu den neurovaskulären Strukturen. Differentialdiagnostisch sollte dabei auch an akzessorische Muskeln wie den akzessorischen Soleusmuskel, den M. flexor digitorum longus accessorius und den M. peroneus quartus gedacht werden.

Wie auch an anderen Gelenken sollen Erguss und Synovialitis, z.B. rheumatisch, infektiös und parainfektiös bzw. metabolisch bei Hyperurikämie, differenziert werden können und von synovialen Neoplasien, wie Chondromatose oder pigmentierte villonoduläre Synovitis abgegrenzt werden.

## Literatur

1. Adam G, Neuerburg J, Peiß J, Bohndorf K, Günther RW (1994) Magnetresonanztomographie der Osteochondrosis dissecans des Kniegelenkes nach intravenöser Gadolinium-DTPA-Gabe. Fortschr Röntgenstr 5:459–464
2. Bruns J, Rosenbach B (1989) Osteochondrosis dissecans tali. Z Orthop 127: 549–555
3. Burgkart R, Sittek H, Fölsing C, Eckstein F, Schittich I, Träger J, Hipp E (1996) Schnittanatomie des Sprunggelenkes. Sportorthop-Sporttraum 12.1: 71–76
4. Deutsch AL, Mink JH, Kerr R (1992) MRI of the foot and ankle. Raven Press, New York
5. Dipaola JD, Nelson DW, Colville MR (1991) Characterising osteochondral lesions by magnetic resonance imaging. Arthroscopy 7:101–104
6. Heuck A (1994) MR-Atlas der Extremitäten. Schattauer, Stuttgart
7. Imhoff AB, Schreiber A (1988) Die Synovitis villonodosa pigmentosa des Fußes. Diagnose, Therapie und Langzeitverläufe. Z Orthop 2/126:130–137
8. Imhoff AB (1997) Impingementsyndrom des oberen Sprunggelenks beim Sportler. Sportorthop-Sporttraum 13.1:57–61
9. Link SC, Erickson SJ, Timins ME (1993) MR Imaging of the ankle and foot: normal structures and anatomic variants that may simulate disease. Amer J Roentgenol 161:607–612
10. Martinek V, Oettl GM, Imhoff AB (1998) Chondrale und osteochondrale Läsionen am oberen Sprunggelenk. Klinik, Diagnostik und Therapie. Unfallchirurg 6:468–474
11. Mesgardzadeh MM, Sapega AA, Bonakdarpour A, Revesz G, Moyer RA, Maurer AH, Alburger PD (1987) Osteochondritis dissecans: analysis of mechanical stability with radiography, scintigraphy, and MR imaging. Radiology 165:775–780
12. Nelson DW, Di Paola J, Colville M (1990) Osteochondritis dissecans of the talus and knee: prospective comparison of MR and arthroscopic classifications. J Comput assist Tomogr 14:804–808
13. Oettl GM, Martinek V, Imhoff AB (1998) Möglichkeiten der Diagnostik und Therapie chondraler und osteochondraler Läsionen am Talus (1997) In: Hempfling H, Beickert R, Bühren R (Hrsg) Arthroskopie am Sprunggelenk. ecomed Verlag Landsberg, S 250–258
14. Riel KA, Martinek V, Oettl GM, Reinisch M, Lehner K, Gerhardt P, Hipp E (1996) Kernspintomographie (MRT)-Befunde bei Sportverletzungen am oberen Sprunggelenk. Eine prospektive, operativ kontrollierte Studie. Sportorthop-Sporttraum 2: 126–130
15. Scheller AD, Kasser JR, Quigley TB (1980) Tendon injuries about the ankle. Orthop Clin N Amer 11:801–811
16. Vahlensieck M, Reiser M (1997) MRT des Bewegungsapparats. Thieme, Stuttgart, New York

# KAPITEL 12

# MRT des Fußes

H.-J. Trnka, S. Trattnig

## Einleitung

Aufgrund der Größe der darzustellenden Strukturen war die MRT am Fuß viele Jahre technisch schwierig und vor allem schwer zu interpretieren. Mit der Entwicklung neuer und stärkerer Geräte wurde die MRT auch für den Fuß interessant. Insgesamt ist der Algorithmus der Diagnostik von Erkrankungen am Fuß nicht unterschiedlich der Diagnostik anderer Körperregionen. Am Beginn jeder Abklärung steht eine genaue Anamnese mit einer sorgfältigen klinischen Untersuchung. Als nächster Schritt wird ein Nativröntgenbild in 2 Ebenen (meist dorsoplantar und seitlich) des betroffenen Areals durchgeführt. Mit diesen 3 Werkzeugen der Diagnostik kann in einem hohen Prozentsatz die Diagnose gestellt werden. Als weitere Hilfsmittel stehen noch Ultraschall und Szintigraphie zur Verfügung. Eine MRT ist meist zur weiteren Abklärung unklarer Erkrankungen oder zur präoperativen Planung indiziert. In diesem Kapitel sollen häufige Erkrankungen am Fuß und deren Abklärung in der MRT besprochen werden (Tabelle 1).

**Tabelle 1.** Folgende ausgewählte Krankheitsbilder werden besprochen

- Sehnenerkrankungen
  - M. tibialis posterior-Sehne
  - Achillessehne
- Sinus tarsi-Syndrom
- Morton'sches Neurom
- Stressfrakturen am Fuß
- Diabetische Arthropathie

## Häufige Sehnenerkrankungen

Sehnen bestehen hauptsächlich aus Kollagenfaserbündeln und speichern wenig Wasser. Aus diesem Grund stellen sie sich auf allen Sequenzen signalarm dar. Hohe Signalintensitäten in T2-gewichteten Bildern weisen auf entzündliche Veränderungen oder Rupturen hin. Sehnenverdickungen sind ein Hinweis für chronische Entzündungen, Querschnittsreduktionen sind ein Anhaltspunkt für partielle Rupturen [8-10].

Ein wertvolles Instrument in der Diagnostik von Sehnenerkrankungen stellt der Ultraschall dar. Man erkennt im Ultraschall zwar, ob eine Ruptur oder ein Kalibersprung der Sehne vorliegt, die genaue Ausdehnung der Läsion ist aber in der MRT besser zu beurteilen. Der Ultraschall eignet sich vor allem als Mittel zur Schnelldiagnostik [10].

## M. tibialis posterior-Sehnen-Dysfunktion

Die Sehneninsuffizienz des M. tibialis posterior ist die häufigste Ursache für den erworbenen Plattfuß. Der Funktionsverlust des M. tibialis posterior führt zu einer Überlastung der plantaren und medialen Bandstrukturen am Fuß, und dadurch zu progressivem Kollaps des medialen Fußgewölbes. Dies manifestiert sich in vermehrtem Rückfußvalgus, Abduktion des Vorfußes, und Plantarflexion des Talus.

Als Ätiologie werden verschiedenste Faktoren angenommen. Diese inkludieren die degenerative Ruptur, inflammatorische Synovitis und sehr selten die traumatische Ruptur.

In den frühen Phasen der Erkrankung beschreiben Patienten oft einen Schmerz und Schwellungen im Verlauf der Sehne hinter dem medialen Malleolus. Diesem folgt oft ein symptomloses Intervall. In weiterer Folge beginnt die Verformung des Vorfußes und das Abflachen des medialen Gewölbes. In den späten Phasen der Erkrankung, wenn der Einbruch des medialen Gewölbes stattgefunden hat, kommt es durch ein Impingement der Fibulaspitze am Kalkaneus zu einem Schmerz am lateralen Fußrand.

Nach Johnson wird die M. tibialis posterior-Dysfunktion in 3 Stadien eingeteilt: Stadium 1 partielle Ruptur mit Auftreibung, Stadium 2 partielle Ruptur mit Ausdünnung, Stadium 3 komplette Ruptur [1, 7].

■ **Klinische Untersuchung.** Bei der klinischen Untersuchung sind vor allem die Inspektion, Palpation und Funktionsprüfung ausschlaggebend. Als typisch klinisches Zeichen wird das „too-many-toe-Zeichen" beschrieben, welches durch die Abduktion des Vorfußes entsteht. Weiter besteht eine Schwäche im Zehenspitzenstand, der Rückfuß kann nicht mehr invertiert werden und verbleibt in Valgusstellung.

■ **Bildgebende Abklärung.** Nativradiologisch sind Aufnahmen des Fußes dorsoplantar und seitlich jeweils stehend und im Seitenvergleich notwendig. Hier kann man das Tiefertreten des Talus sowie die Abduktion des Mittelfußes im Talonaviculargelenk sehen. Als weitere Untersuchung ist der Ultraschall in der Diagnostik einer rupturierten Sehne hilfreich.

Mit der MRT soll vor allem im Anfangsstadium zwischen einer reinen Synovitis und einer Grad I-Ruptur unterschieden werden. Weiter sollte man eine eventuelle Ruptur des Lig. Kalcaneo-naviculare („Spring ligament") ausschließen. Bei Erkrankungen der M. tibialis posterior-Sehne ist die MRT vor allem im Anfangsstadium hilfreich. Hier kann zwischen der Synovitis und der Ruptur im Stadium I sehr gut unterschieden werden [4, 9, 10]. Für Dysfunktionen im Stadium II und III ist eine MR-Tomographie nicht notwendig. Hier ist die klinische Untersuchung vollkommen ausreichend, um die richtige Diagnose zu stellen.

■ **Spezielle MRT-Untersuchungstechnik.** Für die Darstellung der M. tibialis posterior-Sehne werden sagittale und streng axiale Schnitte verwendet. Die wichtigsten Sequenzen für die Untersuchung der Sehnen des Fußes sind die T2-gewichteten Turbo-SE-Sequenzen. Die axiale Schichtführung sollte streng axial angelegt sein, d.h. dass der Verlauf der Sehne M. tibialis posterior um den medialen Malleolus berücksichtigt wird und jeweils senkrecht auf den Sehnenverlauf entsprechende Schichten angefertigt werden. Dies vermeidet Partialvolumeneffekte, die sich bei der wichtigen Größenbeurteilung der Sehne nachteilig auswirken würden.

■ **MRT-Morphologie.** In der axialen Ebene erscheint die M. tibialis posterior-Sehne normalerweise doppelt so dick wie die Sehne des M.

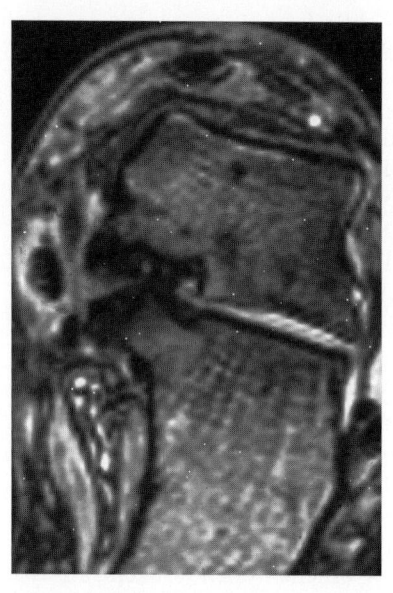

**Abb. 1.** Tenosynovitis der Tibialis posterior-Sehne. Axiales T2-gewichtetes Gradientenecho-Bild. Die Sehne ist von Erguss umspült

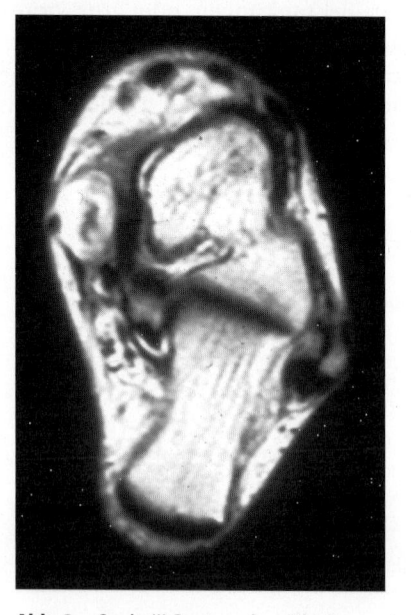

**Abb. 2.** Grad III-Ruptur der Tibialis posterior-Sehne. Axiales T2-TSE-Bild. Aufgetriebene Sehnenscheide mit zentralen Faserresten und Ödem

flexor digitorum longus. Deutlich hyperintense bzw. liquide imponierende Läsionen intratendinöse auf T2-TSE sprechen für eine partielle Ruptur.

Im Stadium I liegt eine Sehnenverdickung mit einzelnen longitudinalen Einrissen vor. Dies ist sowohl auf der T1- als auch der T2-gewichteten Aufnahme sichtbar. In der Regel zeigt sich in der Sehnenscheide eine Flüssigkeitsanreicherung (Abb. 1). Im Stadium II sieht man eine partielle Ruptur mit Verminderung des Sehnenquerschnitts. Die M. tibialis posterior-Sehne erscheint nun im Querschnitt geringer als die Sehne des M. flexor digitorum longus. Das Stadium III ist durch die komplette Ruptur der Sehne gekennzeichnet. Es zeigen sich retrahierte Sehnenstümpfe, wobei der Zwischenraum entweder durch Flüssigkeit oder Granulationsgewebe aufgefüllt ist (Abb. 2) [4, 8, 10, 11].

## Achillessehne

Die Achillessehne ist die dickste und stärkste Sehne im Fußbereich. An Erkrankungen im Bereich der Achillessehne differenziert man die Ruptur, die chronische Teilruptur, die Tendinitis, die Peritendinitis, die Ansatztendopathie sowie die retro kalkaneare Bursitis.

Rupturen und chronische Teilrupturen treten bevorzugt bei Männern zwischen dem 30. und 50. Lebensjahr auf. Die Rupturen treten am häufigsten in einer Zone, die 2–6 cm proximal des Ansatz am Kalkaneus liegt, auf. In diesem Bereich besteht das am geringsten vaskularisierte Areal der Sehne. Als prädisponierende Faktoren gelten Stoffwechselstörungen wie Diabetes mellitus, chronisches Nierenversagen oder Gicht. Längerfristige systemische Kortisoneinnahme aber auch eine einmalige Infiltration mit Kortison können ebenfalls zu einer Ruptur führen.

■ **Klinische Untersuchung.** Die klinische Untersuchung der Achillessehne führt in einem hohen Prozentsatz schon zur definitiven Diagnose. Bei akuten Rupturen lässt sich palpatorisch der Defekt meist tasten, es besteht eine ödematöse Schwellung im umgebenden Weichteilgewebe, und der Thompson-Test ist positiv. Bei einer inkompletten Ruptur kann es aber vorkommen, dass der Defekt nicht tastbar ist, und der Patient den Fuß noch plantarflektieren kann.

Die chronische Teilruptur mit zentralen Nekroseartealen und die Tendinitis können rein klinisch nur sehr schwer unterschieden werden. Bei beiden Veränderungen liegt eine lokalisierte Auftreibung der Sehne vor. Die Patienten klagen über Belastungsschmerzen und einen lokalisierten Druckschmerz [5].

Die retrokalkaneare Bursitis und die Peritendinitis sind durch die die Sehne umgebenden Weichteilschwellungen ohne Affektion der Sehne selbst zu erkennen.

■ **Bildgebende Abklärung.** In erster Linie ist ein Nativröntgen (Fuß seitlich, Kalkaneus axial) der erste Schritt in der Abklärung von Achillessehnen und Fersenproblemen. Hier kann man vor allem den durch eine Haglund-Exostose bedingten Schmerz von der retrokalkanearen Bursitis und der Insertionstendopathie unterscheiden. Die eher selten distale Avulsionsruptur der Achillessehne kann hier ebenfalls gesehen werden [4, 6].

Dem Ultraschall der Achillessehne wird ein sehr hoher Stellenwert in der abklärenden Diagnostik der Achillessehne (Ruptur, Teilruptur, Tendinitis) zugestanden.

Von der MRT wollen wir vor allem detaillierte Informationen über die Struktur der Sehne, der Größe des Defekts, und vor allem die genaue Diagnose.

■ **Spezielle MRT-Untersuchungstechnik.** Für die Untersuchung der Achillessehne werden die sagittale und axiale Schnittebene angewandt. Die sagittale Schnittebene gibt uns Auskunft über die Ausdehnung der Veränderung (vor allem die Größe des Defekts), während die axiale Schnittführung die Struktur der Sehne und vor allem etwaige intratendinöse Nekrosen gut darstellt.

Sequenzen: Es werden üblicherweise T1-gewichtete SE-Sequenzen und T2-gewichtete Turbo-SE eingesetzt [8, 10].

■ **MRT-Morphologie.** Die T2-gewichtete Turbo-SE erlaubt eine Unterscheidung zwischen Tendinose/Tendinitis und Partialruptur.

Während bei chronischer Tendinose/Tendinitis die Signalintensität normal erscheinen, kann lediglich eine Verdickung der Sehne Hinweis für eine chronische Tendinopathie sein (Abb. 3). Deutliche Signalanhebungen bzw. liquide imponierende Areale in der Achillessehne sind Ausdruck von partiellen Rupturen bzw. von intratendinösen Nekrosen (Abb. 4 u. 5).

Die sagittale T2-Turbo-SE-Technik erlaubt auch eine Beurteilung der Bursa subtendinea subachillea, und ob eine begleitende Bursitis,

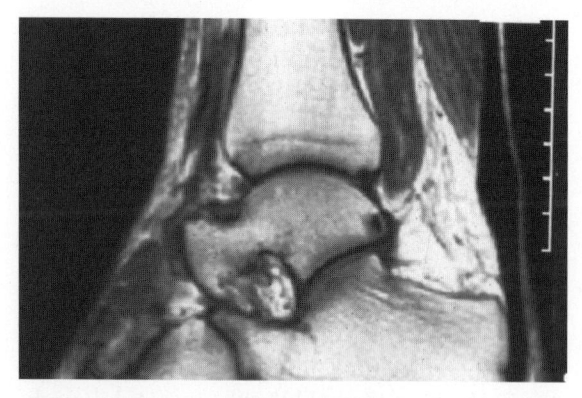

**Abb. 3.** Tendinitis der Achillessehne. Sagittales T1 SE-Bild. Umschriebene Verdickung der Sehne ohne Signalalteration

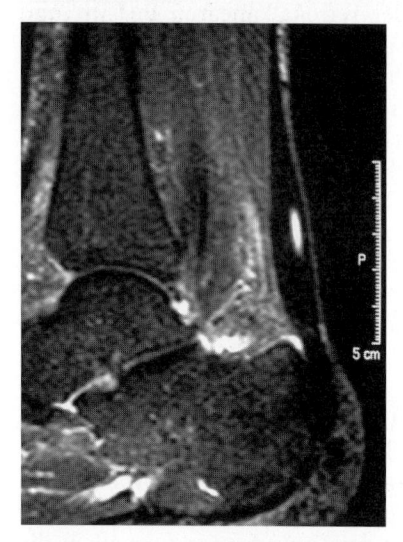

**Abb. 4.** Chronische Achillessehnenruptur. Sagittales T2-Bild mit Fettunterdrückung; Verdickung der Sehne mit zentralem Nekroseareal

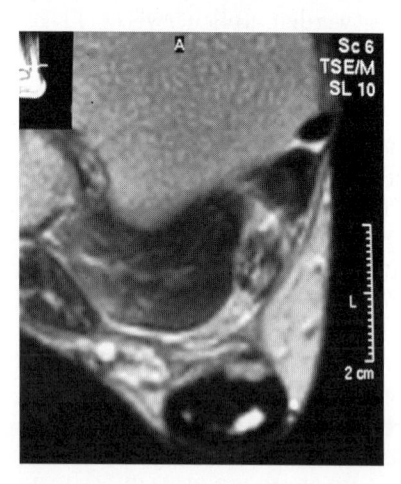

**Abb. 5.** Chronische Achillessehnenruptur. Axiales T2 TSE-Bild. Deutlich aufgetriebene Sehne mit zentralem Nekroseareal und Partialruptur

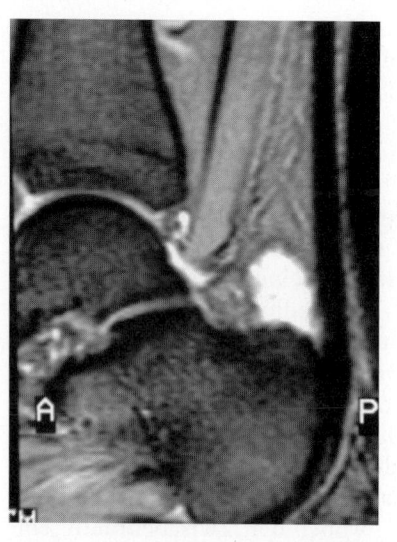

**Abb. 6.** Retrokalkaneare Bursitis. Sagittales T2 TSE-Bild; normale Achillessehnenstruktur mit hoch aufleuchtender Bursitis

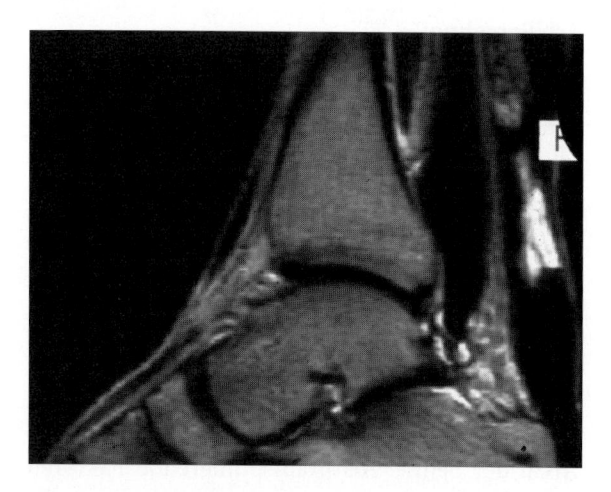

**Abb. 7.** Akute Achillessehnenruptur. Sagittales T2 TSE-Bild; subtotale Ruptur mit wenigen ventral noch stehenden Fasern und Hämatomformation

die sich durch eine Flüssigkeitsansammlung im Bereich der Bursa erkennen lässt (Abb. 6). Eine akute Achillessehnenruptur ist durch die Kontinuitätsunterbrechung und das Hämatom gekennzeichnet (Abb. 7). Seltene Erkrankungen sind intratendinöse Ganglien in der Achillessehne (Abb. 8–10).

Die sagittale T2-betonte SE-Sequenz erlaubt eine Unterscheidung zwischen einem peritendinösen entzündlichen Fremdgewebe bei der Peritendinitis und dem normalen Fettgewebe [6].

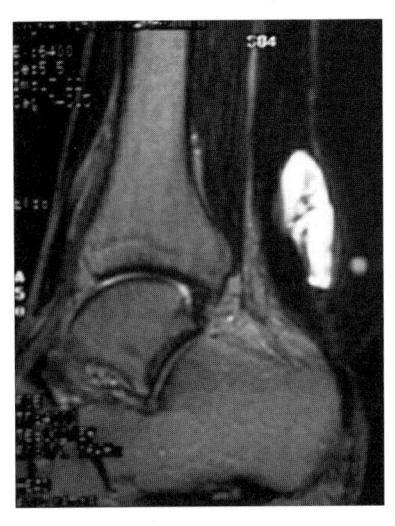

**Abb. 8.** Achillessehnenganglion. Sagittales T2 TSE-Bild; intratendinöses Ganglion mit Auftreibung nach dorsal

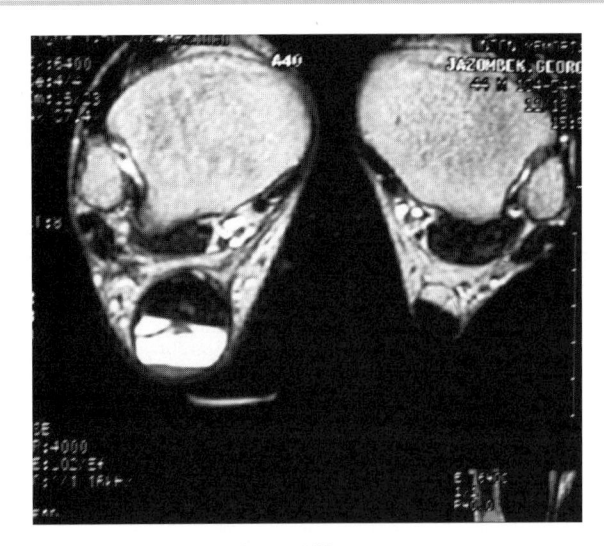

**Abb. 9.** Axiales T2-gewichtetes Bild

## Sinus tarsi-Syndrom

Der Sulcus tali und der Sulcus calcanei bilden zusammen eine anatomische Rille, die sich nach lateral zum Sinus tarsi erweitert. Dadurch wird die hintere Facette des Subtalargelenks vom Calcaneo-cuboid-Gelenk getrennt. Im Sinus tarsi verlaufen Nerven, Gefäße und Bandstrukturen, die in Fettgewebe eingebettet sind.

Als Sinus tarsi-Syndrom bezeichnet man ein chronisches Schmerzbild, das meist nach einem Supinationstrauma auftritt [4, 8].

■ **Klinische Untersuchung.** Die Schmerzen sind gemeinsam mit einem Instabilitätsgefühl über dem lateralen Fußrand lokalisiert. Bei Palpation des Sinus tarsi lässt sich ein massiver Schmerz auslösen. Nach lokaler selektiver Infiltration mit einem Lokalanästhetikum kann man die Diagnose bei passender Anamnese stellen.

■ **Bildgebende Abklärung.** Als erste Untersuchung ist immer ein Nativröntgen erforderlich. Hier sollten standardisiert eine dorsoplantare, eine streng seitliche und eine schräg seitliche Aufnahme des Rückfußes angefertigt werden. Als Differentialdiagnose sollte bei den oben genannten Beschwerden die Ausrissfraktur des Processus anterior des Kalkaneus, und auch eine Ausrissfraktur der Basis des 5. Mittelfußknochens ausgeschlossen werden.

Falls das Nativröntgen keine pathologischen Veränderungen zeigt, und die klinische Unter-

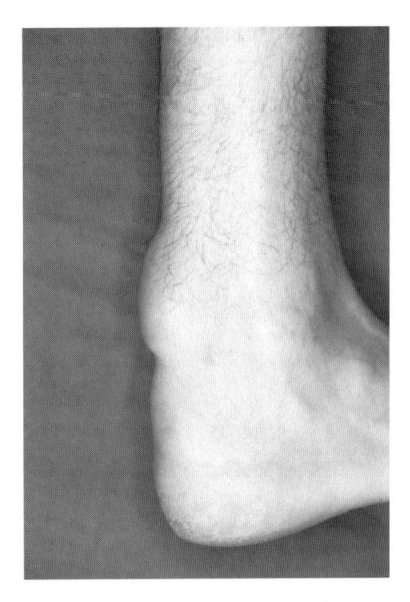

**Abb. 10.** Klinisches Erscheinungsbild

suchung auf ein Sinus tarsi-Syndrom hinweist, so ist eine MRT indiziert.

Ultraschalluntersuchungen haben beim Sinus tarsi Syndrom keinen Stellenwert.

■ **Spezielle MRT-Untersuchungstechniken.** Für die Abklärung eines Sinus tarsi-Syndroms sind T1-SE, T2-TSE und STIR Sequenzen der Wahl. Die Schichtführung ist für den Sinus tarsi sagittal und koronal [12].

■ **MRT-Morphologie.** Das Sinus tarsi-Syndrom ist durch einen Ersatz des regulären Fettgewebes

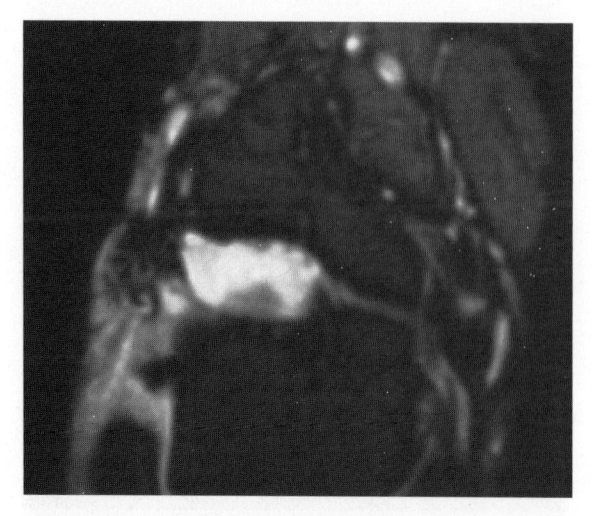

**Abb. 11.** Sinus tarsi-Entzündung. Koronares STIR-Bild; hyperintenses Areal im Sinus tarsi mit deutlicher Flüssigkeitsanreicherung

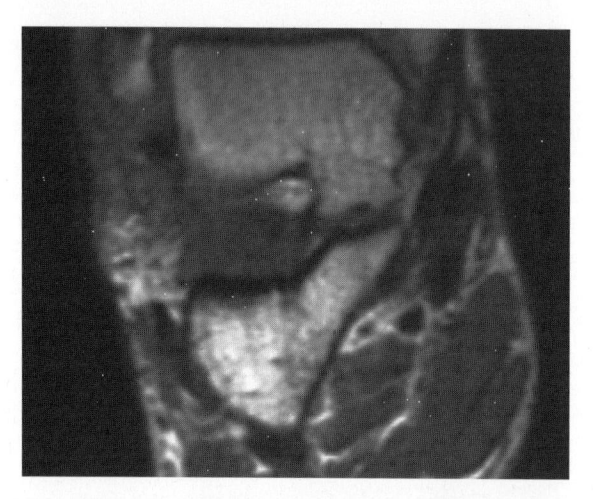

**Abb. 12.** Sinus tarsi-Entzündung. Koronares T1-gewichtetes Bild

charakterisiert. Dieses Fremdgewebe kann aufgrund unterschiedlichen Signalverhaltens auf den entsprechenden Sequenzen weiter differenziert werden. Ein entzündliches Granulationsgewebe ist durch ein T1-gewichtetes hypointenses, T2-gewichtetes hyperintenses Signalverhalten charakterisiert, während eine chronische Fibrose durch ein hypointenses Signalverhalten auf T1- und T2-betonter Sequenz gekennzeichnet ist (Abb. 11 u. 12) [4, 12].

## Morton'sche Neuralgie

Das von Morton 1876 erstmals beschriebene Krankheitsbild besteht aus einem Nervenschmerz im III. Intermetatarsalraum. Dieser Schmerz tritt vor allem nach längerem Gehen oder Stehen in engen Schuhen auf. Nach dem Ausziehen der Schuhe kommt es zu einer deutlichen Beschwerdereduktion. Es handelt sich dabei um ein Engpasssyndrom des N. digitalis plantaris communis vor allem im III. Intermetatarsalraum, wobei in seltenen Fällen der Interdigitalraum II und IV betroffen sein können.

■ **Klinische Untersuchung.** Klinisch ist bei gezielter Palpation oder durch Druck mit einem Instrument in den III. Intermetatarsalraum ein heller Schmerz auslösbar. Sowohl der sogenannte „Mulder-Klick", ein lokaler Schmerz, der bei quer auf den Mittelfuß ausgeübtem Druck als auch die Hypästhesie an den benachbarten Seiten der betroffenen Zehen ist nicht bei allen Patienten zu finden. Die Elektromyographie hilft in den meisten Fällen nicht weiter, da die Ergebnisse nur sehr schwer interpretiert werden können.

Ein weiterer Schritt in der Diagnostik der Morton'schen Neuralgie ist die „Testinfiltration". Wenn nach lokaler Infiltration in den betreffenden Interdigitalraum eine Schmerzbefreiung eintritt, so ist dies ein Hinweis auf das Vorliegen einer Morton'schen Neuralgie.

Auf jeden Fall sollte man aber immer das Vorliegen einer Synovitis im Metatarsophalangealgelenk als Differentialdiagnose in Betracht ziehen [11].

■ **Bildgebende Abklärung.** Normale Röntgenbilder sind zwar meist ohne pathologische Veränderungen, sind aber doch in der Differentialdiagnose ein unverzichtbares Instrument. Die Ultraschalldiagnostik hat in der Literatur einen unterschiedlichen Stellenwert. Eine Treffergenauigkeit von bis zu 98% wurde in manchen Arbeiten beschrieben.

Die MRT soll eine Hilfestellung in der Differentialdiagnose bieten, und vor allem die Frage nach der genauen Lokalisation beantworten.

Für die Routinediagnostik eines Morton-Neuroms ist eine MRT sicherlich nicht notwendig, da eine genaue Anamnese und eine sorgfältige klinische Untersuchung meistens zur richtigen Diagnose führen. In unklaren Fällen ist aber die MRT die Technik der Wahl, um die richtige Diagnose zu stellen.

■ **Spezielle MRT-Untersuchungstechniken.** Für die MRT mit der Fragestellung eines Morton-Neuroms werden vor allem axiale Schnittführungen durchgeführt. Es werden T1-SE, T2-TSE mit fre-

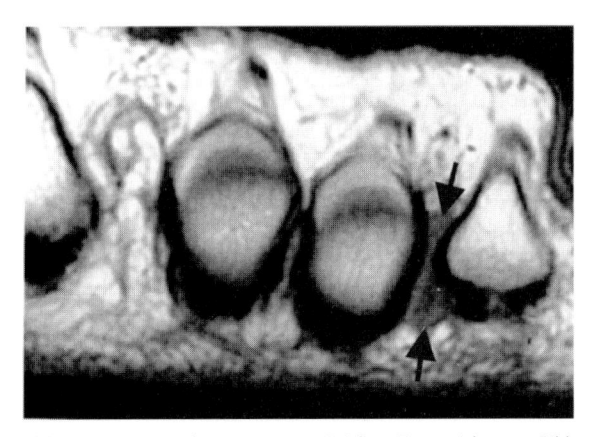

**Abb. 13.** Morton'sches Neurom. Axiales T1-gewichtetes Bild; Raumforderung zwischen Metatarsale III und IV

quenzselektiver Fettunterdrückung und T1-SE mit frequenzselektiver Fettunterdrückung nach i.v. KM-Gabe durchgeführt. Als schnelle Suchsequenz ist eine STIR-TSE in manchen Fällen hilfreich, da ein Morton-Neurom sich hyperintens auf dieser Sequenz zeigen kann, während auf T1- und T2-gewichteten Aufnahmen sich die Läsionen als isointens bis hypointens zeigen. Nach i.v. KM-Gabe ist üblicherweise insbesondere bei Anwendung der frequenzselektiven Fettunterdrückung ein Enhancement der Läsion erkennbar [13–15].

■ **MRT-Morphologie.** T1- und T2-gewichtete Aufnahmen zeigen sich als isointense bis signalarme Raumforderungen plantar des Lig. plantare transversum profundum proximal der Metatarsalköpfchen (Abb. 13). Weiter können STIR-Sequenzen noch für die Verabreichung von Kontrastmittel hilfreich sein.

## Stressfrakturen am Fuß

Stressfrakturen sind Frakturen des gesunden Knochens durch chronische Überlastung.

Als Ursache sind entweder Veränderungen der normalen körperlichen Aktivitäten, wie z. B. bei Rekruten (Marschfrakturen), oder auch nach längerer Immobilisation anzusehen. Im Bereich der Metatarsalia können Stressfrakturen aber auch nach vorangegangenen chirurgischen Eingriffen vor allem am ersten Strahl auftreten. Aus diesem Grund sind Stressfrakturen häufig nach Keller-Brande-Resektionsarthroplastiken oder nach Elevation des ersten Strahles nach einer basalen Metatarsalosteotomie zur Korrektur des Hallux valgus zu sehen. Aufgrund der Druckverlagerung nach lateral in der Abrollphase des Gehens kommt es hier zu einer Überlastung des zweiten Strahles.

Stressfrakturen sind mit einem Verhältnis 80 zu 20 viel häufiger an der unteren Extremität als an der oberen. Häufigkeitsverteilung an der unteren Extremität ist in der Reihenfolge Tibia, Fibula, Metatarsalia und Kalkaneus. Die Häufigkeit an der unteren Extremität ist in der Reihenfolge Tibia, Fibula, den Metatarsalia und dem Kalkaneus zu finden. Seltenere Lokalisationen sind die Sesambeine und das Os naviculare. Vor allem am Naviculare wurden Stressfrakturen fast ausschließlich bei Hochleistungssportlern nach intensivem Training beschrieben [3].

■ **Klinische Untersuchung.** Das Leitsyndrom einer Stressfraktur am Fuß ist ein typischer Belastungsschmerz, der oft auch von einer Schwellung begleitet wird. Über der Stressfraktur besteht in genauer Lokalisation ein Druckschmerz.

■ **Bildgebende Abklärung.** Bei dem Verdacht auf eine Stressfraktur am Fuß ist der erste Schritt nativradiologische Aufnahme ap. und seitlich. Im Frühstadium der Stressfraktur ist hier meist nichts zu erkennen.

Als nächster Schritt in der Abklärung einer Stressfraktur sollte entweder eine Knochenszintigraphie oder eine MRT erfolgen. Im Knochenscan kann eine Stressfraktur schon nach 24 Stunden erkannt werden.

Mit der MRT soll vor allem die genaue Lokalisation, der Anteil der Weichteilbegleitreaktion aber auch die Abklärung eventueller Differentialdiagnosen wie Knochentumoren oder Metastasen ermöglicht werden.

■ **Spezielle MRT-Untersuchungstechniken.** Für die Darstellung von Stressfrakturen werden T1-SE, T2-TSE und STIR-TSE-Sequenzen in koronarer, sagittaler und axialer Ebene verwendet [3].

■ **MRT-Morphologie.** Charakteristisch für eine Stressfraktur ist eine lineare unregelmäßige hypointense Läsion, die von einem ausgedehnten reaktiven Knochenmarksödem umgeben ist. Diese lineare Hypointensität ist sowohl auf T1-SE als auf T2-TSE erkennbar und entspricht der Frakturlinie. Das Begleitödem erscheint in den T1-gewichteten Sequenzen hypointens (Abb. 14 u. 15) und in den T2-gewichteten und STIR-Sequenzen deutlich hyperintens. In man-

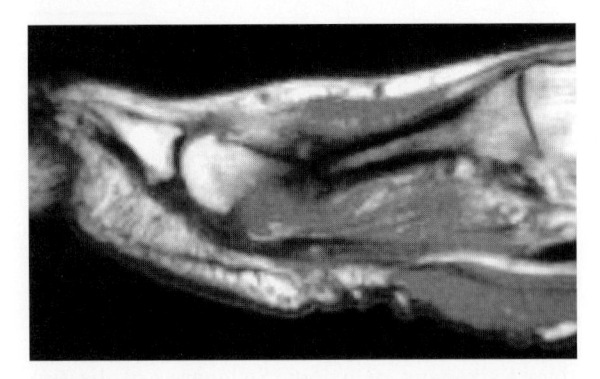

**Abb. 14.** Stressfraktur am Metatarsale I nach fehlgeschlagener Hallux valgus-Operation. Sagittales T1 SE-Bild; Stressfraktur im diaphysären Bereich des Metatarsale II. Kontinuitätsunterbrechung mit Achsdeviation und Begleitödem

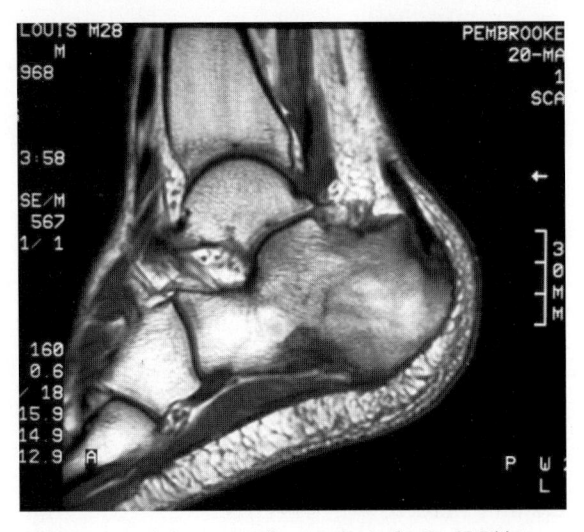

**Abb. 15.** Stressfraktur am Kalkaneus; Sagittales T1 SE-Bild; querverlaufende Frakturlinie mit Begleitödem und Ansatztendopathie der Achillessehne am Kalkaneus

chen Fällen kann die i.v. KM-Gabe mit Kontrastierung des Ödems und konsekutiver Demarkation der Frakturlinie (verbleibt signalarm) hilfreich sein.

Die STIR-Sequenz ist aufgrund der Unterdrückung des Fettmarksignals und der signalreichen Darstellung der Ödemzone besonders sensitiv in der Diagnose einer Stressfraktur [8].

## Diabetische Arthropathie

Die diabetische Arthropathie ist eine häufige Komplikation des über längere Zeit schlecht eingestellten Diabetes mellitus. Rund 35% der Patienten mit Diabetes mellitus entwickeln eine Neuropathie am Fuß. Bei Diabetikern sind Fußprobleme für mehr stationäre Aufnahmen verantwortlich als alle anderen mit dem Diabetes mellitus verbundenen Erkrankungen.

Durch Einlagerung von Zucker und seinen Stoffwechselprodukten kommt es zu einer Zerstörung der peripheren Nervenfasern mit vermindertem Temperatur- und Schmerzempfinden. Druckspitzen im Schuh führen zu Schwielenbildungen, und oft kommt es unter den Schwielen zur Bildung von Blutblasen, die sich superinfizieren.

Durch gesteigerte Knochenperfusion infolge sympathischer Denervation werden Knochenumbau und Osteoarthropathie in Gang gesetzt. Die Osteoarthropathie führt zu aseptischen Knochennekrosen und Gelenkinstabilitäten, die zu einem vollkommenen Zusammenbruch des Fußgewölbes (Charcot-Fuß) führen. Der Zusammenbruch des Fußgewölbes wiederum führt zu vermehrten Druckspitzen mit der Gefahr der Ulzeration und der Osteomyelitis.

Im Rahmen der Arthropathie kommt es aber auch oft zu einem Kollaps des Fußskeletts mit sekundärer Ulzeration und dadurch zu einer sekundären bakteriellen Osteomyelitis. Hier besteht die Schwierigkeit in der Differentialdiagnose

Eine klinisch relevante Unterscheidung ist zur bakteriellen Osteomyelitis notwendig.

**Klinische Untersuchung.** Der erste Schritt in der Untersuchung eines diabetischen Fußes ist die Inspektion: bestehen Druckstellen, Blutblasen oder Ulzerationen. Wichtig ist hier, auch die Hautfalten und die Zehenzwischenräume in die Untersuchung einzubeziehen. Der nächste Schritt wäre die Überprüfung des Vibrationsempfindens mit einer Achtel-graduierten Stimmgabel, da eine gestörte Tiefensensibilität ein Hinweis auf eine Arthropathie ist.

Bei Ulzerationen sollte sondiert werden, ob sie an den Knochen heranreichen. Ein wichtiger Bestandteil in der Untersuchung eines Patienten mit diabetischem Fuß ist die Begutachtung seiner Schuhe. Hier sollten vor allem die Alltagsschuhe des Patienten verwendet werden.

**Bildgebende Abklärung.** Für die Erstdiagnostik, aber auch die Verlaufskontrolle sind Nativröntgen in 2 Ebenen unumgänglich. Vor allem die Arthropathie kann auf diesen Aufnahmen gut beurteilt werden. Eine Knochenszintigraphie gibt Auskunft über das Aktivitätsstadium des Charcot-Fußes.

Mit der MRT kann vor allem in der Operationsplanung die Ausdehnung der Knochen- und Weichteilveränderungen beurteilt werden. Weiters ist von Interesse, ob es sich um einen Charcot-Fuß mit Ulzeration handelt oder wirklich um eine Osteomyelitis.

Die Lokalisation der diabetischen Arthropathie am Fuß ist wie folgt verteilt: Sprunggelenk 11%, Chopart'sche Gelenkslinie 24%, Lisfranc'sche Gelenkslinie 30%, Metatarsophalangealgelenke 30%, und Interphalangealgelenke 4% [2].

■ **Spezielle MRT-Untersuchungen.** Für die Abklärung einer diabetischen Neuroarthropathie- und Osteomyelitis sind die Standardsequenzen T1-SE, T2-TSE, STIR-TSE und i.v. KM-Gabe mit T1-SE einzusetzen. Üblicherweise werden mehrere Ebenen angefertigt, um das Ausmaß der Destruktionen bzw. eventuelle entzündliche Änderungen adäquat erfassen zu können [2].

■ **MRT-Morphologie.** Die STIR-TSE-Sequenz ist eine sehr sensitive Sequenz, die jedoch in der Differentialdiagnose diabetische Arthropathie oder Osteomyelitis den Nachteil der geringen Spezifität hat. Hyperintense Areale auf STIR-Sequenz müssen nämlich nicht zwangsweise einem Osteomyelitis-Areal entsprechen (Abb. 16).

Die T2-TSE-Sequenz ist insofern spezifischer, als bei chronischer diabetischer Arthropathie, wenn nicht rezente Destruktionen aufgetreten sind, das Signalverhalten des betreffenden Knochenmarks hypointens verbleibt. Im Gegensatz dazu zeigt sich im Rahmen einer floriden Osteomyelitis ein hyperintenses Signalverhalten auf T2-TSE. Native T1-gewichtete SE-Sequenzen zeigen bei einer osteomyelitisch bedingten Knochenmarksbeteiligung deutliche Hypointensitäten. Nach i.v. Kontrastmittelgabe entsteht ein typisches Enhancement im Sinne einer Demarkation des osteomyelitischen Areals zum normalen Knochen.

Mit fettunterdrückter T1-SE nach KM-Gabe, da sie nicht nur die ossäre Beteiligung, sondern auch entsprechende Weichteilprozesse wie Sinus tractus und insbesondere Abszedierungen in den Weichteilen aufgrund des KM-Enhancement gut darstellen.

Für die Differentialdiagnose wichtig ist auch die Lokalisation und Ausdehnung der pathologischen Prozesse. Die Darstellung eines Hautulkus ausgehend von einer Verbindung über die subkutanen Weichteile zum Knochen kann nachgewiesen werden; liegt diese Verbindung in direkter Linie vor, so kann von einer aufgepfropften Osteomyelitis ausgegangen werden [2].

## Zusammenfassung

Die Magnetresonanztomographie (MRT) hat in der Orthopädie einen immer größeren Stellenwert in der Diagnostik von Erkrankungen des Stütz- und Bewegungsapparates. Der Fuß stellt mit seinen vielen knöchernen Elementen und Weichteilstrukturen eine komplizierte Einheit dar. Oftmals haben minimale Veränderungen an Sehnen oder Gelenken eine schwerwiegende Auswirkung auf das Gehen oder Laufen. Mit der MRT können sowohl die knöchernen und knorpeligen Anteile des Fußes als auch die Weichteile exzellent dargestellt werden. In diesem Kapitel sollen die häufigsten Vorfuß- und Mittelfußerkrankungen und deren Darstellung in der MRT besprochen werden. Weiters sollen Richtlinien angeboten werden, wann eine MRT am Fuß sinnvoll ist.

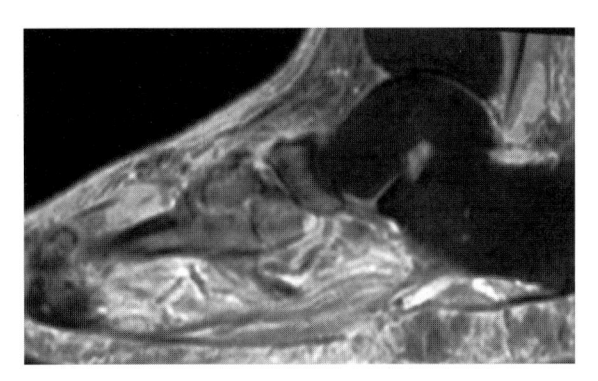

**Abb. 16.** Sagittales STIR-Bild. Signalanstieg des Knochens als auch der Weichteile im Vergleich mit dem gesunden Knochen im Talus und Kalkaneus. Fraktur im Os cuneiforme

## Literatur

1. Alexander IJ, Johnson KA, Berquist TH (1987) Magnetic resonance imaging in the diagnosis of disruption of the posterior tibial tendon. Foot Ankle 8:144–147
2. Berquist TH (2000) Arthritis. In: Berquist TH (ed) Radiology of the Foot and Ankle. pp 281–314
3. Berquist TH (2000) Fractures/Dislocations. In: Berquist TH (ed) Radiology of the Foot and Ankle. pp 171–280
4. Berquist TH (2000) Soft Tissue Trauma and Overuse Syndromes. In: Berquist TH (ed) Radiology of the

Foot and Ankle. Lippincott Williams & Wilkins, Philadelphia Baltimore New York London Buenos Aires Hong Kong Sydney Tokyo, pp 105–170
5. Byers GE III, Berquist TH (1996) Radiology of sports-related injuries. Curr Probl Diagn Radiol 25:1–49
6. Goodwin DW (2000) Imaging of the Achilles Tendon. Foot and Ankle Clinics 5:135–148
7. Johnson KA (1983) Tibialis posterior tendon rupture. Clin Orthop 177:140–147
8. Rosenberg ZS, Beltran J (2000) MR Imaging and CT of the Foot and Ankle. In: Myerson MS (ed) Foot and Ankle Disorders. WB Saunders, Philadelphia London Toronto Sydney, pp 123–156
9. Rosenberg ZS, Jahss MH, Noto AM, Shereff MJ, Cheung Y, Frey CC, Norman A (1988) Rupture of the posterior tibial tendon: CT and surgical findings. Radiology 167:489–493
10. Steinborn M, Vahlensieck M (1997) Sprunggelenk und Fuß. In: Vahlensieck M, Reiser M (eds) MRT des Bewegungsapparates. Georg Thieme, Stuttgart New York, pp 219–246
11. Timins ME (2000) MR Imaging of the Foot and Ankle. In: Myerson MS (ed) Foot and Ankle Clinics. WB Saunders, Philadelphia London Toronto Montreal Sydney Tokyo, pp 83–101
12. Trattnig S, Breitenseher M, Haller J, Heinz-Peer G, Kukla C, Imhof H (1995) [Sinus tarsi syndrome. MRI diagnosis]. Radiologe 35:463–467
13. Williams JW, Meaney J, Whitehouse GH, Klenerman L, Hussein Z (1997) MRI in the investigation of Morton's neuroma: which sequences? Clin Radiol 52:46–49
14. Zanetti M, Ledermann T, Zollinger H, Hodler J (1997) Efficacy of MR imaging in patients suspected of having Morton's neuroma. AJR Am J Roentgenol 168:529–532
15. Zanetti M, Strehle JK, Kundert HP, Zollinger H, Hodler J (1999) Morton neuroma: effect of MR imaging findings on diagnostic thinking and therapeutic decisions. Radiology 213:583–588

# MRT bei der Osteonekrose

S. Hofmann, J. Kramer

## Zusammenfassung

Die diagnostischen Möglichkeiten bei der Osteonekrose (ON) wurden in den letzten Jahren durch den Einsatz der Magnetresonanztomographie (MRT) deutlich verbessert. Über Jahrzehnte stand nur das Nativröntgen zur Verfügung. Später konnten dann Knochenszintigraphie und Computertomographie die Früherkennung und Differentialdiagnostik verbessern. Seit der Einführung der MRT hat sich nicht nur die Diagnostik sondern auch das pathophysiologische Verständnis der ON grundlegend geändert. Die MRT hat sich mittlerweile zur bildgebenden Methode der Wahl entwickelt und wird sowohl zur Früherkennung, Differentialdiagnostik, Therapieplanung und Verlaufskontrolle erfolgreich eingesetzt. Anhand des Hüftgelenkes, als das am häufigsten betroffene Gelenk, werden die allgemeinen Grundlagen der ON, die röntgenologischen Möglichkeiten, die speziellen MRT Untersuchungstechniken sowie die typische MRT Morphologie der ON beschrieben. Zum Schluss erfolgt die Vorstellung eines diagnostischen Algorithmus zur Abklärung einer ON.

## Allgemeines

Osteonekrosen (ON) sind abakterielle, lokal begrenzte Knochennekrosen in den konvexen epiphysären Gelenkenden langer Röhrenknochen oder subchondral in kurzen platten Knochen. Sie werden zu den zirkulatorischen Osteopathien gerechnet. Das Hüftgelenk stellt dabei die weitaus häufigste Lokalisation dar, gefolgt vom Kniegelenk, Sprunggelenk und weiteren selteneren Lokalisationen. Die ON treten in den verschiedenen Lebensabschnitten unter unterschiedlichen Namen auf. Die Prognose, der Verlauf und die therapeutischen Ansätze sind durch den Einfluss der Epiphysenfuge in den verschiedenen Altersstufen sehr unterschiedlich. Der M. Perthes ist die ON des Femurkopfes im Kindesalters. Er stellt die wichtigste Osteochondrose in dieser Altersgruppe dar und wird im Kapitel MRT des Hüftgelenkes behandelt. Die Osteochondrosis dissecans ist die ON im jugendlichen Alter und wird in diesem Buch in einem eigenen Kapitel abgehandelt. In diesem Artikel werden daher ausschließlich die Möglichkeiten und Grenzen der MRT bei der ON des Erwachsenen beschrieben.

Im Gegensatz zur klassischen epiphysären ON sollte eine Knochennekrose in der Meta- oder Diaphyse eines Röhrenknochens als Knocheninfarkt bezeichnet werden (Hofmann, 1994). Diese Unterscheidung ist wichtig, da der klinische Verlauf von Knocheninfarkten durch die andere mechanische Belastung viel harmloser verläuft als bei der epiphysären ON. Bis heute stellt die ON in der orthopädischen Chirurgie ein Problem dar, denn es gibt derzeit noch keine Therapieform, die das Nekroseareal zur Ausheilung bringen kann. Ohne Therapie kommt es jedoch beim Hüftgelenk in mehr als der Hälfte der Fälle innerhalb von 3 Jahren nach Diagnosestellung zu Gelenksflächeneinbrüchen mit anschließender Destruktion und Deformation (Arlet, 1992).

Pathophysiologisch ist die primär schon kritische Blutversorgung im subchondralen Knochen der Epiphyse (letzte Wiese) verantwortlich für die typische Lokalisation und Ausdehnung der ON (Solomon, 1990). Im Gegensatz zur traumatischen Genese bei der eine akute Durchblutungsstörung der Epiphyse durch Gefäßunterbrechungen histologisch und auch mikroangiographisch nachgewiesen werden konnte (Langer, 1991), ist die Ätiologie der nicht-traumatischen ON multifaktoriell und bis heute nur teilweise geklärt. Es handelt sich dabei wahrscheinlich um eine gestörte Fibrinolyse und/oder Hyperkoagulabilität, wobei die erhöhte

Prävalenz der ON bei verschiedenen Grundkrankheiten und Risikofaktoren schon seit längerem bekannt ist (Jones, 2000).

Die ON verläuft in typischen Stadien. Die frühzeitige Erkennung noch vor dem Auftreten einer subchondralen Mikrofraktur hat für die Prognose und therapeutischen Möglichkeiten eine entscheidende Bedeutung (Beltran, 1990). In der Vergangenheit wurden mehrere Stadieneinteilungen zur Klassifizierung der ON des Hüftgelenkes verwendet, die sich zum Teil beträchtlich voneinander unterscheiden (Steinberg, 1995). 1993 wurde daher von der internationalen Association Research Circulation Osseous (ARCO) eine neue Stadieneinteilung unter Einbeziehung aller zur Zeit verfügbaren bildgebenden Modalitäten eingeführt. Die prognostisch wichtigen Faktoren der Ausdehnung und Lokalisation wurden dabei mit berücksichtigt (Kramer, 2000). Diese Stadieneinteilung ermöglicht eine klinisch relevante Prognoseerstellung und Therapieplanung der ON und erlaubt bei künftigen Studien den Vergleich verschiedener Therapiekonzepte. In der vorliegenden Arbeit wird die Wertigkeit der einzelnen radiologischen Methoden, die MRT Untersuchungstechnik sowie die typische MRT Morphologie in Korrelation zur Histomorphologie in den fünf ARCO Stadien beschrieben (Schema 1). Im Prinzip können jedoch die Pathomorphologie, Stadieneinteilung und MRT Morphologie auf alle anderen Gelenkslokalisationen der ON übertragen werden (Mont, 1995). Zum Abschluss erfolgt die Vorstellung eines diagnostischen Algorithmus zur Abklärung einer ON.

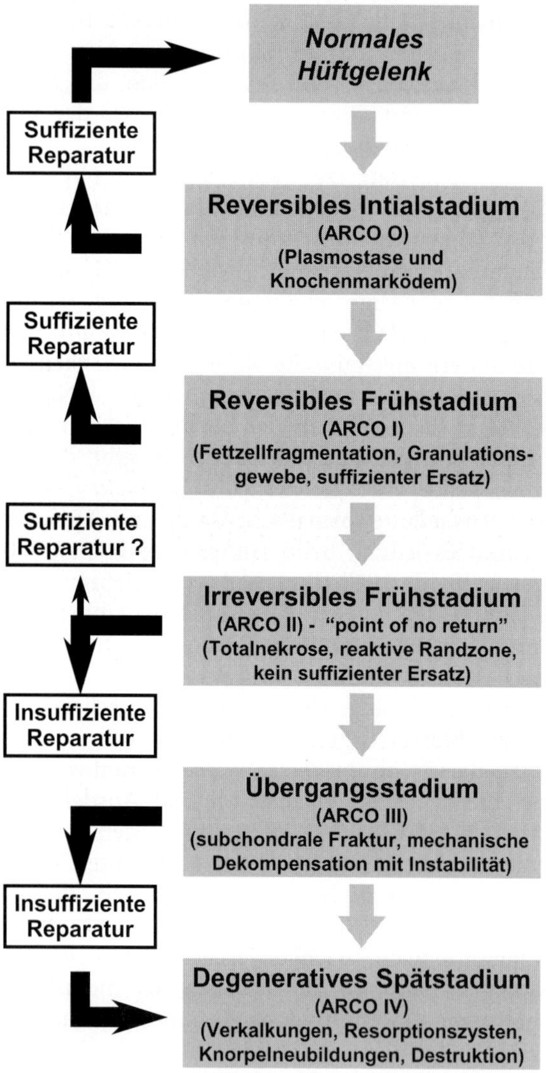

**Schema 1.** Pathophysiologisches Schema der ON-Stadien

## Bildgebende Diagnostik

Am Anfang der Abklärung einer ON hat nach wie vor die konventionelle Röntgenaufnahme zu stehen. Auf dem Nativröntgen lassen sich jedoch typische ON Veränderungen erst im Spätstadium erkennen, sodass diese Methode für die Früherkennung völlig ungeeignet ist. Des Weiteren kann man auch in den späteren Stadien die prognostisch wichtigen Faktoren der Lokalisation und Ausdehnung nur eingeschränkt beurteilen. Trotzdem sind mit dem Röntgen eine Vielzahl anderer Erkrankungen (Frakturen, Deformitäten, degenerative und entzündliche Veränderungen sowie Tumore) rasch und relativ verlässlich auszuschliessen.

Die Knochenszintigraphie ist eine sehr sensitive Methode zur Früherkennung einer ON. Mit der 3-Phasen-Knochenszintigraphie (99MTC-Diphosphonat) kann schon innerhalb der ersten Tage eine Minderdurchblutung durch eine verminderte Anreicherung im ischämischen Bezirk aufgedeckt werden. Dieser „cold spot" wird jedoch praktisch nie beobachtet, da in diesem kurzen Zeitintervall der Patient nahezu immer beschwerdefrei ist. Nach ungefähr einer Woche kommt es durch die vaskuläre Stase und den einsetzenden Reparations- und Revaskularisierungsprozess zu einer verstärkten Isotopenanreicherung im Nekroseareal (D'Ambrosia, 1978). Ein völlig unspezifischer „hot spot" als Ausdruck der erhöhten Vaskularisierung stellt dabei die häufigste Verän-

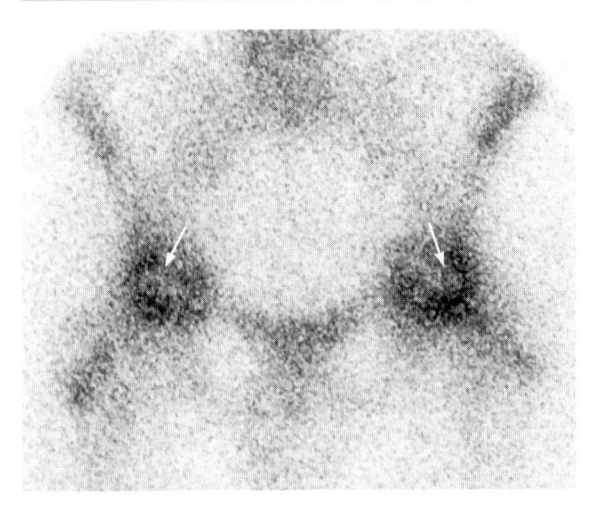

**Abb. 1. 3-Phasen-Knochenszintigraphie.** Beidseitige ON Stadium III mit einem typischen „cold in hot spot"; Die zentrale Radionuklidspeicherung (*Pfeile*) ist gegenüber der Umgebung deutlich vermindert und entspricht einem „relativen cold spot"

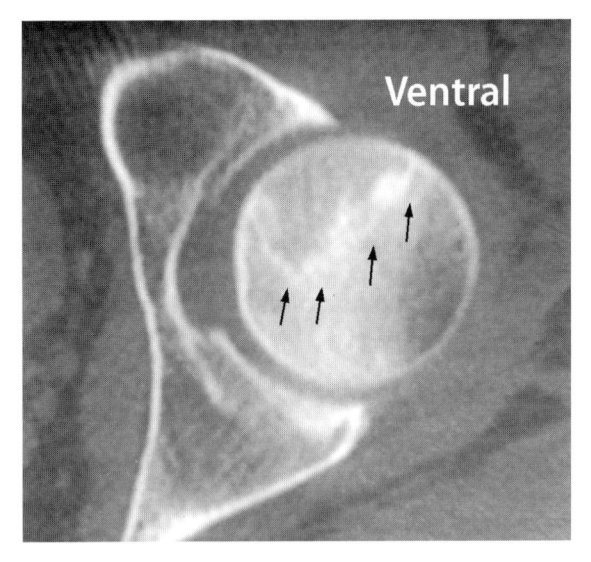

**Abb. 2. Axiale Computertomographie.** ON im Stadium II mit einem typischen ventralen Defekt mit veränderter Trabekelstruktur der von einem deutlichen Sklerosesaum umgeben ist (*Pfeile*), kein Hinweis auf eine subchondrale Fraktur

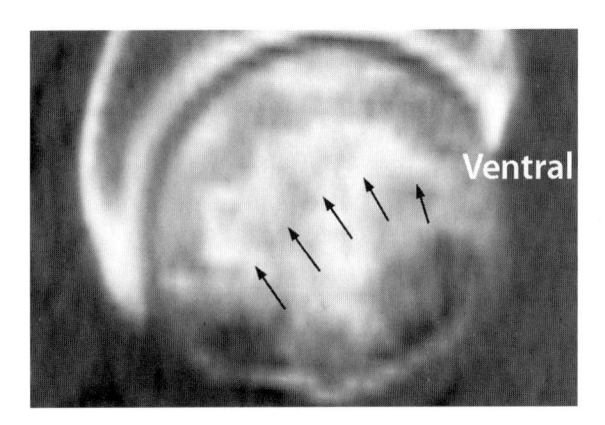

**Abb 3. Sagittale Computertomographie.** 2-D-Rekonstruktion der Abb. 2 zeigt die Ausdehnung und Lokalisation des Nekroseareals (Pfeile) im Verhältnis zum Azetabulum

derung dar. Lediglich die Kombination aus einem zentralen ischämischen Areal und einer gut vaskularisierten Randzone „cold in hot spot" ist pathognomonisch für eine ON (Abb. 1) und kann in etwa 30% der Fälle beobachtet werden (Hofmann, 1994). Die Szintigraphie hat trotz ihrer hohen Sensitivität mangels entsprechender Spezifität seit der Einführung der MRT deutlich an Stellenwert sowohl für die Früherkennung als auch Verlaufskontrolle der ON verloren. Als Screening Methode für Patienten mit dem Verdacht auf multifokale Lokalisationen hat sich die Ganzkörper-Szintigraphie jedoch bis heute bewährt.

In der Computertomographie (CT) kommt es bedingt durch die typischen Druck- und Spannungstrajektorien im Femurkopf zur Ausbildung einer charakteristischen Spongiosastruktur (Asterisk sign). Die CT lässt Veränderungen dieses Asteriskzeichens im Rahmen der ON relativ früh erkennen (Dihlmann, 1985). Dasselbe gilt für die Früherfassung des Sklerosesaumes, der das Nekroseareal umgibt (Abb. 2). Die CT erlaubt auch die Darstellung der subcorticalen Grenzlamelle und gegebenenfalls einer Mikrofraktur. Bei Anfertigung hochauflösender Schnitte (1–2 mm Dicke bzw. kontinuierlich mittels Spiralmode) lassen sich bei Verwendung entsprechender Rekonstruktionsalgorhytmen coronale und sagittale 2-D-Rekonstruktionsbilder herstellen (Abb. 3) mit denen die Größe, Ausdehnung und Lokalisation des Nekroseareals exakt beurteilt werden können (Kramer, 1994). 3-D-Rekonstuktionen bei der ON führen jedoch zu keiner weiteren Diagnoseverbesserung und sind deshalb nicht sinnvoll.

Die MRT gilt heute bei der ON als die bildgebende Methode der Wahl. Sie zeigt eine Treffsicherheit von über 90% sowohl für die Früherkennung als auch für die Beurteilung der prognostisch entscheidenen Kriterien der Größe und Lokalisation des Nekroseareals (Mitchell, 1987, Marziere, 1998, Shimizu, 1994). Mittels MRT lassen sich Frühveränderungen im Sinne eines unspezifischen Knochenmarködems bis hin zum abgegrenzten osteonekrotischen Defekt rasch und einfach erfassen. Darüber hinaus erlaubt die MRT auch eine sichere Differenzierung zwischen einer ON, einem Knochenmarködemsyndrom (KMÖS) oder anderen Ursachen eines unspezifischen Knochenmarködems.

## MRT Untersuchungstechnik

Da in einem hohen Prozentsatz eine beidseitige Erkrankung vorliegt hat die Untersuchung grundsätzlich primär beide Hüften mit der Körperspule zu erfassen. Erst nachdem sich in der T1 gewichteten Standardsequenz herausstellt, dass nur eine einseitige ON vorliegt, ist mit der Oberflächenspule, die eine beträchtlich bessere Auflösung erlaubt, die betroffene Hüfte zu untersuchen. Neben T1-betonten Serien sind auch T2-gewichtete Sequenzen obligatorisch anzufertigen. Die Verwendung einer zusätzlichen Fettunterdrückung hat sich durchaus als vorteilhaft herausgestellt, da damit ödematöse Veränderungen wesentlich besser dargestellt werden können. Üblicherweise wird die Untersuchung in coronaler Ebene begonnen und erst bei Vorliegen einer Läsion zusätzlich zur besseren Beurteilung hinsichtlich Größe und Ausdehnung des nekrotischen Areales eine sagittale oder gegebenenfalls auch eine axiale Serie angeschlossen (Abb. 4 u. 6).

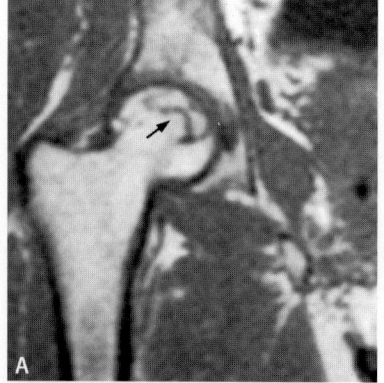

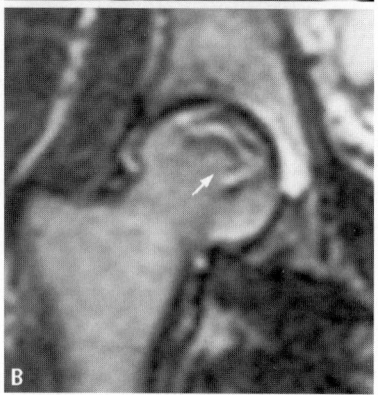

**Abb. 4 A, B. Koronales MRT bei ON Stadium II. A:** T1-gewichtete Aufnahme mit einem Typ-A-Nekroseareal (fett-isointenses Signal) umgeben von einer signallosen reaktiven Randzone (*Pfeil*); **B:** Die T2-gewichtete Aufnahme zeigt angrenzend an die signallose Linie der reaktiven Randzone ein signalreiches Band innerhalb des Nekroseareals (*Doppellinienzeichen*); Kein pathologischer Gelenkerguss als indirekter Hinweis auf einen mechanisch noch intakten Hüftkopf

## MRT Morphologie

Für das Verständnis der ON ist die Kenntnis der grundlegenden Pathophysiologie unerlässlich. Im Folgenden werden daher die typischen röntgenologischen Veränderungen und MRT Morphologien in Korrelation zu den histomorphologischen Veränderungen während der fünf ARCO Stadien im Detail beschrieben (Schema 1).

**Initialstadium (ARCO 0).** Alle radiologischen Methoden sind unauffällig. Lediglich histologisch kann man eine Plasmostase und kleinste Marknekrosen erkennen. Es handelt sich hierbei um ein reversibles Initialstadium mit asymptomatischem subklinischen Verlauf. Die Ursache hiefür ist eine ischämische Attacke, welche voll reversibel ist. Da es sich hierbei nur um minimale Veränderungen auf histologischer Ebene handelt, ist es nur allzu verständlich, dass diese mit keiner radiologischen Methode derzeit mit Sicherheit erfasst werden können. Im Knochenscan kann diese kurzfristige ischämische Attacke theoretisch eine fokal verminderte Traceranreicherung (cold spot) zeigen (Kramer, 1994). Im Falle einer raschen Wiederherstellung der Durchblutungsverhältnisse wird ein suffizienter Reparaturmechanismus in Gang gesetzt, der eine vollständige Wiederherstellung des Knochenmarks ermöglicht. Solange die zelluläre Integrität der Fettzellen dabei erhalten bleibt, sind auch mit der konventionellen MRT in diesem Stadium keine Veränderungen zu erkennen. Mit dynamischen Kontrastmittel-MR-Untersuchungen konnten allerdings im Tierversuch die pathologischen Perfusionsverhältnisse in diesem frühen Stadium bereits dargestellt werden (Nadel, 1992).

■ **Reversibles Frühstadium (ARCO 1).** Nativ-Röntgen und CT sind unauffällig. Knochenszintigraphie und/oder MRT weisen unspezifische pathologische Veränderungen auf. Diese sind Folge des Reparationsprozesses mit einem Knochenmarködem und einer beginnenden Einsprossung von fibrovaskulärem Gewebe in die nekrotischen Areale. Da jedoch tote Trabekel von vitalen Strukturen röntgenologisch nicht zu differenzieren sind, verbleibt das Röntgenbild und die CT in dieser Phase negativ. In der Knochenszintigraphie kommt es jedoch zu einer vermehrten Traceranreicherung im Nekroseareal (Hofmann, 1994). In der MRT findet sich eine subchondrale nekrotische Läsion mit den typischen Veränderungen eines Knochenmarködems oder einer anderen unspezifischen Signalveränderung, jedoch ohne eine reaktive Randzone als Abgrenzung gegen das vitale Knochenmark.

Eine Sonderform des reversiblen Frühstadiums stellt das Knochenmarksödemsyndrom (KMÖS) dar. Es wurde 1959 erstmalig bei Frauen in den letzten Schwangerschaftsmonaten beobachtet und wird in der Literatur unter den verschiedensten Namen beschrieben (Hofmann, 2000). Es wird jedoch bis heute kontrovers diskutiert, ob es sich hierbei um ein selbständiges Krankheitsbild (transiente Osteoporose oder transientes Knochenmarksödem) (Wilson, 1988) oder um eine Sonderform der ON (KMÖS) handelt (Turner, 1989 und Koo, 1998). Bei diesen Patienten mit akuten Hüftgelenkschmerzen ist, da es sich um Veränderungen des Markraumes handelt, in den ersten 4–6 Wochen im Nativröntgen nichts zu erkennen. Danach kann es zu einer mehr oder weniger ausgeprägten lokalen Demineralisierung des Femurkopfes kommen, was dem Krankheitsbild den Namen „transiente Osteoporose" eingebracht hat. Histomorphologisch konnte jedoch nachgewiesen werden, dass es sich hierbei um keine Osteoporose sondern lediglich um einen Verlust des Hydroxylapatits im Knochen ohne Strukturverlust handelt (Hofmann, 2000). Die Diagnose eines KMÖS kann nur mit der MRT gestellt werden. Es findet sich ein unspezifisches Knochenmarködem bis hinunter in die intertrochantäre Region, welches jedoch keinerlei Hinweise auf eine fokale Nekrose zeigt (Abb. 6). Dieses diffuse Knochenmarködem ist wahrscheinlich auf eine subakute Ischämie zurückzuführen, die jedoch wegen eines enormen Reparaturmechanismus in fast allen Fällen zu einer völligen Wiederherstellung führt.

Das Bild eines Knochenmarködems in der MRT ist jedoch völlig unspezifisch und kann bei einer Reihe von Krankheitsbildern gefunden werden (Tabelle 1). Auf Grund der Anamnese,

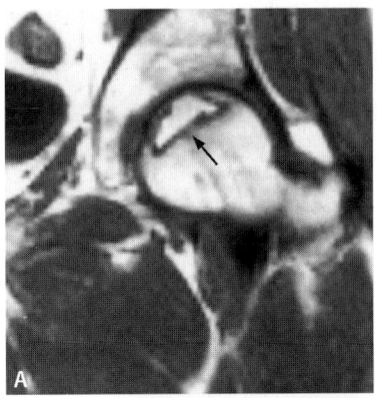

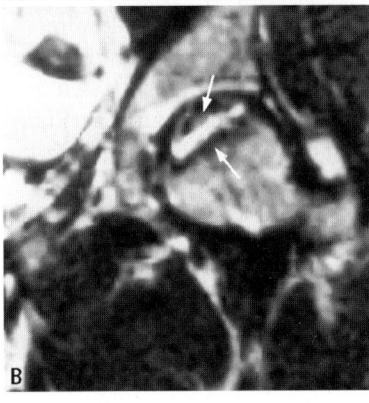

**Abb. 5 A, B. Koronales MRT bei ON Stadium II mit Kontrastmittel. A:** T1-gewichtete Aufnahme mit typischem Typ-A-Defekt mit signalloser reaktiver Randzone (*Pfeil*); **B:** Nach intravenöser Kontrastmittelgabe (Gd-DTPA) zeigt die reaktive Randzone auch in der T1-gewichteten Aufnahme als Beweis der vermehrten Vaskularisierung ein typisches Doppellinienzeichen (*Pfeile*)

**Tabelle 1.** Differentialdiagnose des Knochenmarködems in der MRT

**Ischämisch**
■ Knochenmarködemsyndrom (KMÖS)
■ Reflex sympathetic dystrophy (RSD)
■ Osteonekrose (ON)

**Mechanisch**
■ Knochenmarkkontusion (Bone Bruise)
■ Mikro- und Stressfrakturen
■ Stress-Knochenmarködem

**Reaktiv**
■ Tumore
■ Osteomyelitis
■ Arthrose

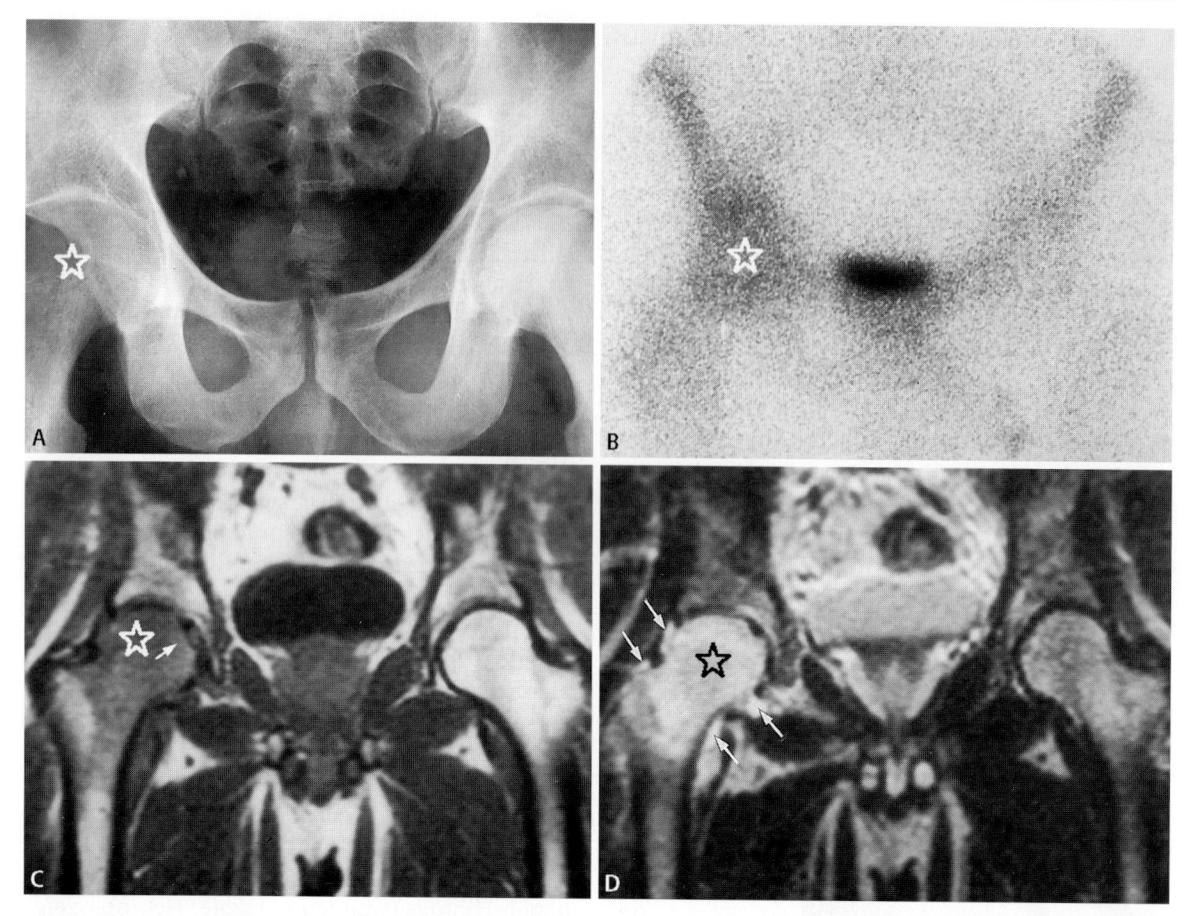

**Abb. 6 A–D. Knochenmarködemsyndrom (KMÖS) der rechten Hüfte. A:** Röntgen mit diffuser vermehrter Strahlentransparenz im gesamten Femurkopf (*Stern*); **B:** Knochenszintigraphie (Knochenphase) mit diffuser vermehrter Tracerspeicherung im gesamten Femurkopf bis in die intertrochantäre Region (*Stern*); **C:** T1-gewichtete MRT-Aufnahme mit diffuser Signalverminderung im gesamten Femurkopf (*Stern*); **D:** T2-gewichtete MRT-Aufnahme mit deutlichem Signalanstieg im Femurkopf bis in die intertrochantäre Region reichend (*Stern*) sowie Gelenkerguss Grad III (*Pfeile*)

Klinik, anderer bildgebender Verfahren und Lage und Ausdehnung in der MRT kann in den allermeisten Fällen eine Verdachtsdiagnose gestellt werden (Hofmann, 1998). Die Sicherung der Diagnose gelingt jedoch in manchen Fällen erst aus dem Verlauf oder der histologischen Untersuchung einer Gewebeentnahme.

### Irreversibles Frühstadium (ARCO 2).

Im Nativ-Röntgen finden sich anfangs nur unspezifische Veränderungen, welche allerdings im spätem Stadium 2 die typischen röntgenologischen ON Merkmale zeigen können (Abb. 7). Die CT zeigt jedoch mit einer hohen Treffsicherheit schon initial das pathognomonische Bild einer ON. Zu Beginn des Stadium 2 bildet sich nämlich ein schmaler sklerotischer Randsaum, der das subchondrale Nekroseareal vom restlichen Knochenmark abmauert (Abb. 2 u. 3). Später kommt es auch innerhalb der Läsion zu Veränderungen der Trabekelstrukturen und zum Auftreten von Resorptionslakunen, Zysten sowie zu einer deutlichen Verbreiterung der sklerotischen Randzone.

Die Signalveränderungen in der MRT entsprechem dem insuffizienten Reparaturversuch des Nekroseareals mit einem Remodeling der Trabekel und des Knochenmarks in der Randzone der Läsion (Abb. 8). Das typische MR-tomographische Bild ist zwar abhängig vom jeweiligen Stadium, für die sichere Diagnose einer manifesten ON müssen jedoch bestimmte bildgebende Kriterien erfüllt sein. Die ON besteht zentral aus einem subchondralen Nekroseareal, welches im Stadium 2 von einer bandförmigen reaktiven Randzone umgeben ist (Abb. 4 u. 6). Diese Abgrenzung der Nekrose erfolgt außen durch einen

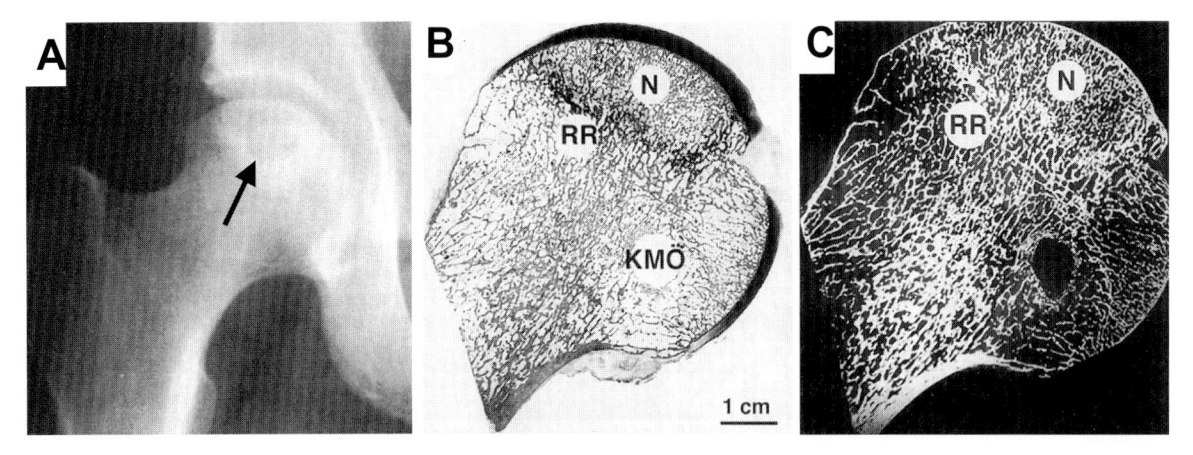

**Abb. 7 A–C. Röntgen, Histologie und Mikroradiographie einer ON Stadium II. A:** Röntgen mit 30 Grad geneigter Röhre zeigt das Nekroseareal, den Sklerosesaum (*Pfeil*) jedoch keinen Hinweis auf eine subchondrale Fraktur; **B:** Am histologischen Großflächenschnitt erkennt man die Nekrosezone (N), reaktive Randzone (RR) und ein Begleit Knochenmarködem (KMÖ) im Restkopf; **C:** Die Mikroradiographie des Femurkopfes zeigt die trabekuläre Struktur des Nekroseareals (N) und des sklerotischen Randsaumes (RR)

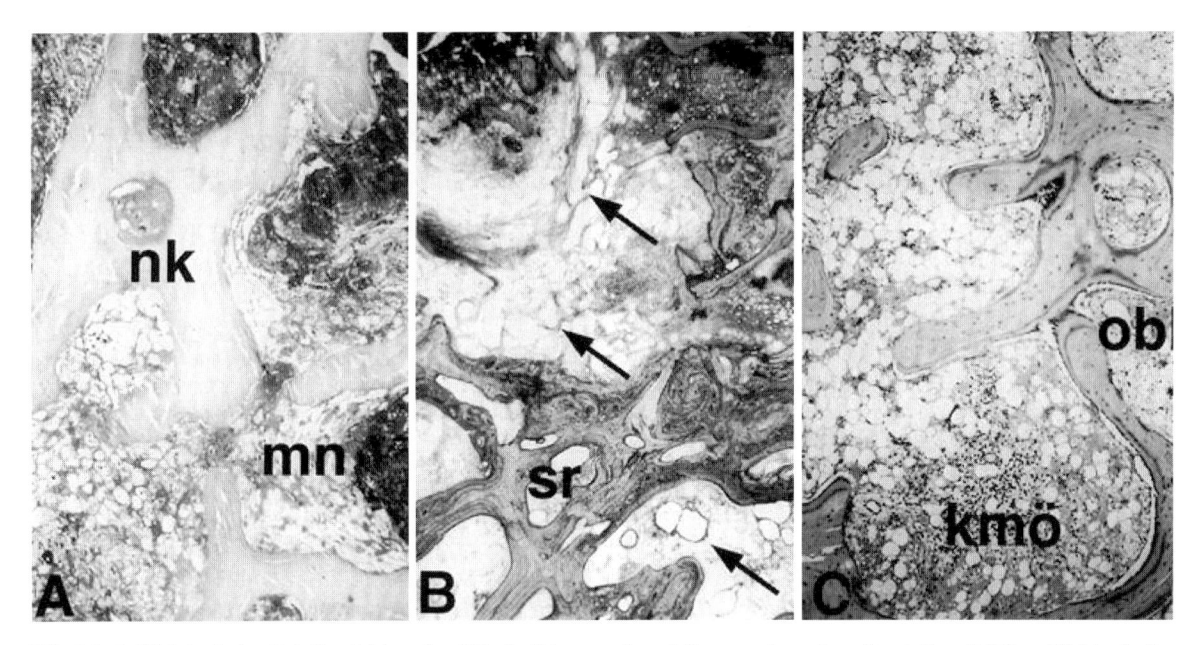

**Abb. 8 A–C. Histologische Detailansichten der ON. A:** Nekroseareal mit nekrotischen Trabekeln (nk) und einer totalen Marknekrose (mn); **B:** Reaktive Randzone mit verdickten vitalen Trabekeln in der sklerotischen Randschicht (sr); im Markraum vitales Granulationsgewebe mit weitgestellten Gefäßen (*Pfeile*); **C:** Begleitödem (KMÖ) unterhalb der reaktiven Randzone im Restkopf mit vitalem Knochenmark und aktiver neuer Knochenbildung mit Osteoblastenrasen (obl)

Sklerosesaum, der auf allen Sequenzen signallos imponiert. Auf der Seite des Defektes bildet sich ein verschieden breiter Saum, der auf den T1-betonten Aufnahmen nahezu signallos und auf den T2-gewichteten Bildern hyperintens erscheint. Nach KM-Applikation zeigt dieser innere Randsaum in den T1-gewichteten Aufnahmen eine deutliche Anfärbung (Abb. 9). Dieses „double line sign" repräsentiert den insuffizienten Reparaturversuch des Nekroseareals durch ein gut vaskularisiertes Granulationsgewebe (Hofmann, 1994).

Entsprechend der Signalintensität des zentralen Nekroseareals hat Mitchell die ON in vier verschiedene Typen (A – D) eingeteilt (Mitchell, 1987). Heute wissen wir, dass diese morphologische Einteilung keine therapierelevante bzw. prognostische Wertigkeit besitzt und nur das bunte Bild des Reparaturversuches wiederspie-

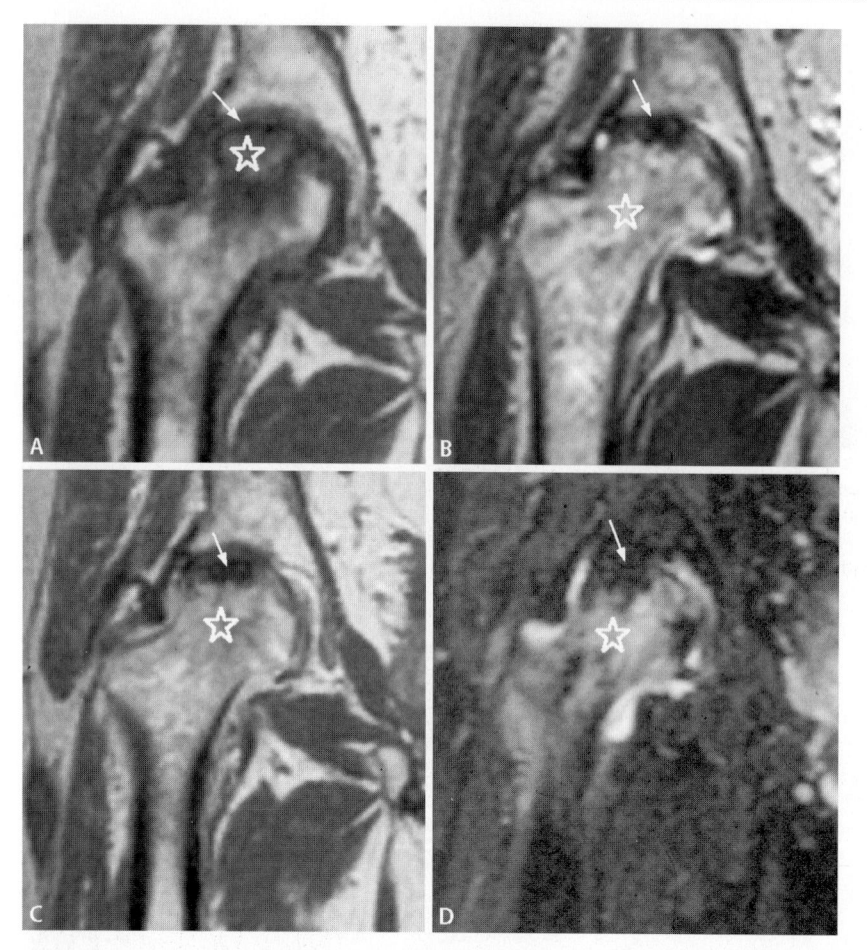

**Abb. 9 A–D. MRT bei ON Stadium III mit Begleitödem.**
**A:** T1-gewichtetes Bild mit subchondraler Nekrose (*Pfeil*) und ausgedehnter Signalverminderung bis in die intertrochantäre Region (*Stern*); **B:** T2-gewichtetes Bild mit signallosem Typ-D-Nekroseareal (*Pfeil*) und fleckförmigem hyperintensem Signal im Restkopf (*Stern*); das Begleitödem überlagert das Doppellinienzeichen; **C:** T1-gewichtes Bild nach intravenösem Kontrastmittel zeigt das signallose Nekroseareal (*Pfeil*) und ein fleckförmigen Signalanstieg (Enhancement) im Restkopf (*Stern*); **D:** T2-gewichtete fettunterdrückte Aufnahme mit signallosem Nekroseareal (*Pfeil*) und fleckförmigem hyperintensem Signal im Restkopf (*Stern*) und deutlichem Gelenkerguss Grad III

gelt. Beim relativ häufigen Typ A handelt es sich um ein fettisointenses Signalverhalten mit hoher Intensität auf den T1-gewichteten Aufnahmen und entsprechendem Signalabfall auf T2-betonten bzw. fettunterdrückten Bildern (Abb. 9). Dieser Typ A findet sich vermehrt bei frühen Formen der ON, bei denen der Reparaturmechanismus noch nicht in das Nekroseareal vorgedrungen ist und noch kein mechanisches Versagen vorliegt. Selten findet sich der Typ B mit hyperintensem Signal auf T1- und T2-betonten Aufnahmen. Dieses Signalverhalten entspricht kleineren Einblutungen in das Nekroseareal. Charakteristisch für den seltenen Typ C ist ein flüssigkeitsisointenses Signalverhalten (hypointens auf T1 und hyperintens auf T2-betonten Bildern). Dieses Signalverhalten kann bei einem Knochenmarködem oder kleinen zystischen Veränderungen im Nekroseareal beobachtet werden. Beim häufigeren Typ D dominieren fibrotische und sklerotische Veränderungen und das Nekroseareal ist daher auf allen Sequenzen mehr oder minder hypointens bis signallos. Diese Typ-D-Veränderungen finden sich meist bei älteren fortgeschrittenen ON, bei denen der insuffiziente Reparaturmechanismus durch bindegewebigen Ersatz zum Stillstand gekommen ist. In etwa 80% aller ON Fälle liegt jedoch ein Mischtyp vor, bei dem je nach dem Reparaturprozess alle vier Typen nebeneinander vorkommen können (Abb. 9). Bei einer ON lässt sich häufig auch ein Gelenkserguss beobachten, welcher bei entsprechender Ausprägung wesentlich zur klinischen Symptomatik beiträgt.

Ein Gelenkerguss sollte daher auch im Befund festgehalten werden und kann nach Mitchell in vier Grade eingeteilt werden:
Grad 0: kein Erguss,
Grad 1: minimaler Erguss,
Grad 2: der Erguss umgibt den Femurhals,
Grad 3: die Kapselrecessus werden ausgebuchtet.

Lediglich ein Gelenkerguss Grad 3 ist jedoch mit Sicherheit pathologisch (Mitchell, 1987).

Des Weiteren kann in ungefähr der Hälfte der Fälle ein mehr oder weniger ausgeprägtes Begleitödem unterhalb des Nekroseareals gefunden werden. Ob dieses Begleitödem als Folge einer zusätzlichen diffusen Ischämie im restlichen Femurkopf oder als Zeichen einer beginnenden mechanischen Instabilität mit Mikrofrakturen auftritt, ist zur Zeit noch nicht völlig geklärt (Abb. 10).

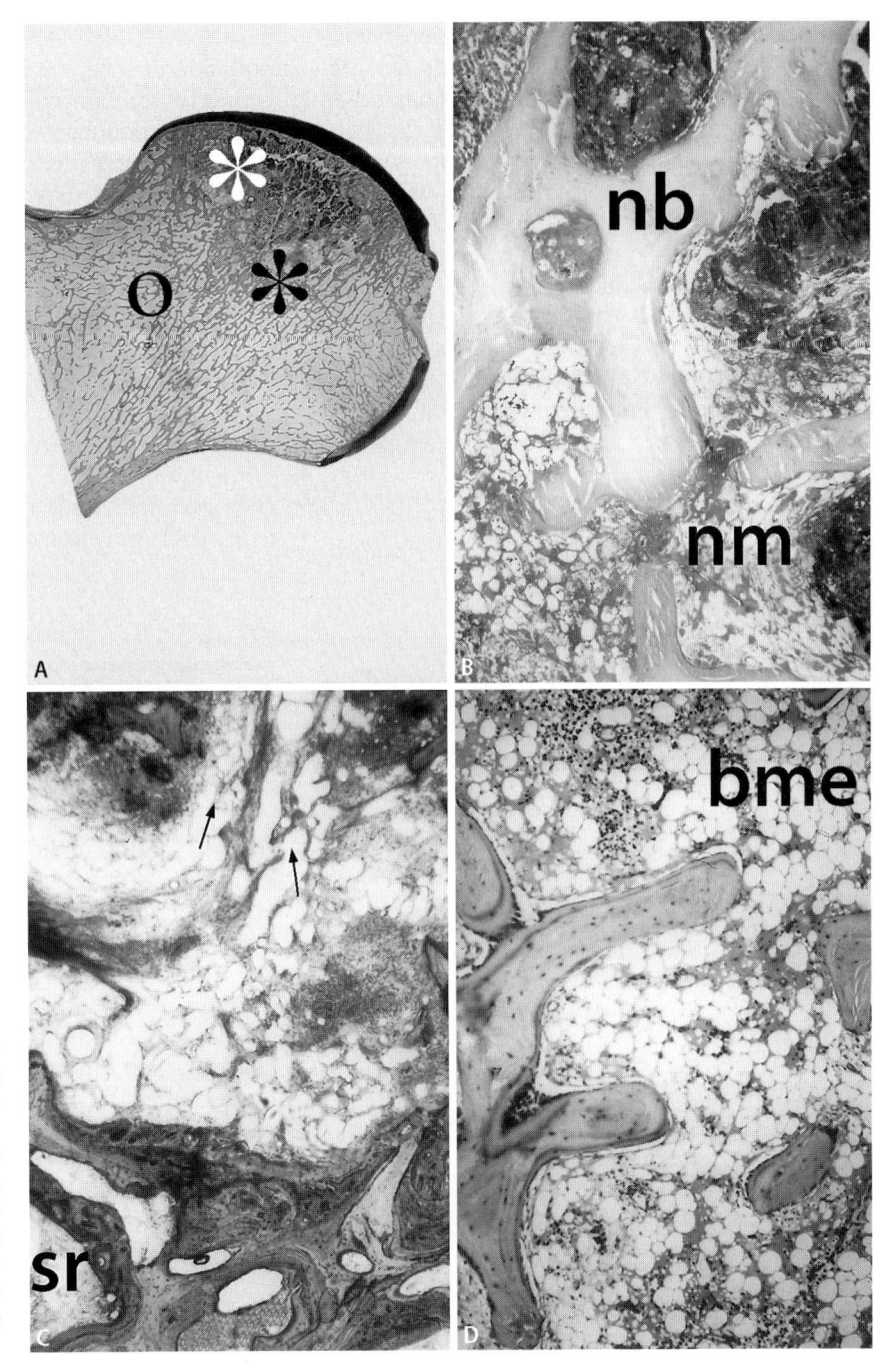

**Abb. 10 A–D. Histologie ON im Stadium II mit Begleitödem. A:** Histologischer Großflächenschnitt mit Nekroseareal (*weißer Stern*), reaktiver Randzone (*schwarzer Stern*) und Begleitödem (*Kreis*); die beginnende subchondrale Mikrofraktur (*weiße Pfeile*) war im Röntgen und der MRT noch nicht erkennbar; **B:** Detailansicht aus Nekroseareal mit nekrotischen Trabekeln (nb) und Fettmarkdegeneration (nm); **C:** Detailansicht reaktive Randzone mit sklerotischem Randsaum (sr) und gut vaskularisiertem Granulationsgewebe (*Pfeile*); **D:** Detailansicht Begleitödem im Restkopf unterhalb der reaktiven Randzone (bme)

■ **Übergangsstadium (ARCO 3).** Es kommt zum Auftreten einer subchondralen Fraktur als Ausdruck des beginnenden mechanischen Versagens des Femurkopfes (Abb. 10). Kalotteneinbrüche und Zusammensinterungen führen zur Abflachung und Entrundung des Femurkopfes. Eine subchondrale Fraktur im Bereich des Nekroseareals lässt sich sehr früh in der CT erkennen. Im Nativ-Röntgen zeigt sich etwas später in der axialen Aufnahme eine typische subchondrale Aufhellungslinie (crescent sign). Die subchondrale Fraktur entsteht durch Knochenresorptionen am Rand des osteonekrotischen Defektes in Kombination mit der mechanischen Belastung des Hüftgelenkes. Wenn der Frakturspalt mit Flüssigkeit gefüllt ist, kann auch in der MRT eine subchondrale Fraktur als „MRT-crescent sign" beobachtet werden. Technische Neuerungen, insbesondere die beträchtlichen Fortschritte in der Spulentechnologie, haben die Wertigkeit der MRT bei der Darstellung von subchondralen Frakturen an die Möglichkeiten des CT angenähert. Sobald der Femurkopf durch die subchondrale Fraktur mechanisch instabil geworden ist, liegt in fast allen Fällen ein pathologischer Gelenkserguss vor. Dies kann in der MRT als indirektes Zeichen einer Fraktur im Nekroseareal gewertet werden.

■ **Spätstadium (ARCO 4).** Bei Fortschreiten der Erkrankung kommt es zu sekundär arthrotischen Veränderungen, welche auch das Acetabulum miteinbeziehen. In weiterer Folge lassen sich zunehmende destruktive und deformierende Veränderungen in allen bildgebenden Verfahren erkennen. Ausgeprägte arthrotische Veränderungen, mit Gelenksspaltverschmälerungen und sklerotischen, zystischen und zum Teil ausgeprägt osteophytären Veränderungen sind Folgeerscheinungen der mechanischen Destruktion. Zu diesem Zeitpunkt reicht meist das Nativ-Röntgen zur diagnostischen Abklärung vollständig aus, es sei denn, es besteht Unklarheit betreffend der kontralateralen Hüfte. Fallweise kann es jedoch auch in diesem spätem Stadium zu differentialdiagnostischen Schwierigkeiten kommen. Die Abgrenzung zu einer rasch destruierenden Coxarthrose, Arthropathie, Zustand nach Coxitis oder Tumor kann jedoch durch die Anamnese und eine Analyse der Röntgenbilder im Verlauf in fast allen Fällen sicher getroffen werden. Nur in Zweifelsfällen ist eine MRT mit Kontrastmittel intravenös indiziert.

## Diagnostischer Algorithmus

Das diagnostische Vorgehen unserer Arbeitsgruppe bei der Abklärung von Patienten mit ON Verdacht kann dem diagnostischen Algorithmus entnommen werden (Schema 2). Der klinische Verdacht einer ON besteht bei Patienten mit intraartikulärem Beschwerdemuster in Kombination mit einem hohem ON Risiko (ON der Gegenseite, Kortisonpatienten oder Vorliegen einer ON-Grundkrankheit) oder einem niedrigen ON Risiko (ON-Risikofaktoren) (Tabelle 2). Bei typischen ON Veränderungen im Nativröntgen führen wir für die Stadieneinteilung und/oder zur Beurteilung der zweiten Seite trotzdem eine MRT oder CT durch. Bei negativem oder unspezifischem Röntgen können Labortests und/oder Infiltrationen an extraartikulären Strukturen in manchen Fällen eine andere Ursache des Hüftschmerzes aufdecken. Bei persistierenden, unklaren Hüftgelenkschmerzen mit negativem RÖ ist jedoch eine MRT immer indi-

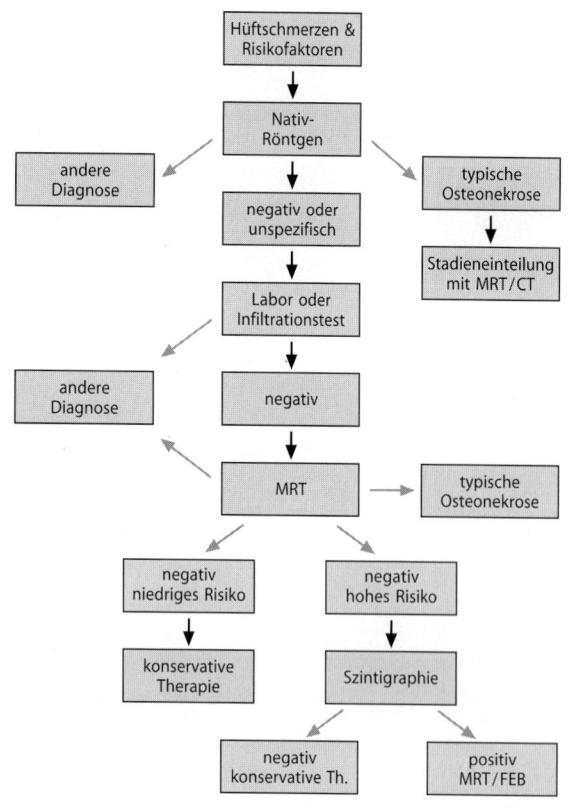

**Schema 2.** Diagnostischer Algorithmus der Osteonekrose

**Tabelle 2.** ON-Risikogruppen

**Risikofaktoren**
- Alkoholabusus
- Fettstoffwechselstörungen
- Hypofibrinolyse
- Hyperkoagulopathie
- Pankreatitis
- Schwangerschaft

**Grundkrankheiten**
- Hyperkortisonismus (Kortisontherapie)
- Sichelzellanämie
- Caisson- Krankheit
- Morbus Gaucher
- Ionisierende Bestrahlung

ziert, um eine Frühform der ON oder eine andere das Knochenmark befallende Krankheit auszuschließen. Wenn die MRT negativ ist und der Patient ein niedriges ON-Risiko hat, kann weiterhin konservativ behandelt werden. Bei Patienten mit hohem ON-Risiko sollte bei negativem MRT immer auch eine Szintigraphie erfolgen. Ist auch die Szintigraphie negativ, kann weiterhin eine konservative Behandlung durchgeführt werden. Bei positiver Szintigraphie und persistierenden unklaren Schmerzen sollte eine Entlastungsbohrung mit Zylinderentnahme oder eine Kontroll-MRT nach etwa drei Monaten durchgeführt werden.

## Literatur

Arlet J (1992) Nontraumatic avascular necrosis of the femoral head. Clin Orthop 277:1221

Beltran J, Knight CT, Zuelzer WA, Morgen JP, Shwendeman LJ, Chandnani VP, Mosure JC, Schaffer PD (1990) Core decompression for avascular necrosis of the femoral head: correlation between longterm results and preoperative MR staging. Radiology 175:533–536

D'Ambrosia RD, Shoji H, Riggins R (1978) Szintigraphy in the diagnosis of osteonecrosis. Clin Orthop 130:139–143

Dihlmann W, Heller M (1985) Asterisk-Zeichen und adulte ischämische Femurkopfnekrose. RöFo 142:430

Higer HP, Grimm J, Pedrosa P, Apel R, Badilla K (1988) Transitorische Osteoporose oder Femurkopfnekrose? Frühdiagnose mit der MRT. RöFo 150:407–412

Hofmann S, Kramer J, Leder K, Plenck H jr. Engel A (1994) Die nichttraumatische Hüftkopfnekrose des Erwachsenen: Pathophysiologie, Klinik und therapeutische Möglichkeiten. Radiologe 34:1–10

Hofmann S, Kramer J, Urban M, Plenk H (1998) Bone Marrow Oedema in transient osteoporosis, reflex sympathetic dystrophy and osteonecrosis: In: Jocob R (ed) Instructual Courses of EFFORT. J Bone Joint Surgery, London 4:87–98

Hofmann S, Schneider W, Breitenseher M, Urban M, Plenk H jr. (2000) Die „transiente Osteoporose" als reversible Sonderform der Hüftkopfnekrose. Orthopäde 5:411–419

Jones JP jr. (2000) Epidemiologische Risikofaktoren für die nichttraumatische Osteonekrose. Orthopäde 5: 370–379

Koo KH, Kim R (1998) Borderline Osteonecrosis. CORR 214:345–351

Kramer J, Breitenseher M, Imhof H, Urban M, Plenk H jr., Hofman S (2000) Bildgebung bei der Hüftkopfnekrose. Orthopäde 5:380–388

Langer R, Scholz A, Langer M, Astinet F, Schwetlick G, Ferstl F, Felix R (1991) Superselektive intraarterielle DSA bei Hüftkopfnekrose und Schenkelhalsfraktur. RöFo 154:587–592

Michchell DG, Steinberg ME, Dalinka MK, Rao VM, Fallon M, Kressel HY (1989) Magnetic resonance imaging of the ischemic hip: Alterations within the osteonecrotic, viable and reactive zones. CORR 244: 60–77,

Mont MA, Hungerford DA (1995) Non-traumatic avascular necrosis of the femoral head. J Bone Joint Surg 77A:459–474

Nadel SN, Dabin JF, Richardson WJ, Hedlung LW, Senft C, Rizk WS, Alizos KN, Stahl DL, Martinez S (1992) Detection of acute avascular necrosis of the femoral head in Dogs: Dynamic contrast-enhanced MR-imaging vs Spinecho and STIR Sequences. Amer J Radiol 159:1255–1261

Shimizu K, Moriya H, Akita T et al (1994) Prediction of collapse with MRI in AVN of the femoral head. J Bone Joint Surg 76A:215–223

Solomon L (1990) Klinische und therapeutische Konzepte der ischämischen Femurkopfnekrose. Orthopäde 19:200–207

Steinberg ME, Khyken GD, Steinberg DR (1995) A quantitative system for staging AVN. J Bone Joint Surg 77B:34–41

Turner DA, Templeton AC, Selzer PM, Psenberg AG, Petasnick JP (1989) Femoral capital osteonecrosis: MR finding of diffuse marrow abnormalities without focal lesions. Radiology 171:135–140

Wilson AJ, Murray WA, Hardy DC, Totty WG (1988) Transient osteoporosis: transient bone marrow edema? Radiology 167:757–760

# Wirbelsäule

# MRT der degenerativen Wirbelsäule

R. Eyb, M. Urban

## Allgemeins

Mit der Zunahme der Lebenserwartung steigen auch die degenerativen Veränderungen des Stütz- und Bewegungsapparates des Menschen an. Der Wirbelsäule (WS) als das zentrale Achsenorgan kommt dabei eine besondere Bedeutung zu. Die Komplexität des Bewegungssegments soll einerseits die Beweglichkeit erhalten, andererseits die Stabilität für den aufrechten Stand gewährleisten. Zeit, Beanspruchung, genetische Faktoren und Stoffwechsel bewirken in ihrem Zusammenspiel Veränderungen an der WS, die ohne dass eine bestimmte Krankheit vorliegt, die Lebensqualität beeinträchtigen können. Als Sammelbegriff werden diese Veränderungen als degenerativ bezeichnet.

An der WS werden degenerative Veränderungen an unterschiedlichsten Geweben vorgefunden: Am häufigsten und auch klinisch hervorstechendsten sind die degenerativen Bandscheibenveränderungen zu erwähnen. Doch findet man mit zunehmendem Alter auch klinisch relevante Veränderungen an Gelenken, Gelenkkapseln, am Ligamentum flavum, am Knochen der Wirbelkörper selbst sowie an den Gelenksfortsätzen vor.

Es gilt nun bei Beschwerdeangaben die morphologischen Veränderungen zu bewerten, um eine möglichst kausale Therapie einzuleiten. Grundvoraussetzung dazu sind bildgebende Verfahren und die Magnetresonanz im Besonderen.

## Untersuchungstechnik

Verwendet werden heute im Regelfall circular polarisierte Wirbelsäulenspulen (bzw. Quadraturspulen), zunehmend kommen Arrayspulen zur Anwendung, mit welchen größere Wirbelsäulenabschnitte dargestellt werden können. Angefertigt werden zunächst sagittale T1- und T2-gewichtete Turbospinechosequenzen (TSE), eine Bildmatrix von 512 × 512 ist heute Standard. Tansversale Sequenzen über diagnostisch bedeutende Segmente ergänzen die Bildgebung. Diese können entweder T1- oder T2-gewichtet durchgeführt werden (abhängig von der untersuchten Pathologie). Stark T2-gewichtete Single shot TSE Sequenzen bieten ein myelographisches Bild und können ergänzend zur Darstellung des Liquorraums und Wurzelverlaufes hilfreich sein. Zusätzliche Sequenzen (3D, Angiographie etc.) bzw. Kontrastmittelgabe erfolgen in Abhängigkeit vom pathologischen Substrat.

Die sagittalen Schichten müssen jedenfalls beiderseits die Foramina mit abdecken, bei den axialen Sequenzen soll nicht nur der Bandscheibenraum dargestellt werden, da die Möglichkeit der Beurteilung von Veränderungen der Facettengelenke und eventueller Bandscheibensequester sonst eingeschränkt ist.

## Darstellung der wichtigsten Krankheitsbilder

### Bandscheibendegeneration (Osteochondrose)

■ **Genese.** Ab dem 2. Lebensjahr wird die Bandscheibe (BS) nicht mehr über Blutgefäße ernährt und stellt somit das größte avaskuläre Organ des Körpers dar. Nur im Rhythmus von Belastung und Entlastung kann die BS Nährstoffe aufnehmen. Bewegungsarmut, Stoffwechsel- und biochemische Prozesse können den Alterungsprozess beschleunigen. Es kommt zum Auftreten von Rissen im Anulus, der an sich dorsal häufig schmäler als ventral ausgebildet ist und somit das klinisch relevante dorsale Austreten von BS-Gewebe ermöglicht. Sekundär kann es wiederum zum Einsprießen von Blutgefäßen kommen, dies ist jedoch als ein pathologisches Zeichen zu bewerten. Diese Gefäße können auch Nervenendigungen begleiten und zum „discoge-

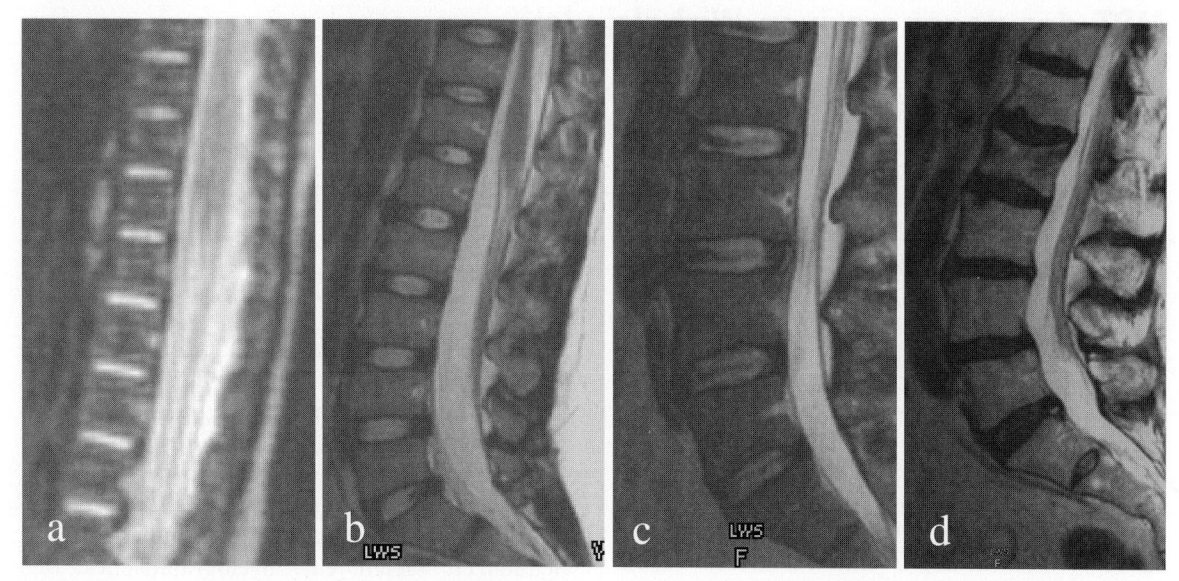

**Abb. 1.** Bandscheibentypen I–IV. **a** Bandscheibentyp I beim Neugeborenen; **b** Typ II – Kleinkind, die Disci homogen signalreich; **c** Typ III – junger Erwachsener, zentrale signallose Linie; **d** Typ IV – degenerativer Wasserverlust, Signalabnahme der es. BS

nic pain" führen. In fortgeschrittenem Stadium kommt es zum Höhenverlust der BS, damit zur Einengung des Neuroforamens, zur Mehrbelastung der Wirbelgelenke und unter Umständen auch zum Stabilitätsverlust des Bewegungssegmentes.

■ **Klinische und bildgebende Abklärung.** Die BS-Degeneration selbst wird selten als schmerzhaft empfunden. Meist sind es die Folgeerscheinungen der Degeneration, die zu Schmerzen führen. Patienten geben dann belastungs- und bewegungsabhängige lokale und pseudoradikuläre Schmerzen an, eine Entlastung oder äußere Ruhestellung wird als Erleichterung empfunden.

Kommt es jedoch zusätzlich zur Discusdegeneration auch zur Instabilität des Segmentes, können die Beschwerden sehr hartnäckig sein. Das Bewegungssegment erfährt dann in Funktion nicht nur eine Angulation sondern auch eine Translation, die stets als pathologisch anzusehen ist. Die gebräuchlichste Definition der Instabilität ist die einer Beweglichkeit von mehr als 10° und Translation von mehr als 2 mm in den Funktionsaufnahmen.

■ **MRT der Bandscheibendegeneration.** Veränderungen der Bandscheibe sind an Hand von post mortem Untersuchungen kernspintomographisch differenziert worden (Ho und Mitarb. 1988; Yu und Mitarb. 1988).

Dabei wurden für den Nucleus pulposus 4 Typen definiert:
■ Typ 1 beim Neugeborenen
■ Typ 2 beim Jugendlichen
■ Typ 3 beim Erwachsenen
■ Typ 4 stellt die degenerativ veränderte Bandscheibe des Erwachsenen dar.

Die Bandscheibe des Neugeborenen zeigt im T1-gewichteten SE-Bild mittlerer Signalintensität des nucleus pulposus. Der Anulus fibrosus grenzt sich nicht eindeutig ab. Die angrenzenden Knorpelanteile bilden zusammen mit der Bandscheibe einen bikonkaven Bereich. Der Knochenkern des Wirbelkörpers ist oval dargestellt, zunächst etwas dunkler, später heller als die Bandscheibe.

Im T2-gewichteten Bild sind Anulus und Nucleus signalreich, der Knorpel des WK grau und die Sharpeyschen-Fasern ebenso wie der Knochenkern hypointens. Die Bandscheibenhöhe beträgt maximal 40% des Wirbelkörpers (Abb. 1a).

Beim Typ 2 der Bandscheibe lassen die T1 betonten Bilder eine Differenzierung von Nucleus und Anulus ebenfalls nicht zu. Die Bandscheibe stellt sich insgesamt relativ signalreich dar, der Knorpel grenzt sich hypointens ab. Auch der Knochen kommt hell zur Abbildung. Im T2-Bild ist der Knochen mittelintens, der Knorpel fast schwarz. Der Nucleus pulposus lässt eine deutliche Signalabnahme erkennen, ventral und dorsal erkennt man eine bandförmige Signalabschwächung im Nucleus durch einwachsende bindegewebige Strukturen (Abb. 1b). Beim Typ 3 finden sich in etwa 20% der Fälle bereits Einrisse des Anulus fibrosus (Yu 1988). Der nucleus pulposus ist T2-gewichtet signalreich, die zentralen Bindegewebsstrukturen haben zugenommen und verursachen eine zentrale bandförmige Signalabsenkung (Intranuclear cleft; Aguila et al. 1985) (Abb. 1c).

Beim Typ 4 liegt eine gleichmäßige Signalabsenkung der Bandscheibe vor, in der Regel auch eine mehr oder weniger ausgeprägte Höhenminderung. Bedingt durch dichtes Bindegewebe, welchen den Nucleus pulposus durchsetzt ist dieser vom Anulus nicht mehr differenzierbar. Typisch ist auch eine knöcherne Reaktion subchondral in den angrenzenden Wirbelkörpern (Abb. 1d).

■ **MRT der Osteochondrose.** Das normale Knochenmark der Wirbelkörper ist auf T1-gewichteten Sequenzen deutlich hyperintens, im T2-gewichteten Bild vergleichsweise signalärmer. Im Rahmen der Degeneration der Bandscheibe kommt es auch zu Signalveränderungen des Knochenmarks der angrenzenden Wirbelkörper. Im MR werden 3 Typen unterschieden (Modic 1988). Typ 1 zeigt eine Signalabnahme an T1-gewichteten Aufnahmen sowie eine Signalzunahme T2-gewichtet (Abb. 2a). Nativradiologisch sind häufig keine korrelierenden Veränderungen erkennbar. Beim Typ 2 ist eine deutliche bandförmige Signalanhebung T1-gewichtet, eine etwas geringere im T2-Bild nachweisbar (Abb. 2b). Histologisch besteht eine Umwandlung von blutbildendem Mark in Fettmark, häufig auch eine Verdickung der Trabekel. Auch hier sind nativradiologisch keine Veränderungen fassbar. Der Typ 3 entspricht einer bandförmigen Signalminderung sowohl T1- als auch T2-gewichtet und entspricht sklerotischen Veränderungen im Nativbild. Die Stadien sind nicht immer voneinander abgrenzbar, sie gehen oft ineinander über. Differentialdiagnostisch können Veränderungen vom Typ 1 einer Spondylodiszitis ähneln. Allerdings zeigt die entzündliche Bandscheibe T2-gewichtet deutlich hyperintenses Signal und nimmt ebenso wie die beteiligten Endplatten vermehrt Kontrastmittel auf. Abzugrenzen vom Typ 2 sind Wirbelkörperhämangiome, welche ebenfalls aufgrund von Fettgehalt in allen Sequenzen hyperintens zur Darstellung kommen. Diese lassen sich jedoch aufgrund von Form und Lage von den typischen bandförmigen degenerativen Veränderungen abgrenzen.

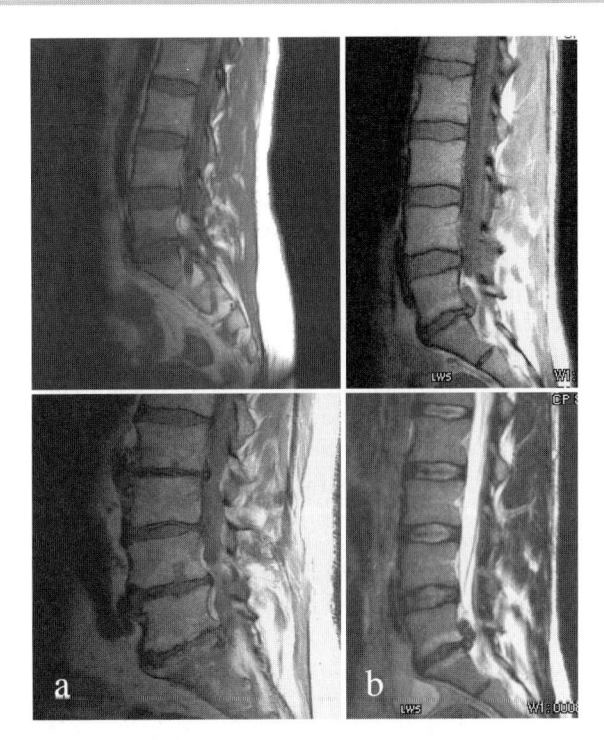

**Abb. 2. a** Osteochondrose MODIC-Typ I im Segment L5/S1. T1-gew. (rechts) bandförmige Signalminderung Grund- bzw Deckplattennahe, entsprechend einer Signalminderung T2-gew. (links) – Ödem; **b** OC MODIC-Typ II – vermehrtes Fettmark führt zu hyperintensem Signal sowohl T1- als auch T2-gewichtet

## Bandscheibenvorfall

■ **Genese.** Eine besondere Erscheinungsform der Bandscheibendegeneration findet sich beim Vorfall, der sich als akutes Ereignis manifestiert. Inwieweit ein adäquates Trauma bei intakter BS zum Vorfall führen kann, wird immer wieder diskutiert, kann aber praktisch ausgeschlossen werden (Nikolakis 2001). Vorfälle bei jungen Patienten unter 20 Jahren gelten als seltenes klinisches Ereignis.

Zum Vorfall kommt es durch eine plötzliche Verlagerung von Anteilen des Nucleus durch Teile des Anulus fibrosus oder die vollständige Extrusion aus dem BS-Raum heraus. Klassischerweise wird der Vorfall durch eine unkontrollierte Bewegung ausgelöst. Entweder handelt es sich um ein Hebetrauma oder eine plötzliche Drehbewegung zwischen LWS und dem Becken.

Es können jedoch auch alltägliche harmlose Bewegungen einen Vorfall auslösen.

### Klinische und bildgebende Abklärung.
Die Anamnese des BS-Vorfalles lässt sich leicht erheben, der Patient weiß auf die Minute genau das Ereignis. Anders als bei der alleinigen Degeneration überwiegt der Schmerz der Beine. Häufig geben die betroffenen Personen an, keinerlei lumbale Schmerzen zu verspüren. Je nach Größe und Lokalisation des Vorfalles unterscheiden sich auch die Schmerzen: Median gelegene Vorfälle verursachen eher unspezifische Symptome, können Nervendehnungsschmerzen (Lasègue-Zeichen) beiderseits bewirken bzw. eine Caudasymptomatik auslösen. Mediolaterale und laterale Prolapse beeinträchtigen die entsprechenden Nervenwurzeln.

Die häufigsten Lokalisationen betreffen die Segmente L4/5 und L5/S1, 90% der lumbalen Vorfälle finden sich dort, die kranialen Segmente werden entsprechend seltener befallen. Thorakale und zervikale Vorfälle sind seltener als lumbale. Aufgrund der Brustkyphose liegt das thorakale Myelon weit ventral, was den anterioren Epiduralraum verschmälert. Daher können schon relativ kleine Vorfälle klinische Zeichen auslösen. In der Halswirbelsäule (HWS) finden sich die häufigsten Prolapse ebenfalls in den kaudalen Segmenten C5/6 und C6/7. Mediane Vorfälle sind dort häufiger als in BWS und LWS.

Für alle Vorfälle gilt, dass Klinik, morphologisches Bild und Anamnese übereinstimmen müssen. In höherem Alter nehmen die degenerativen Veränderungen an der WS kontinuierlich zu, wohingegen die Schmerzen um das 50. Lebensjahr am häufigsten sind Diskusvorfälle finden sich bei über 60-jähringen häufig ohne jede Schmerzauslösung (Jensen 1994). Einengungen der Neuformina infolge eine BS-Vorfalles führen im Gegensatz dazu fast immer zu Schmerzen (Teresi 1987).

### MRT des Diskus-Prolaps.
Die *Diskusprotrusion* (Abb. 3) kommt als breite, ringförmige Vorwölbung des anulus fibrosus gegen den Spinalkanal zur Darstellung, sie kann sich weit nach lateral erstrecken, die Foramina einengen und hier die Nervenwurzeln bedrängen. Exzentrische Protrusionen sind vom *subligamentären Prolaps* (Abb. 4a) zu unterscheiden. Bei diesem durchdringt ein Teil des Nucleus pulposus den eingerissenen Anulus und kommt unter dem intakten hinteren Längsband zu liegen. Dieser Anteil der Bandscheibe kann je nach Wassergehalt T2-gewichtet noch signalreich abgebildet sein („soft disc" im angloamerikanischen Sprachgebrauch) und sich von erhaltenen Fasern des äußeren Anulus und dem hinteren Längsband abgrenzen. Es zeigt sich eine umschriebene konvexe Bandscheibenvorwölbung über die WK-Kontur.

Durchbricht der Prolaps die äußeren Anulusfasern und das hintere Längsband kommt es zu einem *transligamentären Prolaps* (Abb. 4b), der noch Kontakt zur Bandscheibe hat. Bei Verlust dieser Verbindung entsteht ein *Sequester* (Abb. 5), entweder vor oder hinter dem Lig. Longitudinale gelegen. Dieser kann nach kranial oder

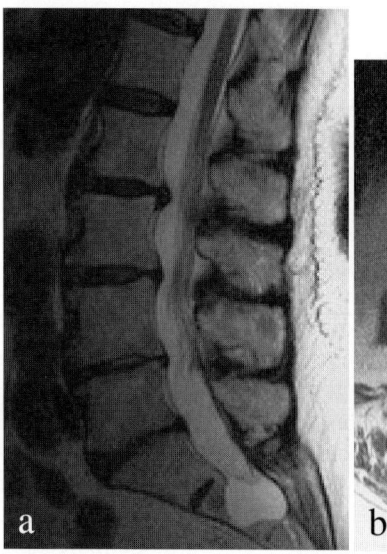

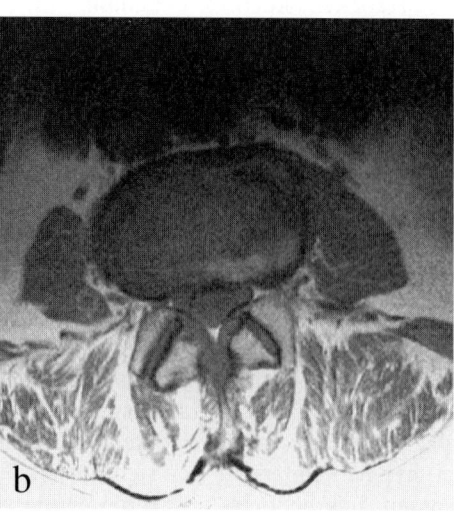

**Abb. 3.** Diskusprotrusionen. **a** Sagitt. T2- gew. TSE-Sequenz. Vorwölbung der degenerativ veränderten Bandscheibe gegen das hintere Längsband; **b** Im axialen T1-gew. Bild erkennt man auch die laterale Protrusion mit Einengung der Foramina und Kompression der Nervenwurzeln (*Pfeil*)

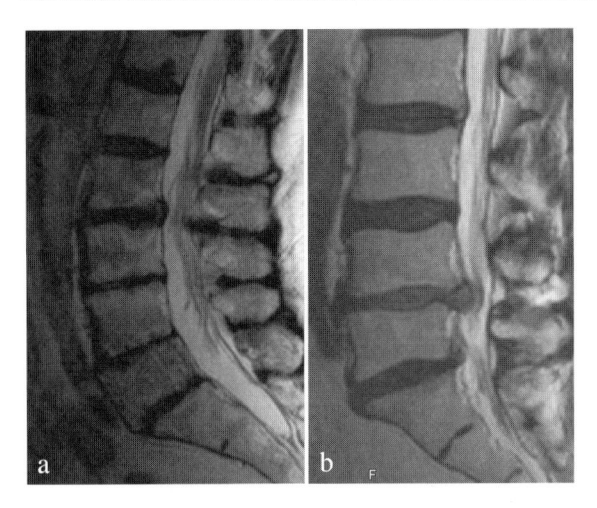

**Abb. 4. a** Subligamentärer flacher Prolaps bei L2/3; **b** transligamentärer Prolaps, das hintere Längsband ist durchbrochen, der herniierte BS-Anteil ist nicht disloziert

kaudal wandern. In T2-gewichteten Bildern ist dieser Sequester oft signalreicher als die Bandscheibe. Dies wird auf erhöhten Flüssigkeitsgehalt und Neovaskularisation zurückgeführt, letztere ist auch für eine oft beobachtete randständige Gadoliniumaufnahme verantwortlich.

Bei der Beurteilung von Bandscheibenvorfällen müssen auch indirekte Zeichen, wie Maskierung von Nervenwurzeln und epiduralem Fett. Kompression des Duralsacks bzw. des Myelons, Verlagerung und Schwellung von Nervenwurzeln, eingeengte Neuroforamina und gestaute Plexusvenen beachtet werden. Vor allem in der HWS ist die Anfertigung dünner Schichten zu Darstellung der feineren anatomischen Strukturen zu fordern, hier werden für die axialen Sequenzen im Regelfall 3D-Schichtblöcke angefertigt (Abb. 6).

## Spondylarthrose

■ **Genese.** Wie alle Gelenke sind die Wirbelgelenke ebenfalls arthrostischen Veränderungen unterworfen. Die Mehrbelastung dieser Gelenke ergibt sich aus dem abnehmenden Turgor der BS, der relativ früh einsetzt. Da das Bewegungssegment als funktionelle Einheit zu sehen ist, müssen bei Versagen eines Teiles davon, und das ist meistens die BS, die anderen Teile in Mitleidenschaft gezogen werden.

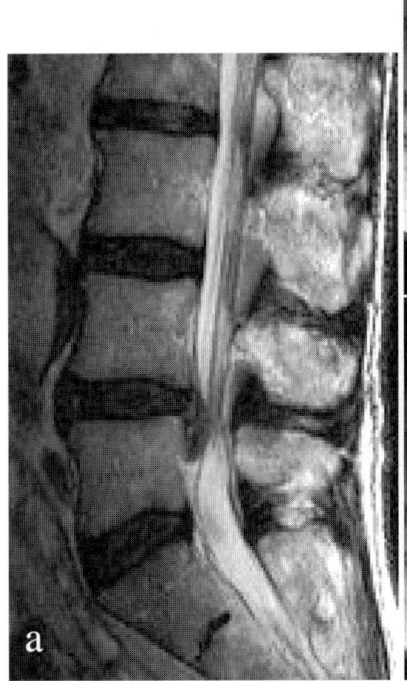

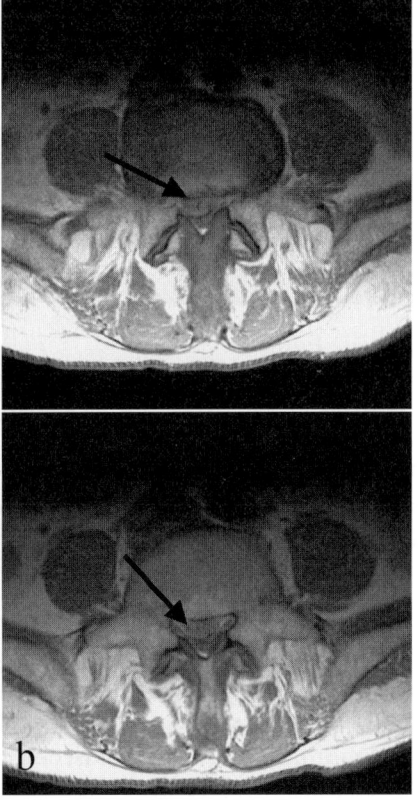

**Abb. 5.** Sequestrierter BS-Prolaps. **a** Sag. T1-gew. Bild-großer Prolaps bei L4/5 mit nach kaudal gerutschtem Sequester (*Pfeil*); **b** axiale T1-gew. Schichten, der Duralsack ist hochgradig komprimiert (*Pfeil*)

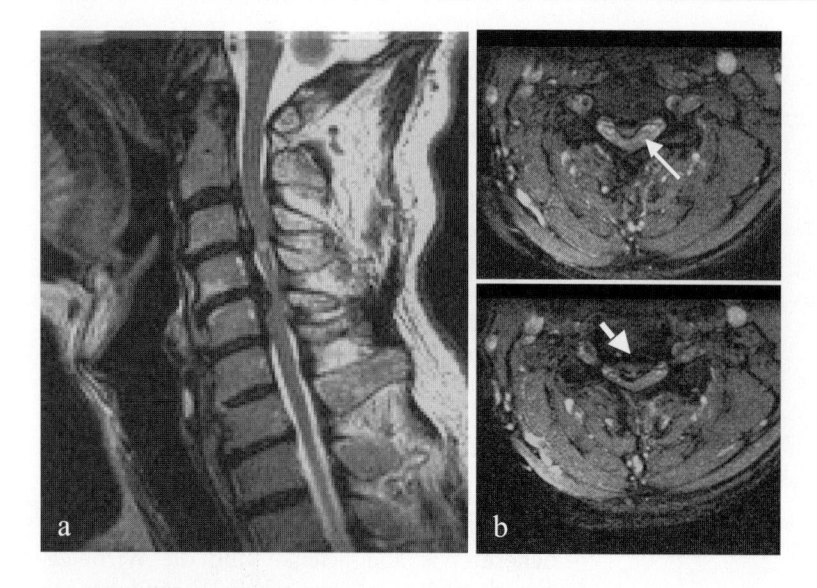

**Abb. 6.** Diskusprolaps zervikal. Massive Einengung des Spinalkanals bei C3/4 und C5/6 durch mediane BS-Vorfälle. **a** Sagittale T1-gew. TSE-Sequenz; **b** axiale 3D-Gradientenechosequenz. Myelopathieareal aufgrund der längerbestehenden Kompression (*Pfeil*)

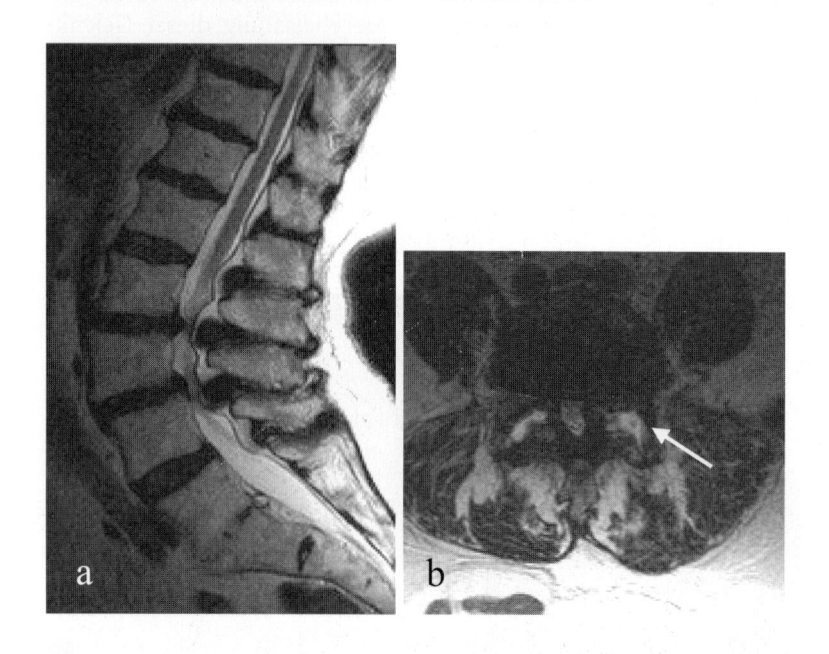

**Abb. 7 a, b.** Spondylarthrose: Ausgeprägte Osteophyten an den Facettengelenken sowie deutliche Flüssigkeitsansammlungen in den Gelenken (*Pfeil*) führen zu massiver Einengung der Recessus und Foramina

Es entstehen dann an den Gelenken osteophytäre Anlagerungen, Verdickungen der Gelenkskapseln, Subluxationen der Gleitpartner und Ratifizierungen der Knorpelschichten. Die ersten drei der erwähnten Veränderungen können die nervalen Strukturen massiv einengen, speziell wenn sich zu den Kapselverdickungen zusätzliche Synovialzysten ausbilden.

■ **Klinische und bildgebende Abklärung.** Ähnlich wie bei der Osteochondrose verläuft die Spondylarthrose unter geringen klinischen Zeichen. Belastungsabhängige lokale Schmerzen können auftreten, die sich unter Lordosierung, die eine Mehrbelastung der Gelenke darstellt, verstärken. Behandlungsbedarf entsteht bei der Einengung nervaler Strukturen wie der Foramenstenose, Recessusstenose oder Vertebrostenose. Zu den Beschwerden der Arthrose kommen dann zusätzlich die des engen Spinalkanales. Eine weitere Möglichkeit der Schmerzentstehung ist durch die Instabilität gegeben: Instabile Gelenke neigen zur Subluxation wobei die Gelenkflächen zum Teil ihren Kontakt verlieren und die Gelenkfortsätze den lateralen Recessus einengen. Radikuläre Symptome sind die Folge. Pseudolisthesen (nach

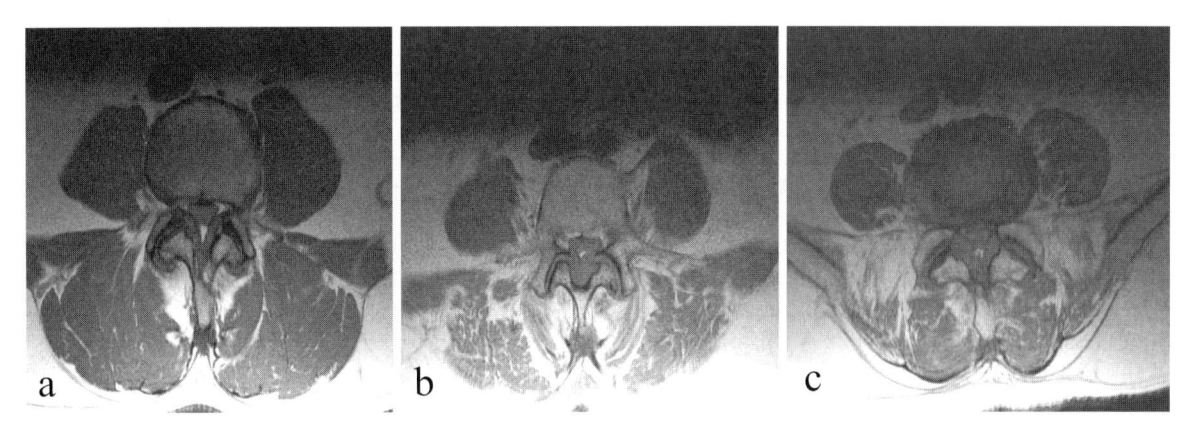

**Abb. 8.** Ursachen einer Vertebrostenose. **a** Randzacken an den Facettengelenken und hypertrophe Ligg. Flava engen die Recessus ein; **b** Engstehende Facettengelenke, kurze Pedikel, verdickte Ligg. Flava; **c** Diskusprotrusion und Spondylarthropathie

ventral Gleiten eines Wirbels aufgrund von BS-Degeneration) und Retrolisthesen führen eher zu einem pseudoradikulären Schmerzbild.

■ **MRT der Spondylarthrose.** Die degenerativen Veränderungen der Intervertebralgelenke sind an axialen Schichten gut beurteilbar, hier sind die Arthrosezeichen gleich wie an großen Gelenken zu sehen. Sowohl T1- als auch T2-gewichtete Sequenzen können eingesetzt werden, letztere zeigen vor Allem einen Gelenkserguss und eventuelle Synovialzysten ausgezeichnet und lassen in den eingeengten Rezessus und Foramina die Nervenwurzeln besser abgrenzen (Abb. 7). Allerdings werden hypointense Band- und Kapselstrukturen etwas übertrieben dick abgebildet, was zur Vortäuschung einer höhergradigen Einengung führen kann.

## Vertebrostenose

■ **Genese.** Aus allen bisher genannten degenerativen Prozessen resultiert als klinisch relevante Veränderung der enge Wirbelkanal. Typischerweise findet man die Veränderung bei Menschen höheren Lebensalters. Ein früheres Auftreten findet man selten bei eng angelegten Spinalkanälen aufgrund kurzer Padikel wie bei Achondroplasie.

Der ap. Durchmesser des Spinalkanals sollte 15 mm betragen. Bis 10 mm spricht man von relativer, darunter von absoluter Vertebrostenose. Der Abstand der Pedikel sollte 18 mm betragen und der laterale Recessus 4 mm messen. Eine segmentale Instabilität kann unter Belastung eine Stenose noch zusätzlich verstärken.

■ **Klinische und bildgebende Abklärung.** Das hervorstechende Merkmal der Vertebrostenose ist die successive kürzer werdende Gehstrecke eines Patienten. Nach wenigen hundert Metern versagen die Beine, treten krampfartige Schmerzen in Oberschenkel und Wade auf. Ähnlich wie bei claudicatio inermittens ist der Patient gezwungen zu rasten. Im Unterschied zu letzterer bringt die Kyphosierung der LWS eine Erleichterung infolge der bedingten Erweiterung der Recessus und Neuroforamina. Dieser Symptomenkomplex wird daher als claudicatio spinalis bezeichnet. Im Sitzen oder Liegen klingen die Schmerzen allmählich ab und es wird von den Betroffenen oft sogar völlige Schmerzfreiheit angegeben. Deswegen sind bei Untersuchungen im Liegen auch keinerlei Ausfälle nachweisbar.

■ **MRT der Vertebrostenose.** Ursachen und Ausmaß einer Vertebrostenose sind ebenfalls an den axialen Schichten am besten beurteilbar (Abb. 8). Auch hier gilt: während der Kompressionseffekt auf den Duralsack vor allem bei ausgeprägteren Stenosen auf T2-gewichteten Bildern am leichtesten zu erkennen ist, sind Messungen des Spinalkanaldurchmessers T1-gewichtet exakter, Stenosen werden T2-gewichtet überschätzt. Zur Diagnostik von Vertebrostenosen ist eine ausreichende Schichtabdeckung zu fordern, allein die Darstellung der Bandscheibenräume und unmittelbar benachbarten Abschnitte im axialen Bild reicht nicht aus!

## Fragestellungen an die MRT

Vertebragene Schmerzen erfordern zu ihrer Abklärung nach Anamnese und eingehender klinischer Untersuchung eine Zuordnung zu einer entsprechenden morphologischen Veränderung. Die konventionelle Röntgenaufnahme hat nach wie vor ihren festen Platz in der Bildgebung. Die Wirbelsäule kann dabei in ihrer Gesamtheit begutachtet werden. Achsenabweichungen, Verdrehungen und Verkürzungen sowie Stufenbildungen können nicht nur statisch sondern auch in ihrer Dynamik bewertet werden. Weiter lassen sich viele Erkrankungen aus dem morphologischen Veränderungen der Wirbel ableiten. Degenerative Veränderungen wie Osteochondrosen, Spondylarthrosen, Pseudolisthesen und Retrolisthesen sind ebenfalls feststellbar. In Funktionsaufnahmen lassen sich Instabilitäten quantifizieren. Die Beurteilungen erstrecken sich aber im wesentlichen auf knöcherne Strukturen. Fragestellungen an die MRT ergeben sich, wenn zusätzlich dazu Hinweise über Weichteilveränderungen notwendig sind.

Am häufigsten wird die Frage nach einem Diskusvorfall gestellt. Größe, Beschaffenheit, Lage und Beziehung zu den nervalen Strukturen lassen sich dabei nicht nur in der transversalen, sondern auch sagittalen und koronaren Ebene feststellen. Die zusätzliche Beurteilungsmöglichkeit des Wassergehaltes der Bandscheibe sowie die Modiczeichen vervollkommen die Manifestationen der deg. Veränderungen. Auch die Reaktion der Nervenwurzel (Schwellungen), intraneurale Veränderungen (Myelopathie) sowie differentialdiagnostische wichtige Aspekte (Tumoren, Entzündungen etc.) in Frühstadien werden dabei abgeklärt.

Unumgänglich ist die MRT zur Mehretagendiagnostik. Dies ist speziell bei der Planung von Fusionsoperationen notwendig, da nur aus dem Degenerationsgrad eines Bewegungssegmentes geschlossen werden kann, ob ein Segment die Versteifung des benachbarten Segments zu kompensieren in der Lage ist.

## Literatur

1. Aguila LA, Piraino DE, Modic MT, Dudley AW, Duchesneau PM, Weinstein MA (1985) The intranuclear cleft of the intervertebral disk: magnetic resonance imaging. Radiol 155:155–158
2. Ho PSP, Yu S, Sether LA, Wagner M, Ho KC, Haugthon VM (1988a) Ligamentum flavum: Appearance on sagittal and coronal MR images. Radiol 168:69–472
3. Jensen M et al (1994) Magnetic Resonance Imaging of the Lumbar Spine in People without Back Pain. New Engl J Med 331:69–73
4. Modic MT, Masaryk T, Boumphrey F, Goormastic M, Bell G (1986) Lumbar herniated disk disease and canal stenosis: prospective evaluation by surface coli MR, CT, and myelography. Amer J Neuroradiol 7:709–717
5. Nikolakis M, Matzner M (2001) Berufskrankheit Wirbelsäulenschaden? Z Orthop (im Druck)
6. Teresi L, Lufkin RB, Reicher MA, Moffit BJ, Vinuela FV, Wilson GM, Bentson JR, Hanafee WB (1987) Asymptomatic degenerative disk disease and spondylosis of the cervical spine: MR Imaging. Radiol 164:83–88
7. Yu S, Haughton VM, Ho PSP, Sether LA, Wagner M, Ho KC (1980c) Progressive and regressive changes in the nucleus pulposus. Part II. The adult. Radiol 169:93–97
8. Yu S, Haughton VM, Sether LA, Ho KC, Wagner M (1989) Criteria for classifying normal and degenerated lumbar intervertebral disks. Radiol 170:523–526 (1989)
9. Yu S, Haughton VM, Sether LA, Wagner M (1988b) Anulus fibrosus in bulging intervertebral disks. Radiol 169:761–763

# MRT bei entzündlichen Wirbelsäulenerkrankungen

Andrea Ruppert-Kohlmayr, J. Simbrunner, C. Aigner, R. Windhager

## Einleitung

Die Ätiologie der entzündlichen Wirbelsäulenerkrankungen ist in vielen Punkten noch unklar. Auch aufgrund klinischer Aspekte ist die Zuordnung oft problematisch. Im Wesentlichen wird die infektiöse („bakterielle", „pyogene") Spondylitis von den Spondylarthropathien, v. a. aus dem rheumatischen Formenkreis, bei denen kein Erregernachweis gelingt, unterschieden. Bei den nicht-infektiösen Spondylarthropathien wird eine genetische Disposition durch das Vorhandensein bestimmter Gewebeverträglichkeitsantigene („HLA-Antigene") angenommen. Vermutlich wird die Erkrankung durch eine Infektion ausgelöst (= „Starterwirkung" der Infektion bei entsprechender genetischer Disposition). Die Tabelle 1 listet die wichtigsten Formen der entzündlichen Wirbelsäulenerkrankungen übersichtlich auf.

Als Erstuntersuchung werden bei Verdacht auf entzündliche Wirbelsäulenerkrankungen zuerst konventionelle Röntgenübersichtsaufnahmen angefertigt. Untersuchungsmodalitäten wie CT, Myelographie, Myelo-CT und Skelettszintigraphie haben den Nachteil der Strahlenexposition und haben durch die Einführung der MRT, die eine Umorientierung des diagnostischen Vorgehens bei Wirbelsäulenerkrankungen verursachte, eine deutliche Einschränkung erfahren. Die CT ist grundsätzlich zur Klärung der Frage nach einer ossären Destruktion die Methode der Wahl.

Die MRT ist hingegen besonders geeignet zur Beurteilung der Infiltration der Wirbelsäule und der Umgebung durch den entzündlichen Prozess. Sie bietet die Vorteile eines Schnittbildverfahrens ohne ionisierende Strahlung, die durch Darstellung der gesamten Wirbelsäule in multiplanarer Schnittführung in kurzer Zeit die Diagnostik entzündlicher Wirbelsäulenveränderungen und eine gute Beurteilung ihrer Ausdehnung ermöglicht. Weitere Vorteile sind der hohe Weichteilkontrast und das Fehlen von Knochenaufhärtungsartefakten. Zusätzlich hat die MRT eine höhere Sensitivität bei der Differenzierung zwischen einer Spondylodiszitis mit und ohne Abszessformation als die CT [1].

## Standard-MRT-Untersuchungstechnik bei entzündlichen Wirbelsäulenerkrankungen

Die MRT-Untersuchung der Wirbelsäule erfolgt in der Regel abschnittsweise und symptom- bzw. problemorientiert. Nur bei systemischen Erkrankungen wie bei nicht-infektiösen Spondylarthropathien wird die gesamte Wirbelsäule screeningmäßig untersucht.

Die Untersuchung der gesamten Wirbelsäule erfolgt mit größtmöglichem FOV und in sagittaler Schichtorientierung. Dafür werden Körperspulen oder spezielle Phase-array-Spulen verwendet. Das FOV ist bei der zervikalen und

**Tabelle 1.** Übersicht bzw. Einteilung der entzündlichen Wirbelsäulenerkrankungen

| Infektiös (Spondylitis) | Nicht-infektiös (Spondylarthropathie) | |
| --- | --- | --- |
| | Seropositiv | Seronegativ |
| ■ Bakteriell<br>■ Tuberkulös<br>■ Andere seltene Erreger | ■ Rheumatoide Arthritis (RA) | ■ Ankylosierende Spondylitis (AS)<br>■ Psoriasis arthropathica (PA)<br>■ Arthritis assoziiert mit entzündlichen Darmerkrankungen<br>■ Reaktive Arthritis (z. B. Mb. Reiter) |

**Tabelle 2.** Übersicht über die wichtigsten radiologischen Merkmale der entzündlichen Wirbelsäulenerkrankungen

### Infektiös (Spondylitis)

|  | **Bakteriell** | **Tuberkulös** |
|---|---|---|
| Hauptlokalisation | LWS | Thorakolumbaler Übergang |
| Befall | Gewöhnlich 2 benachbarte WK | Multipel |
| Altersgipfel | 6. und 7. Dekade | |
| Typische Muster | Knochenmarksödem | Wirbelkörperdestruktion |
| | Kontrastmittelaufnahme | Wirbelkörperdeformität |
| | Unscharfe Abschlussplatten | Häufig Ausbreitung unter vorderem Längsband nach kranial u. kaudal |
| | Bandscheiben hyperintens in T2 | Ausgedehnte paraspinale Senkungsabszesse |
| | Bandscheibenhöhenminderung | |
| | Paraspinale Abszesse möglich | |

### Nicht-infektiös (Spondylarthropathie) – seropositiv

|  | **Rheumatoide Arthritis (RA)** |
|---|---|
| Hauptlokalisation | HWS |
| Befall | v. a. atlantoaxiales Segment |
| Altersgipfel | Erwachsenenalter |
| Typische Muster | Densosteolyse |
| | Pannusbildung mit atlantoaxialer Subluxation |
| | Myelonkompression durch Pannus |
| | Bandscheibenhöhenminderung |

### Nicht-infektiös (Spondylarthropathie) – seronegativ

|  | **Ankylosierende Spondylitis (AS)** | **Juvenile rheumatoide Arthritis (JRA)** | **Psoriasis arthropathica (PsA)** | **Reaktive Arthritis (z. B. Mb. Reiter)** |
|---|---|---|---|---|
| Hauptlokalisation | Sakroiliakalgelenke + BWS | HWS | Sakroiliakalgelenke (+ WS) | Sakroiliacalgelenke (+ WS) |
| Befall | Bilateral, symmetrisch | v. a. atlantoaxiales Segment | Bilateral, symmetrisch | Eher unilateraler Befall |
| Altersgipfel | | 1. bis 3. Lj., Beginn vor 16. Lj. | v. a. ältere Männer | 2. bis 4. Dekade |
| Typische Muster | Gleichzeitigkeit von Destruktion, Sklerose und Ankylose | Densosteolyse | Ähnliche AS jedoch seltener | Ähnlich AS |
| | Syndesmophyten | Pannusbildung mit atlantoaxialer Subluxation | Ankylose | Kombination mit Trias: Arthritis, Urethritis, Konjunktivitis |
| | destruktive Veränderungen an Abschlussplatten | Erosionen der apophysealen Gelenke mit Ankylose, v. a. C2/C3 | Kombination mit Hautveränderungen | |
| | Fibrose von Bandscheiben (hypointens in T2) | Wachstumsstörungen | | |
| | Häufig spinale Frakturen | | | |

lumbalen Wirbelsäule ca. 180 mm, bei der thorakalen ca. 360 mm.

Bei der Untersuchung der Wirbelsäule sind Aufnahmen in sagittaler Schichtorientierung obligat. Transversale Aufnahmen werden ergänzend im interessierenden Bereich angefertigt.

Um einen ausreichenden Kompromiss zwischen räumlicher Auflösung und Signal-Rausch-Verhältnis zu erreichen, haben sich Schichtdicken von 3–4 mm bewährt. Die Schichtdicke sollte bei sagittaler Schichtung 3 mm und bei transversaler in der BWS und LWS 4 mm betragen und in der HWS darunter liegen.

Routineprotokoll: T1-gewichtete SE-Sequenzen mit kurzer TR- und TE-Zeit geben eine gute anatomische Übersicht und T2-gewichtete TSE-Sequenzen mit langer TR- und TE-Zeit zeichnen sich für ihre relativ kurze Untersuchungszeit aus und sind besonders geeignet, um den Liquor, das Myelon und die Nervenwurzeln darzustellen. Sie geben Auskunft über die Weite des spinalen Subarachnoidal-Raumes und eine eventuelle Infiltration des entzündlichen Prozesses nach intraspinal [2, 3]. Diese beiden Sequenzen werden bei jeder Untersuchung angefertigt.

Zum Standardprotokoll bei entzündlichen Wirbelsäulenerkrankungen sollen auch fettsupprimierte STIR- oder SPIR-Sequenzen gehören, wodurch das veränderte Markraumsignal der befallenen Wirbelkörper besser beurteilbar ist.

Des Weiteren ist die Gabe eines i.v. Kontrastmittels bei entzündlichen Wirbelsäulenveränderungen zur verbesserten Darstellung von Kontrastmittelaufnahme der entzündlich veränderten Wirbelsäulenabschnitte, paraossaler Infektionsausbreitung und von Abszessen unbedingt nötig. Dabei wird in der Regel eine T1-gewichtete fettsupprimierte Sequenz in identer Schnittführung vor und nach Kontrastmittelgabe angefertigt.

Als weitere Zusatzsequenzen können Gradientenecho-Sequenzen zur Beurteilung der ossären Strukturen angefertigt werden, jedoch ist grundsätzlich zur Klärung der Frage nach einer ossären Destruktion die CT besser geeignet.

## Infektiöse Spondylitis und Spondylodiszitis

### Genese
- *Hämatogen* können Bakterien (Staphyloccus aureus (> 60%), Pseudomonas aeruginosa (15%), selten Streptokokken, Enterobakterien, Klebsiella pneumonia, säurefeste Stäbchen) die Wirbelsäule befallen [4].
- Per*continuitatem* kann durch Keimwanderung aus der Umgebung oder perkutane Keimverschleppung (z.B. bei offenen Wirbelsäulenverletzungen, nach operativen Eingriffen und Punktionen oder durch Übergreifen benachbarter Weichteilinfektionen auf die Wirbelsäule) die Wirbelsäule betroffen sein.

### Klinische und bildgebende Abklärung.
Im Regelfall geht die Infektion von ventralen abschlussplattennahen Wirbelkörper-Anteilen aus und manifestiert sich innerhalb des Wirbelkörpers unter Aussparung posterior Wirbelanteile (Ausnahme nach Operationen oder penetrierenden Traumen). Sie befällt benachbarte Wirbelkörper. Beim Erwachsenen wird primär der Wirbelkörper infiziert und die Infektion breitet sich über die benachbarte Bandscheibe in andere Wirbelkörper aus. Beim Kind kann aufgrund der noch bestehenden Blutversorgung der Bandscheiben auch die primäre Infektion einer Bandscheibe vorliegen. Die Erkrankung kann in der gesamten Wirbelsäule auftreten. Sie befällt jedoch bevorzugt die untere LWS, gefolgt von der BWS. Das Sakrum und die HWS sind seltener betroffen.

Da die Nativröntgenaufnahme in den ersten 8 bis 10 Tagen unauffällig sein kann, ist die MRT zur Früherkennung besonders wichtig.

Die MRT zeigt bei der pyogenen Spondylitis sehr gut das *Knochenmarködem* und eine *Hyperperfusion*. Dabei ist in T1-gewichteten Sequenzen der Markraum der Wirbelkörper und die Bandscheiben hypointens, in T2-Wichtung erscheinen der Markraum der Wirbelkörper und der Intervertebralraum signalreich [5].

Es bestehen *kortikale Knochenerosionen* und eine *unscharfe Abgrenzung zu den Wirbelkörper-Abschlussplatten*. Die Bandscheibe zwischen zwei Wirbelkörpern ist bei einer Spondylodiscitis mitbetroffen und zeigt eine *Höhenminderung und -irregularität*. Nach Gabe von Gadolinium zeigt sich ein Kontrastmittel-Enhancement der Wirbelkörper und evtl. Bandscheiben [5], sowie der Nervenwurzeln bei begleitender Arachnitis (Abb. 1).

Mit Hilfe der MRT kann eine Ausbreitung auf die Umgebung in Form von *subligamentären oder epiduralen Weichteilmassen* gut beurteilt werden. *Paraspinale Abszesse* (signalreich in T2 TSE) nehmen Kontrastmittel nur peripher auf [4]. Ihr Nachweis oder Ausschluss ist von entscheidender Bedeutung, da diese in Abhängigkeit von der Größe eine Operationsindikation darstellen.

Gelegentlich kann die Abgrenzung einer Spondylodiszitis von der Osteochondrose Modic Typ I schwierig sein. Hier hilft jedoch das erhöhte Signal und die Kontrastaufnahme der Bandscheibe der Spondylodiszitis, das bei der Osteochondrose nicht zu sehen ist, bei der Differenzierung. Des Weiteren treten manchmal Probleme bei Unterscheidung einer Entzündung von einer Tumorinfiltration, bei der jedoch im Gegensatz zur ersteren die Bandscheibe größtteils ausgespart bleibt.

### Fragestellung an MRT
- Für Früherkennung einer Spondylitis oder Spondylodiszitis ist die MRT die Methode der Wahl
- Ausdehnung in die Umgebung bzw. nach intraspinal (Affektionen des Myelons)
- Abklärung des therapeutischen Ansatzes (konservativ versus operativ bzw. interventionell)
- Beurteilung des Therapieerfolges bzw. des Verlaufes.

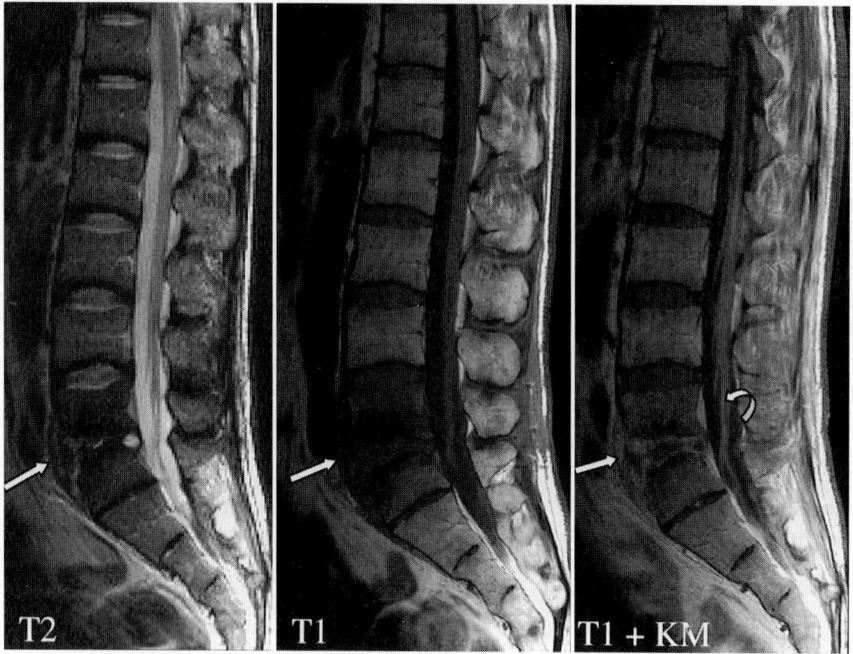

**Abb. 1.** 38-jähriger Patient mit Rückenschmerzen bei Zustand nach Laminotomie vor 4 Monaten. T2- und T1-gewichtete (ohne und mit Kontrastmittel) Sequenzen der LWS und unteren BWS in sagittaler Schichtführung zeigen eine unscharfe Abgrenzung der Grundplatte von L5 und Deckplatte von S1, Signalerhöhung der Bandscheibe in T2 und Kontrastmittelaufnahme derselben in T1, und eine prävertebrale Weichteilmasse (*gerade Pfeile*), sowie eine begleitende Arachnitis (Kontrastenhancement der Nervenwurzeln – *gekrümmter Pfeil*). Das hypointense Signal der Wirbelkörper L5 und S1 sowohl in T2 als auch in T1 spricht für eine bereits länger bestehende Entzündung mit Sklerosierung in den Wirbelkörpern

## Sonderform: *Tuberkulöse Spondylodiszitis*

### Genese. *Mycobacterium tuberculosis*

### Klinische und bildgebende Abklärung.
Differentialdiagnostisch zur bakteriellen Spondylitis sind folgende Merkmale wichtig:
- *Der Prädilektionsort* ist der thorakolumbale Übergang. Man findet häufiger und ausgeprägtere Wirbelkörperdestruktionen und Wirbelsäulen-Deformität bei relativ gut erhaltener Bandscheibe, fast immer paraspinale Abszessformationen, die ausgedehnte Senkungsabszesse bilden können (Abb. 2 A), und in ca. 70% einen Mitbefall des Epiduralraums.
- Unter *skip lesions* versteht man den typischen multiplen Wirbelkörperbefall bei TB (Abb. 2 B).
- *Spondylitis tuberculosa superficialis oder Spondylitis tuberculosa anterior superficialis:* Typischerweise zeigt sich eine Ausbreitung unter dem vorderen Längsband nach kranial und kaudal mit vielfachen Arrosionen der Vorder- und Seitenwand mehrerer Wirbel [6].

## Nicht-infektiöse Spondylarthropathien

### Fragestellung an MRT
- Früherkennung der Erkrankung
- Abklärung von Veränderungen der Wirbelsäule bei neurologischen Beschwerden
- Beurteilung der Operationsindikation und präoperative Planung.

## Seropositive Spondylarthropathie oder Rheumatoide Arthritis (RA)

### Genese.
Sie ist die häufigste Arthropathie (1% der Weltbevölkerung). Risikofaktoren für eine Mitbeteiligung des Achsenskeletts sind:
- Schwere periphere Erkrankung
- Rheumaknoten
- Hoher Rheumafaktor
- Langzeitbehandlung mit Kortikosteroiden

### Klinische und bildgebende Abklärung.
Die HWS ist die häufigste Region axialer Mitbeteiligung (60–90% aller Patienten mit RA).

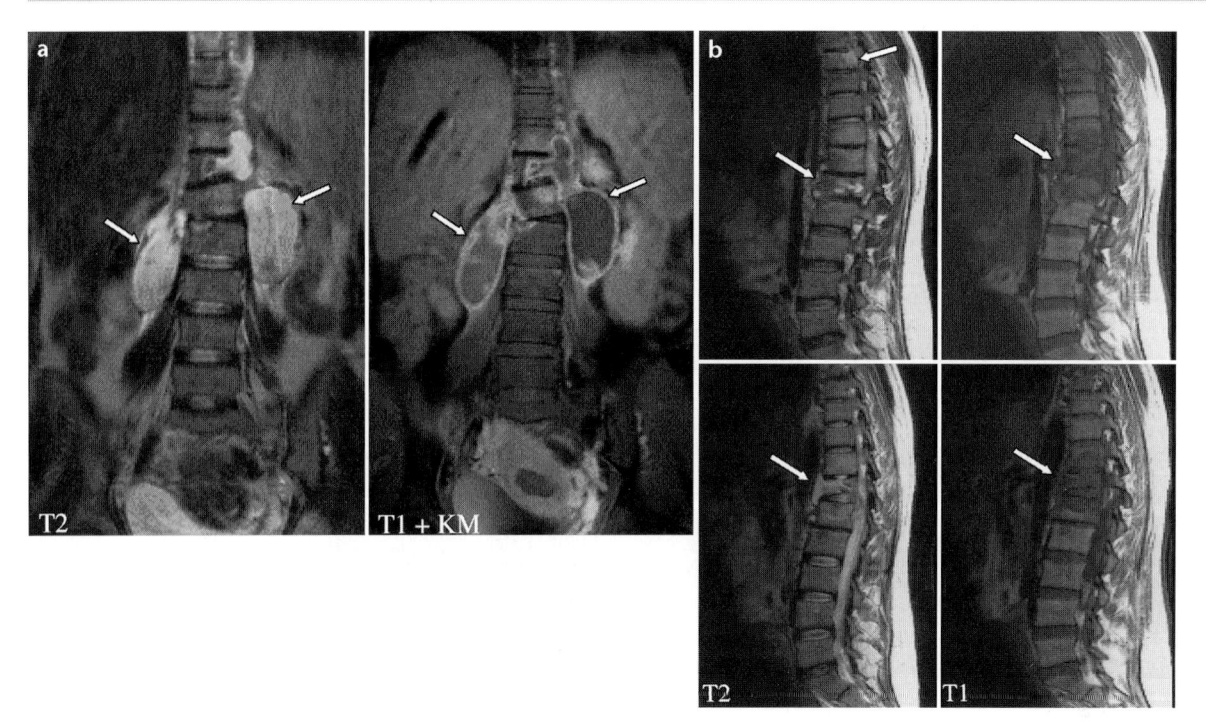

**Abb. 2. a** 28-jährige Patientin, Zustand nach Partus. T2- und T1-gewichtete (nach Kontrastmittel) Sequenzen der LWS und unteren BWS in koronarer Schichtführung mit ausgedehnten Senkungsabszessen im M. psoas bds. (*Pfeile*) ausgehend von teilweise destruierten Wirbelkörpern Th11/12 und auch Befall von Th7.

**b** 28-jährige Patientin, Zustand nach Partus. T2- und T1-gewichtete (ohne Kontrastmittel) Sequenzen der LWS und unteren BWS in sagittaler Schichtführung mit teilweise destruierten Wirbelkörpern Th11/12 und auch Befall von Th7 (*Pfeile*)

Der zugrundeliegende pathologische Prozess der RA ist eine entzündliche Synovitis, die zur Knorpel-, Knochen-, Band- und periartikulären Destruktion führt. An der Wirbelsäule kommt es zu entzündlich-destruktiven Veränderungen der Kopf-, Wirbelbogengelenke und der Bandscheibenräume sowie Akroosteolysen am Dens axis und den Dornfortsätzen.

Die MRT zeigt durch die Möglichkeit der sagittalen Schichtung sehr gut die Stellung des Atlas gegenüber dem Axis, die im Rahmen der RA häufig Abnormitäten zeigt: die anteriore atlantoaxiale Subluxation ist charakterisiert durch eine atlantodentale Distanz > 2,5 mm.

Von vertikaler Subluxation spricht man bei Überragen des Dens über die McRae'sche Linie (Verbindungslinie zwischen dem Vorder- und Hinterrand des Foramen magnum) (Abb. 3).

Rotationssubluxation ist eine Rotation von C1 gegenüber C2 über 2 mm.

Die MRT ist hervorragend zur Beurteilung der Pannusgröße geeignet, der sich typischerweise um den Dens bildet und diesen arrodiert und eine Weichteilmasse bildet, die zu einer Myelonkompression mit möglichen, in T2-gewichteten Sequenzen signalreichen Bezirken intramedullär entsprechend einer Gliose oder eines Ödems führen kann [7].

In der Beurteilung einer möglichen medullären Kompression mit eventuell resultierendem Myelonödem im Rahmen einer Subluxation oder durch entzündliches Pannusgewebe zeichnet sich die MRT besonders aus (Abb. 4). Dabei kann als Hilfsmittel die Messung des zervikomedullären Winkels (Linie entlang der ventralen Kontur der Medulla und des oberen Myelons), der nicht unter 135° sein darf, dienen.

Weitere typische Veränderungen des okzipitoatlantoaxialen Übergangs und der HWS im Rahmen der RA sind:
- Entzündliche Arrosionen des Dens axis, Densatrophie und im Extremfall vollständige Destruktion des Dens axis, evtl. pathologische Frakturen des Dens axis und des Atlas.
- Arthritis der Atlantookzipital- und der Atlantoaxialgelenke mit Verschmälerung der Gelenkspalten, subchondrale Sklerosierung und Usurierungen der Gelenkflächen in den atlantookzipitalen und den lateralen Atlantoaxialgelenken.

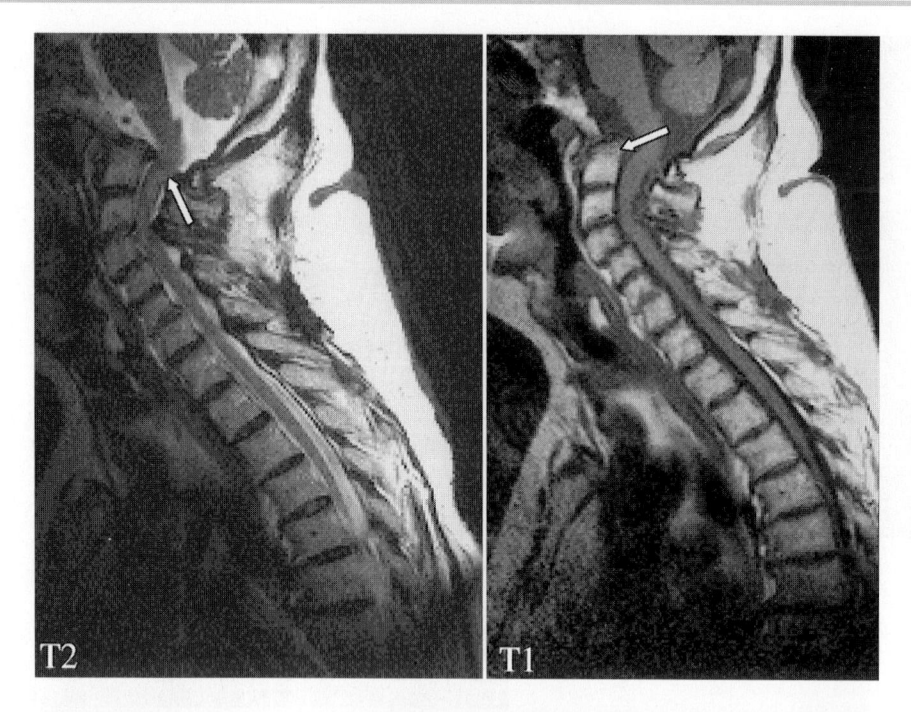

**Abb. 3.** 64-jährige Patienten mit bekannter rheumatoider Arthritis seit Jahren. T2- und T1-gewichtete (ohne Kontrastmittel) Sequenzen der HWS und oberen BWS in sagittaler Schichtführung mit destruierter Densspitze und vertikaler atlantodentaler Subluxation (*Pfeil* im T1-Bild) und Myelonkompression (*Pfeil* im T2-Bild)

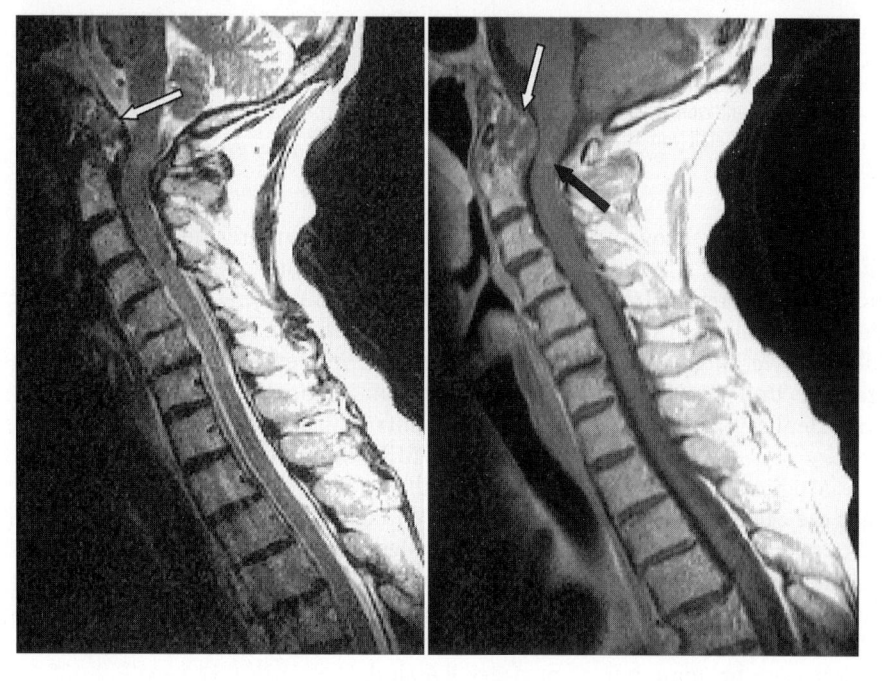

**Abb. 4.** 67-jähriger Patient mit bekannter rheumatoider Arthritis. T2- und T1-gewichtete (ohne Kontrastmittel) Sequenzen der HWS und oberen BWS in sagittaler Schichtführung mit an den Dens angelagertem Pannusgewebe (*weiße Pfeile*), das das Myelon komprimiert. Darstellung einer intramedullären Läsion, die in T1-Wichtung hell erscheint, entsprechend einer kleinen intramedullären Blutung (*schwarzer Pfeil*)

- Knöcherne Fusionen im Bereich der Kopfgelenke mit Ankylosierung des okzipitoatlantoaxialen Übergangs.
- Bandscheibenverschmälerung, Unregelmäßigkeiten der Grund- und Deckplatten mit Sklerosierung, charakteristischerweise Fehlen von Osteophyten.
- Zuspitzen der Dornfortsatzenden entsprechend Dornfortsatzosteolysen v. a. der unteren HWS durch Entzündung der Bandansätze und der angrenzenden Bursae.

**Fragestellung an MRT.** Bei der RA dient die MRT im Speziellen der Beurteilung der Ausdehnung von entzündlichem Granulationsgewebe (Pannus) und dessen Beziehung zum zervikalen Myelon, sowie der frühzeitigen Erkennung der vertikalen Subluxation einschließlich ihrer Effekte auf das Myelon.

**Spezielle MRT-Untersuchungstechniken.** Die T2-gewichtete TSE-Sequenz sollte in statischer Anteflexion durchgeführt werden. Diese Technik kann oft nur die Subluxation zeigen.

### Seronegative Spondylarthropathien

**Genese.** Die dazugehörenden Erkrankungen zeigen als gemeinsames Merkmal die Anwesenheit des Histokompatibilitätsantigens HLA-B27 [8].

### Spondylitis ankylosans (AS)

**Genese.** Chronisch entzündliche Erkrankung unbekannter Ätiologie, die primär das Achsenskelett betrifft. Möglicherweise Antigen-Stimulation durch gramnegative Bakterien mit konsekutiver Antikorper-Bindung an HLA-B-27-positiven Zellen [8].

**Klinische und bildgebende Abklärung.** Initial beginnt die Erkrankung meist im Bereich der Sakroiliakalgelenke und schreitet dann nach kranial fort. An der Wirbelsäule ist die BWS am häufigsten und zuerst betroffen. Die HWS ist nur sehr selten betroffen und eine atlanto-axiale Subluxation findet man deutlich seltener als bei RA.

Der Befall der Sakroiliakalgelenke ist ein pathognomonisches Merkmal der Spondylitis ankylosans [9, 10] und gerade bei der Beurteilung von Veränderungen dieser Gelenke zeigt die MRT eine hohe Sensitivität bei eher mäßiger Spezifität. Pathognomonisch ist das sog. „Bunte Bild" der Sacroileitis (Gleichzeitigkeit von Destruktion, Sklerose und Ankylose). Charakteristisch ist bei der AS ein bilateraler und symmetrischer Befall. Man findet subchondrale Sklerosierung, die in allen Sequenzen als signalarme bis signalfreie Säume vorwiegend iliakalseitig, später aus sakralseitig auftreten. Fortschreitende Sklerosierungsprozesse führen zu irregulären Gelenksspaltverschmälerungen und schließlich zur Ankylosierung. Ein weiteres Merkmal ist die umschriebene bis generalisierte periartikuläre Fettakkumulation, die einem Ersatz des blutbildenden Marks durch Fettmark entspricht, sakralseitig stärker ausgeprägt ist und hyperintens in T2-Wichtung bzw. intermediäres Signal in T1-Wichtung zeigt. Erosionen sind kontrastmittelaufnehmende Areale, die sich vor Kontrastmittelapplikation hypointens im T1- und hyperintens im T2-gewichteten Bild darstellen. Konfluierende Erosionen imponieren als Pseudodilatation des Gelenks [11]. Die juxtaartikuläre Osteitis entspricht gelensbenachbarten Knochenmarkarealen mit ausgeprägtem Enhancement, die vor Kontrastmittelgabe in T1-Wichtung hypointens und in T2-Wichtung intermediär oder hyperintens erscheinen. Zusätzlich kann man eine stark kontrastmittelaufnehmende, verdickte Gelenkkapsel beobachten.

Die MRT zeigt sehr deutlich die exsudative Enthesitis (= Entzündung von Sehnen und Bändern), die zu einer Fibrose und Osteolyse, dann zu metaplastischer Knochenneubildung und in weiterer Folge zur knöchernen Ankylose führt. Enthesitis und diskovertebrale Destruktion mit kleinen Arealen ist charakterisiert durch vermindertes Signal in T1- und erhöhtes Signal in T2-Wichtung. Eine weitere häufige Veränderung bei AS ist die produktive Fibroostitis des Os pubis und der Crista iliaca. Am thorakolumbalen Übergang, seltener an der HWS, treten Pseudarthrosen, das sind discovertebrale destruktive Veränderungen, auf. Die Bandscheibe erscheint hypointens in T2 (fibröser Ersatz von Bandscheibenmaterial). Anfangs findet man auch hyperintenses Signal in T2 und ein Kontrast-Enhancement (Abb. 5 A und B). Die Form der Wirbelkörper kann auch in der MRT mitbeurteilt werden. Dabei erkennt man bei AS *Tonnenwirbel*, die durch Vergrößerung der vorderen Randleistendefekte und zunehmende Konturabrundung der Wirbelkörpervorderfläche entstehen. *Kastenwirbel* sind Folgen der sog. Spondylitis anterior, dabei kommt es durch überproduktive, knochenneubildende Vorgänge oder durch Kortikalisschwund zur Begradigung der konkaven Wirbelkörpervorderfläche. Sämtliche Veränderungen an der Wirbelsäule können zuletzt zur Ausbildung der sog. Bambusstabwirbelsäule führen [10].

Das Erkennen von Komplikationen der AS ist ein weiteres wichtiges Indikationsgebiet der MRT. Bei AS ist die untere HWS die häufigste Lokalisation von spinalen Traumata, Frakturen sind 3mal häufiger als bei der Normalpopulation und multipel. Bei der Erkennung der Frakturen nimmt die CT eine wichtige Stelle ein. Die MRT kann assoziierte spinale Epiduralhämatome, die jedoch selten sind, darstellen. Sie sind akut isointens bis leicht hypointens in T1 und inhomogen hyperintens in T2. Bei subakuter Blutung zeigt sich durch den ansteigenden Methämoglobingehalt ansteigendes Signal in T1 und T2.

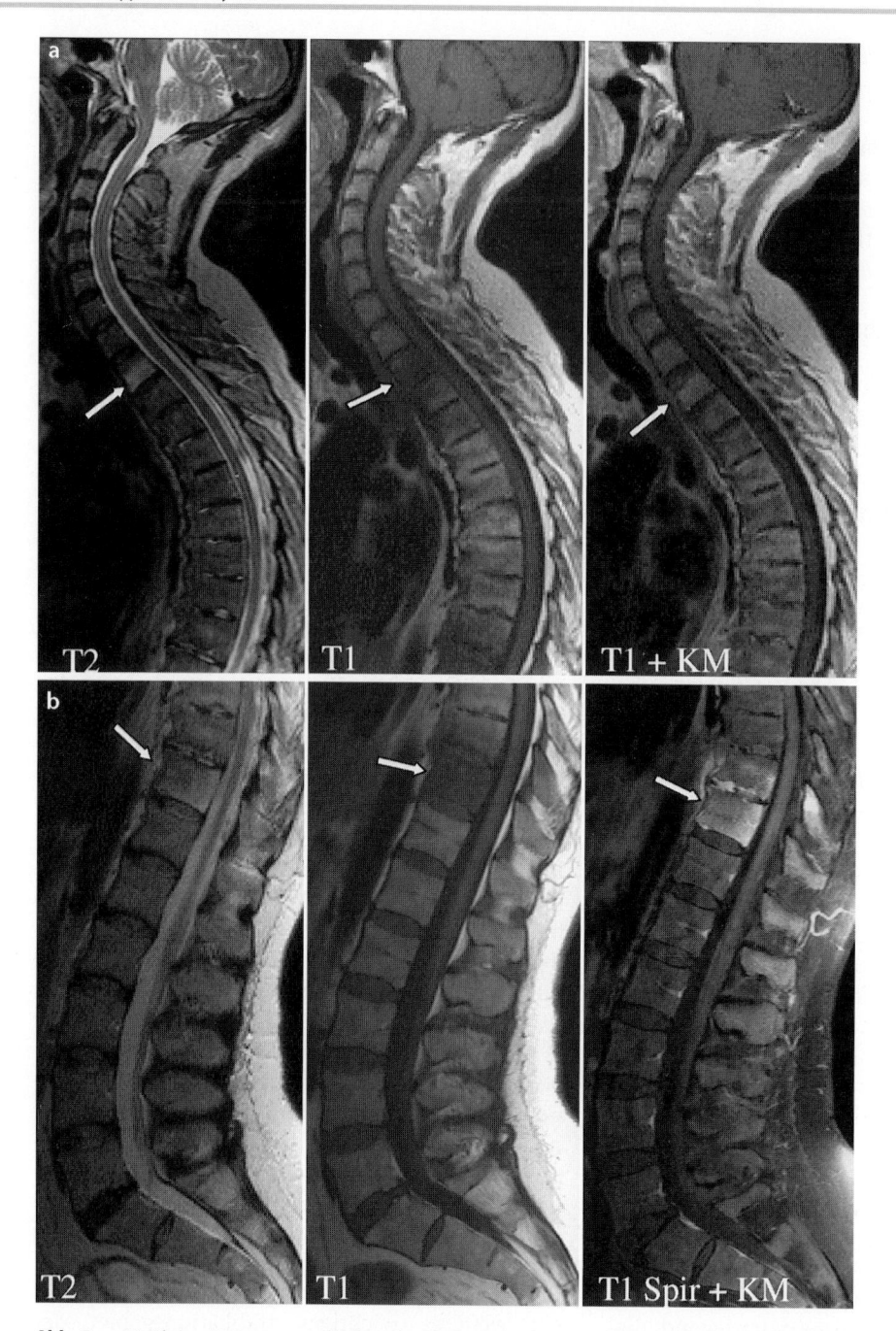

**Abb. 5. a** 56-jährige Patienten mit Rückenschmerzen seit mehreren Jahren. T2- und T1-gewichtete (ohne und mit Kontrastmittel) Sequenzen der HWS und oberen und mittleren BWS in sagittaler Schichtführung zeigen eine auffallend verstärkte Kyphose der BWS. Der Wirbelkörper Th2 zeigt ein hyperintenses Signal in T2 und hypointenses Signal in T1 mit Kontrastmittelaufnahme (*Pfeil*), was für ein aktives entzündliches Geschehen spricht. Dahingehend sind die darunterliegenden Wirbelkörper eher hypointens in T2 im Sinne eines nicht aktiven Geschehens mit Darstellung ventraler Syndesmophyten. **b** 56-jährige Patientin mit Rückenschmerzen seit mehreren Jahren. T2- und T1-gewichtete Sequenzen und T1-gewichtete Sequenzen mit Kontrastmittel und Fettunterdrückung der LWS und unteren BWS in sagittaler Schichtführung zeigen ein hyperintenses Signal in T2 und hypointenses Signal in T1 mit Kontrastmittelaufnahme (*Pfeil*) in Th11/12, was für ein aktives entzündliches Geschehen spricht. Dahingehend sind die darüberliegenden Wirbelkörper eher hypointens in T2 im Sinne eines nicht aktiven Geschehens

■ **Fragestellung an MRT.** Bei SA soll neben den oben beschriebenen Fragestellungen, wie Früherkennung [10] die Frage nach einem Nebeneinander von morphologischen Veränderungen und der Entzündung [9] und besonders die Frage nach eventuellen Komplikationen beantwortet werden.

■ **Spezielle MRT-Untersuchungstechnik.** Besonders bei Verdacht auf Frakturen, die häufig die untere HWS betreffen, die mittels Röntgenbild aufgrund der meist vorhandenen Überlagerung dieser Region durch die Schultern oft nur schlecht abbildbar ist, sind zusätzlich durchgeführte Gradientenecho-Sequenz zum Ausschluss einer traumatischen intraspinalen Blutung eine große Hilfe.

### Juvenile rheumatoide Arthritis (JRA)

■ **Klinische und bildgebende Abklärung.** JRA ist die häufigste Bindegewebserkrankung im Kindesalter. Der Krankheitsbeginn ist meist vor dem 16. Lebensjahr, 80% sind jedoch bereits symptomatisch mit 7 Jahren. Der Häufigkeitsgipfel liegt zwischen dem 1. und 3. Lebensjahr. Die Geschlechtsverteilung zeigt im frühen Kindesalter eine 3fach höhere Inzidenz bei Mädchen gegenüber Buben. Später gleicht sich dieses Verhältnis langsam aus.

Es gibt 3 Hauptformen,
■ die systemische,
■ die polyarthritische
■ und die häufigste oligo-/monoarthritische Form.

In 50% der Fälle ist die HWS betroffen. Zumeist zeigen sich Erosionen der apophysealen Gelenke, die in der Folge zu deren Ankylose v. a. in den oberen Segmenten C2 und C3 führen können. Atlantoaxiale Subluxation und Densarrosionen finden sich häufig bei seropositiver JRA.

Die MRT dient insbesondere der Identifikation von Synovialishypertrophie, früher Knorpeldestruktion und -erosion, Gelenkerguss, Densarrosion, atlantoaxiale Subluxation, Verschmelzung der Bogengelenke, Wirbelkörperhöhenminderung. Bei den Kindern sollte die atlantoaxiale Distanz 4 mm nicht überschreiten.

Bei der Abklärung von entzündlichen Wirbelsäulenerkrankungen bei Kindern hat die MRT einen besonders hohen Stellenwert durch die fehlende Strahlenbelastung.

### Arthritis psoriatica (PsA)

Häufig betroffen sind Hand- und Fußskelett am Achsenskelett. Selten können aber auch die Sakroiliakalgelenke und Wirbelsäule mitbefallen sein. Dabei tritt eine Sakroileitis und Spondylitis auf, die v. a. ältere Männer betrifft.

Manifestation der Erkrankung ist typischerweise in der LWS, jedoch sind auch SI-Gelenke (ähnlich wie bei Bechterew) betroffen.

Man findet ähnliche Veränderungen wie bei AS, eine Ankylose ist jedoch seltener. Zur Differenzierung dient vor allem die Kombination der Gelenk- und Wirbelsäulenveränderungen mit den typischen psoriatischen Hautveränderungen.

### Morbus Reiter

■ **Genese.** Genetische Prädisposition in Form typischer HLA-Antigenen. Auslöser ist vermutlich eine sexuell übertragene Infektion mit Chlamydien oder ein Darminfekt mit Yersinien, Campylobacter, Shigellen oder Salmonellen.

■ **Klinische und bildgebende Abklärung.** Das typische Erkrankungsalter liegt zwischen dem 20. und 40. Lebensjahr. Männer sind häufiger betroffen als Frauen. Diese Erkrankung ist charakterisiert durch die Trias Arthritis, Urethritis, Konjunktivitis.

Vor allem bei schweren Krankheitsverläufen zeigt sich ein unilateraler Befall der Sakroiliakalgelenke und Befall der LWS. Bei chronischem Verlauf des Morbus Reiter können die Sakroiliakalgelenke bilateral, jedoch asymmetrisch befallen sein. Dann ist das Bild oft ähnlich wie bei Morbus Bechterew [10].

## Literatur

1. Wirtz DC, Genius I, Wildberger JE, Adam G, Zilkens KW, Niethard FU (2000) Diagnostic and therapeutic management of lumbar and thoracic spondylodiscitis – an evaluation of 59 cases. Arch Orthop Trauma Surg 120(5–6):245–251
2. Georgy BA, Hesselink JR (1994) MR imaging of the spine: recent advances in pulse sequences and special techniques. AJR 162:923–934
3. Sze G, Kawamura Y, Negishi C et al. (1993) Fast spin-echo MR imaging of the cervical spine: influence of echo train length and echo spacing on imaging contrast and quality. AJNR 14:1203–1213
4. Kapeller P, Fazekas F, Krametter D et al. (1997) Pyogenic infectious spondylitis: clinical, laboratory and MRI features. Eur Neurol 38(2):94–98

5. Wikstrom M, Vogel J, Rilinger N, Diepers M, Hartwig E, Rieber A (1997) Der Radiologe 37(2): 139–144
6. Smith AS, Weinstein MA, Mizushima A, Coughlin B, Hayden SP, Lakin MM, Lanzien CF (1989) MR imaging characteristics of tuberculous spondylitis vs vertebral osteomyelitis. AJR 153:399–405
7. Aisen AM, Martel W, Ellis JH, McCune WJ (1987) Cervical spine involvement in rheumatoid arthritis: MR imaging. Radiology 165:159–163
8. Guglielmi G, De Serio A, Leone A, Agrosi L, Cammisa M (2000) The lumbar spine: imaging in rheumatic disease. Rays 25:49–62
9. Braun J, Bollow M, Sieper J (1998) Radiologic diagnosis and pathology of the spondyloarthropathies. Rheum Dis Clin North Am 24:697–735
10. Barozzi L, Olivieri I, De Matteis M, Padula A, Pavlica P (1998) Seronegative spondylarthropathies: imaging of spondylitis, enthesitis and dactylitis. Europ J Radiol 27(Suppl 1):S 12–17
11. Braun J, Bollow M, Neure L et al. (1995) Use of immunohistologic and in situ hybridization techniques in the examination of sacroiliac joint biopsy specimens from patients with ankylosing spondylitis. Arthr A Rheum 38:499–505

# Tumor

# MRT bei Tumoren

J. Raith, H. Welkerling, R. Windhager

## Zusammenfassung

Die Magnetresonanztomographie (MRT) hat aufgrund ihrer differenzierten Gewebekontrastauflösung eine wesentliche Bedeutung für die Bildgebung in sämtlichen Krankeitsphasen von Knochen- und Weichtumoren erlangt.

Natürlich ist für die primäre Evaluierung von Knochentumoren die konventionelle röntgenologische Untersuchung nach wie vor unverzichtbar und die Sonographie eine billige schnell verfügbare bildgebende Modalität für Weichteilläsionen in nahezu sämtlichen Körperregionen.

Die Bedeutung der MRT liegt vor allem in der Gewebedifferenzierung, der Beurteilbarkeit der Tumorausdehnung im Kompartment und funktionellen Analyse von Gewebekomponenten wie zum Beispiel Perfusion und Diffusion.

Im folgenden Beitrag wird der Stellenwert der Kernspintomographie im diagnostischen und prä- und posttherapeutischen Managment von Knochen- und Weichteiltumoren erläutert. Spezielle Indikationen und verschiedene Untersuchungstechniken je nach Entität und Körperregion werden unter Berücksichtigung der rezenten Literatur diskutiert. Für die Modalität charakteristische morphologische Erscheinungsbilder werden vorgestellt und ein grober Überblick über die wichtigsten histogenetisch unterschiedlichen Entitäten soll vermittelt werden.

Vor allem wird aber darauf hingewiesen, dass ein zeitgemäßes Management insbesondere von malignen Knochen- und Weichteiltumoren an einem interdisziplinären onkologischen Zentrum erfolgen muss, um die Prognose dieser insgesamt seltenen Tumoren zu optimieren!

## Allgemeines

### Einleitung

Tumoren des Knochens sind im Vergleich zu Tumoren anderer Organsysteme selten. Die *konventionelle Röntgenuntersuchung* ist nach wie vor die effizienteste bildgebende Modalität für die Primärdiagnostik von Knochentumoren. Der *Ultraschall* bietet sich als schnell verfügbares, kostengünstiges Verfahren besonders zur Initialuntersuchung von Weichteiltumoren in nahezu sämtlichen Körperregionen an. Die *Computertomographie* hat in erster Linie Bedeutung für die Evaluierung des Ausmaßes von ossären Destruktionen und ist hilfreich bei der Darstellung der lokalen Ausdehnung von Knochen- und Weichteiltumoren, vor allem für Körperregionen, welche für die konventionelle Röntgenuntersuchung und die Ultraschalldiagnostik schwer zugänglich sind wie Schultergürtel, Rippen, Wirbelsäule und Becken. *Nuklearmedizinische Verfahren* wie Technetium-99-Ganzkörperskelettszintigraphie und auch PET sind als bildgebende und zugleich funktionelle Modalitäten wichtig für Detektion, Primärdiagnostik und Staging sowie prä- und postoperatives Follow-up.

Die *Kernspintomographie* ermöglicht eine effiziente Darstellung von Knochen- und Weichteiltumoren, da diese pathologischen Gewebeveränderungen im Vergleich zu den angrenzenden gesunden Strukturen nahezu immer ein unterschiedliches Signal- und/oder Kontrastverhalten zeigen.

Die Bedeutung der Magnetresonanztomographie erstreckt sich insbesondere bei malignen Tumoren auf den gesamten Krankheitsverlauf (Vanel, 1977):
- Detektion und Primärdiagnose
- Staging
- Therapiekontrolle: prä- und postoperatives Follow-up.

**Tabelle 1.** Signalverhalten von Knochen- und Weichteiltumoren (* randständiges Enhancement von intraläsional nicht perfundierten Veränderungen ist nicht berücksichtigt)

| | T2 | T2fs/STIR | T1 | T1+Gd |
|---|---|---|---|---|
| ■ im Knochen (bes. Knochenmark) | ↑ | ↑ | ↓ | ↑ |
| ■ in den Weichteilen | ↑ | ↑ | ↓ | ↑ |
| ■ zystisch: | | | | |
| – serös | ↑ | ↑ | ↓ | *↓ |
| – eiweisreich | ↑ | ↑ | ↑ | *↓ |
| ■ fetthältig | ↑ | ↓ | ↑ | ╱ |
| ■ nekrotisch | ↑ | ↑ | ↓ | *↓ |
| ■ fibrotisch | ↓ | ↓ | ↓ | ╱ |
| ■ verkalkt | ↓ | ↓ | ↓ | *↓ |
| ■ mucoid | ↑ | ↑ | ↑ | *↓ |
| ■ eingeblutet: | | | | |
| – frisch | ↑ | ↑ | ↓ | ↓ |
| – subakut | ↑ | ↑ | ↑ | *↓ |
| – alt | ↓ | ↓ | ↓ | *↓ |
| ■ Luft/Gaseinschlüsse | ↓ | ↓ | ↓ | ↓ |

Die Kernspintomographie ist eine hochsensitive bildgebende Modalität für die *Detektion* von pathologischen Knochenmarksveränderungen (Van de Berg, 1998). Die hohe Spezifität in der Gewebedifferenzierung ist sicherlich die derzeitige Domäne der Kernspintomographie unter den bildgebenden Modalitäten (Tabelle 1).

Der Beitrag der Kernspintomographie zum exakten klinischen *Staging* (Tabelle 2) besteht vor allem in der Beurteilung des gesamten tumortragenden Kompartments. Die MRT ist die derzeit exakteste bildgebende Methode die intramedulläre, epiphysäre und intraartikuläre Tumorausdehnung darzustellen (Schima, 1994).

Eine besondere Bedeutung hat die MRT für die Therapiekontrolle von malignen Knochen- und Weichteiltumoren erlangt (Verstraete, 1999). Nach adjuvanter postbioptischer Chemotherapie weisen Reduktion des Tumorvolumens und Zunahme der nekrotischen Tumoranteile auf ein gutes Ansprechen des Tumors auf die Chemotherapie hin. Eine dynamische MRT kann hier auf eine Änderung der Perfusions- und Vaskularisationsverhältnisse und somit auf einen Tumorrespons gute Hinweise geben (Shapeero, 2000).

Postoperativ ist die Detektion von klinisch relevanten Rezidivtumoren eine der Domänen der Kernspintomographie. Postoperative Vernarbungen und Serome sowie postradiogene Veränderungen wie Lymphödem und Fibrosen sind im Verlauf aufgrund des unveränderten Signal- und Kontrastverhaltens eindeutig zu beurteilen (Abb. 1).

Dieses Kapitel gibt Ihnen einen groben Einblick in die Möglichkeiten welche mit der MRT zur Verfügung stehen und kann allenfalls als Leitfaden dienen, wie man diese Technik im Management von Knochen- und Weichteiltumoren einsetzen kann. Es wird anhand der wichtigsten Krankheitsbilder die Bedeutung der MRT erläutert und, soweit dies in der Literatur belegt ist, mit anderen bildgebenden Verfahren verglichen.

Die für den klinischen Alltag wichtigste Botschaft dieses Beitrags lautet, dass ein zeitgemäßes Management von primären Knochen- und Weichteiltumoren ein modernst eingerichtetes interdisziplinäres onkologisches Zentrum erfordert. Je früher ein Tumorpatient an einem solchen Zentrum vorgestellt wird, desto besser ist seine Prognose (Reske, 1996; Bielack, 1999).

## Technische Bemerkungen

Der Patient muss in schmerzfreier bequemer Position im Magneten gelagert werden, um Bewegungsartefakte zu minimieren, welche die Qualität der Untersuchung erheblich reduzieren. An den Extremitäten sollte die Untersuchung mit einer orientierenden T1-gewichteten Sequenz mit der Körperspule in longitudinaler Achse beginnen zur Darstellung des gesamten tumortragenden Kompartments. Dann werden unter Verwendung einer Oberflächenspule hochauflösende axiale Sequenzen durch den Tumor gemessen, wobei T2-gewichtete Sequenzen mit und ohne Fettunterdrückung meist ausreichend sind. Im Rahmen der Gadolinium-Applikation kann eine dynamische Untersuchung der Tumorregion erfolgen (Verstraete, 1994) bzw. bei spezieller Fragestellung eine MR-Angiographie zur Darstellung der tumorversorgenden Gefäße (Swan, 1995) (Abb. 7). Für die Untersuchung von Tumoren des Körperstammes empfiehlt sich die Verwendung von phased-array Oberflächenspulen bzw. der Wirbelsäulenspule, welche eine optimale multiplanare hochauflösende Darstellung des gesamten Tumorareals ermöglichen.

## Darstellung der wichtigsten Krankheitsbilder

Die Einteilung der Knochen- und Weichteiltumore orientiert sich in der Literatur in erster

**Tabelle 2.** Stadieneinteilung der Tumoren des Stütz- und Bewegungsapparates nach Enneking (nach Netter)

| Stadium | Grad | Lokalisation | Knochentumor | Weichteiltumor |
|---|---|---|---|---|
| **Benigne Tumore:** | | | | |
| 1 | G0 | intrakompartimental | | |
| 2 | G0 | intrakompartimental (ev. Formveränderung) | | |
| 3 | G0 | extrakompartimental (lokal aggressiv, Rezidive) | | |
| **Maligne Tumore:** | | | | |
| IA | G1 | extrakompartimental | | |
| IB | G1 | extrakompartimental | | |
| IIA | G2 | intrakompartimental | | |
| IIB | G2 | extrakompartimental | | |
| III | jeder Grad, LK oder Fernmetastasen | jede Lokalisation | | |

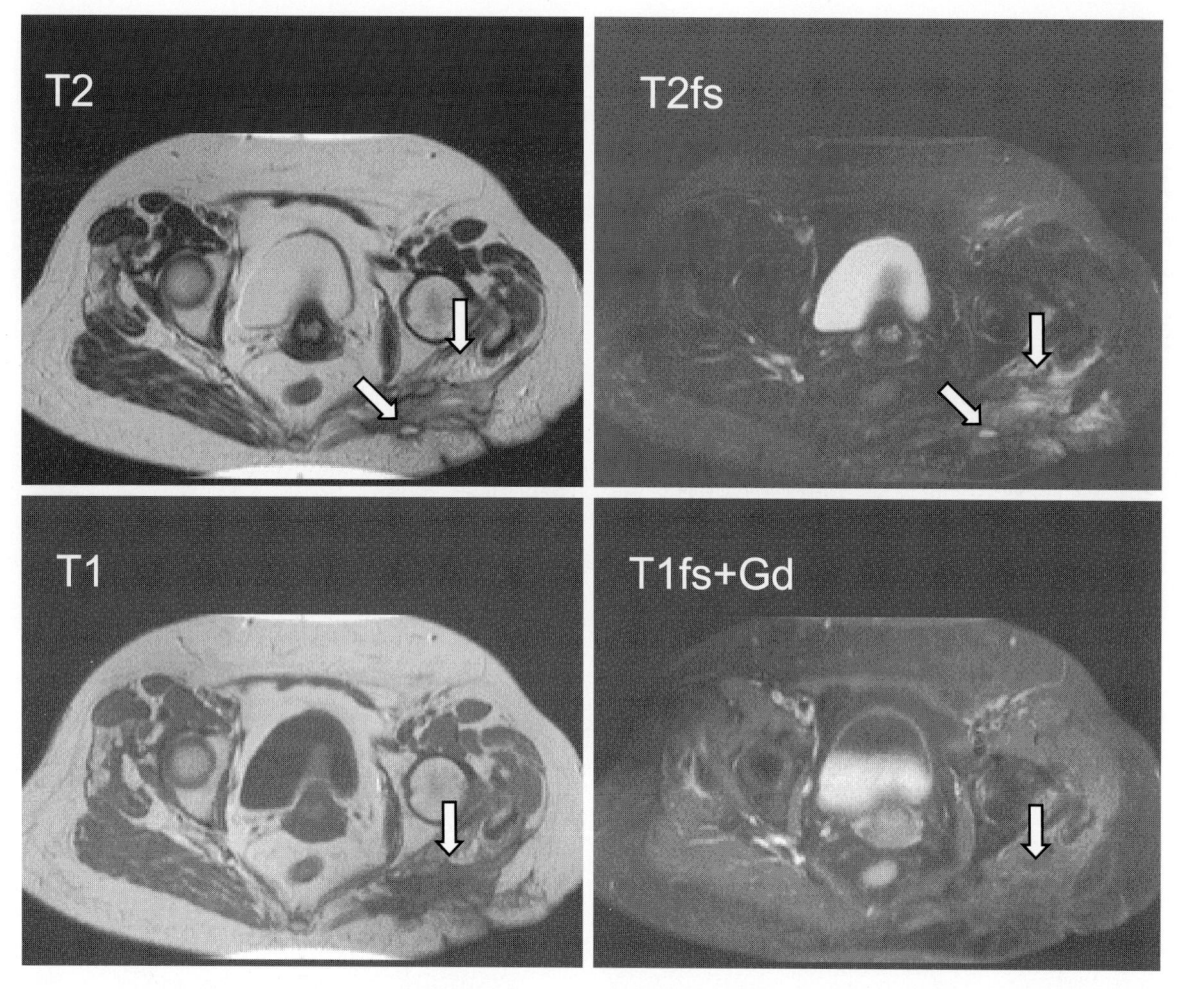

**Abb. 1.** Zustand nach Operation und Chemotherapie eines Leimyosarkoms gluteal links. Z. n. Teilresktion des linken Musculus gluteus maximus und kutaner Lappenplastik. Postoperative ödematös-narbige Veränderungen (*vertikaler Pfeil*) zeigen ein charakteristisches Signal- und Kontrastverhalten: inhomogen hyperintens in den T2-gewichteten Sequenzen und hypointens in den T1-gewichteten Sequenzen ohne signifikantes Enhancement. Ein kleines *Serom* imponiert intensiv hyperintens in den T2-gewichteten Sequenzen (*schräger Pfeil*)

Linie an der Histogenese der Entitäten. Die Tabellen 3 bis 4 beinhalten nur die wichtigsten Beispiele, welche im Rahmen dieses Buches erörtert werden.

Folgende *chirurgische Therapieformen* existieren für Knochen- und Weichteiltumore:
- Intraläsionales Vorgehen (Cürettage): bei benignen Tumoren wie Enchondromen, Zysten.
- Marginales Vorgehen (durch die reaktive Zone bzw. Pseudokapsel): z. B. beim Hämangion, Lipom.
- Weite Resektion: Therapie der Wahl bei malignen Tumoren mit Extremitätenerhalt. Tumorresektion unter Mitnahme gesunden Gewebes mit Sicherheitsabstand bzw. Teilen des betroffenen Kompartments.
- Radikale Resektion: Amputation oder radikale Resektion des gesamten Kompartments und/oder des extraossären Kompartments, je nach chirurgischem Stadium.

Im Folgenden werden die häufigsten und einige kernspintomographisch charakteristische Entitäten gegliedert nach ihren wichtigsten klinischen Merkmalen zum Teil stichwortartig dargestellt und jeweils am Schluss wird die Bedeutung der MRT kurz erörtert.

**Tabelle 3.** Histogenetische Klassifikation von häufigen tumorähnlichen Läsionen des Knochens und primären Knochentumoren

| Herkunftsgewebe | Tumorähnliche Läsion | Gutartige Läsion |
|---|---|---|
| Knochen | Osteoid-Osteom/Osteoblastom | Osteom |
| Knorpel | Osteochondrom | Enchondrom |
| Bindegewebe | Knocheninfarkt | |
| | Fibröser Kortikalisdefekt/NOF | |
| Fettgewebe | | Intraossäres Lipom |
| Synovialis | Intraossäres Ganglion | |
| Endothelial | Hämangiom | |
| Ungeklärt | Solitäre Knochenzyste | Aneurysmatische Knochenzyste |
| | | Eosinophiles Granulom |
| **Herkunftsgewebe** | **Borderline bis low-grade Läsion** | **High-grade Tumor** |
| Knochen | Parostales Osteosarkom | konventionelles Osteosarkom |
| Knorpel | Low-grade Chondrosarkom | |
| Osteoklasten | Riesenzelltumor | |
| Fettgewebe | | Liposarkom |
| Knochenmark | | Plasmozytom, Lymphom |
| Ungeklärt | | Ewing Sarkom |

**Tabelle 4.** Die häufigsten benignen und malignen Weichteiltumore (nach Greenspan)

| Benigne | Maligne |
|---|---|
| ■ Ganglion | ■ Malignes fibröses Histiozytom |
| ■ Lipom | ■ Liposarkom |
| ■ Myom, Leiomyom | ■ Synovialsarkom |
| ■ Fibrom | ■ Fibrosarkom |
| ■ Myxom | ■ Rhabdomyosarkom |
| ■ Hämangiom/Hämangiomatose | ■ Leiomyosarkom |
| ■ Chondrom | |
| ■ Neurofibrom/Schwannom | |

## Knochentumore

### Tumorähnliche Knochenläsionen

**Knochenhämangiom** (Angiom, benignes Hämangioendotheliom)

■ **Ätiologie und Pathogenese:** Beim Hämangiom handelt es sich um eine gutartige Proliferation von Gefäßen. Das Hämangiom ist mehr ein Hamartom als ein echter Knochentumor, kann multifokal auftreten.

■ **Epidemiologie:** Sehr häufig, in der Wirbelsäule bis zu 11%. Erwachsenenalter.

■ **Lokalisation:** Bevorzugt Wirbelsäule (Abb. 2) und Schädeldach, seltener lange Röhrenknochen, Hand- und Fußskelett.

■ **Klinik:** Viele Hämangiome, insbesondere die im Bereich der Wirbelsäule, sind asymptomatisch. Das Hämangiom kann auch an Größe zunehmen und die umgebenden Strukturen zerstören, sodass es beispielsweise an der Wirbelsäule auch zu Schmerzen und zu Nervenschädigungen, pathologischen Frakturen oder Querschnittslähmungen kommen kann.

■ **Morphologie:** Randständig sklerosierte, glatt begrenzte zentral mitunter radspeichenartig grob trabekulierte Läsion. Im Gegensatz zu den meisten Hamartomen kann das Hämangiom des Knochens auch in Weichteilstrukturen hineinwachsen.

Verschiedene Varianten: kapilläres, kavernöses, zelluläres Hämagiom.

■ **Differentialdiagnose:** Hämangioendotheliom, Angiosarkom, Brodie-Abszess.

■ **Diagnose:** Nativröntgenbild mit charakteristischer grober Trabekulierung, CT.

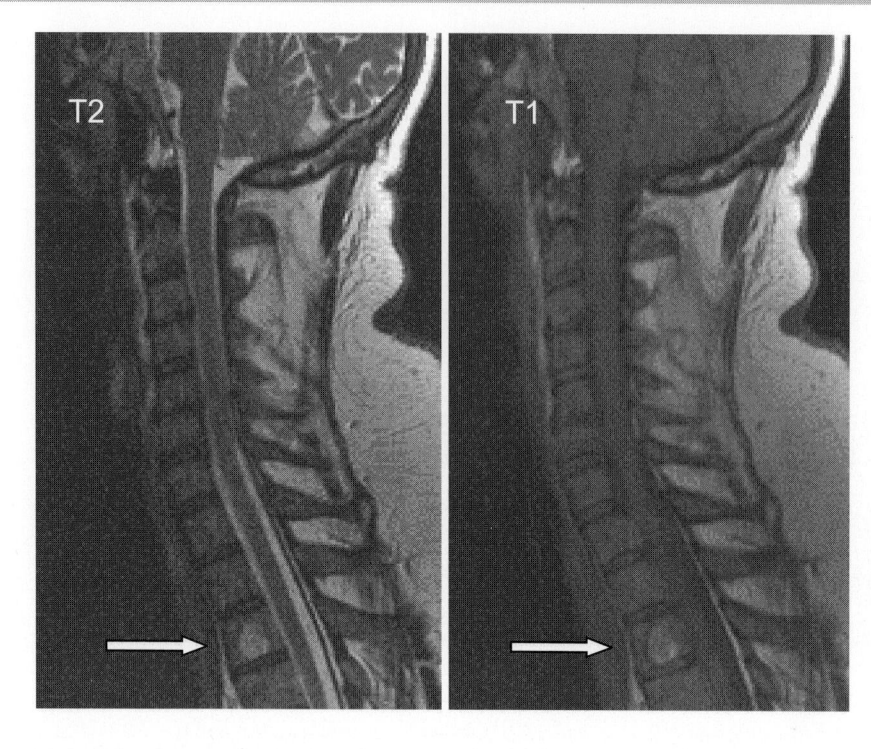

**Abb. 2.** Wirbelkörperhämangiom im 3. Brustwirbelkörper (*Pfeil*) als Zufallsbefund. Glatt begrenzte rundliche Läsion mit hyperintensem Signal in den T2- und T1-gewichteten Sequenzen und kleinen hypointensen Binnenstrukturen (Verkalkungen)

▪ **Bedeutung der MRT:** Typisch ist ein hyperintenses Signal auf T1- und T2-gewichteten Sequenzen bedingt durch einen oft sehr hohen Fettanteil (Abb. 2). Die Trabekulierung imponiert als grobsträhniges zum Teil netzförmiges in sämtlichen Sequenzen hypointenses Binnensignal. Es besteht Enhancement nach Gadoliniumapplikation. Die dynamische Untersuchung zeigt einen flachen Kurvenanstieg und ermöglicht eine Unterscheidung zwischen kapillären und kavernösen Hämangiomen eventuell eine Differenzierung zu entzündlichen oder tumorösen Veränderungen (Verstraete 1994).

## Nicht ossifizierendes Knochenfibrom – fibröser Kortikalisdefekt

(Fibröser metaphysärer Defekt, nichtossifizierendes Fibrom.)

▪ **Ätiologie und Pathogenese:** Angenommen wird eine periostale fibroblastische Hyperplasie. Eine Entwicklungsstörung oder hormonale Störung kann an der Entstehung beteiligt sein. Bis zum Abschluss des Wachstums verdämmern bzw. sklerosieren die meisten Läsionen.

▪ **Epidemiologie:** Ca. 30% der Kinder entwickeln einen fibrösen Kortikalisdefekt. Meist Zufallsbefund, da asymptomatisch. 10.–15. Lebensjahr. Jungen häufiger betroffen.

▪ **Lokalisation:** Kortikal bzw. exzentrisch, metaphysär, seltener diaphysär. 80% sind im Bereich der unteren Extremitäten lokalisiert.

▪ **Klinik:** In der Regel asymptomatisch. Bei Größenzunahme der nichtossifizierenden Knochenfibrome können Schmerzen auftreten, eventuell pathologische Frakturen.

▪ **Morphologie:** In der Regel solitäre entsprechend der Knochenlängsachse elongierte zystische Läsion mit zartem sklerotischen Randsaum gegen den angrenzenden Markraum.

▪ **Differentialdiagnose:** Fibröser Kortikalisdefekt: Osteoid Osteom, intracortikaler Abszess, Metastase, Stressfraktur, intracortikales Osteosarkom. Nichtossifizierendes Fibrom: Fibröse Dysplasie, Riesenzelltumor, Fibrosarkom, Osteosarkom.

▪ **Diagnose:** Nativ-Röntgenbild, bei nicht typischen Befunden Kernspintomographie.

▪ **Bedeutung der MRT:** Spindelförmige Läsion mit hypointensem Signal in T1 und inhomogen hyperintens auf T2, zentral eventuell fettäquivalentes Signal, Enhancement nach Gadoliniumapplikation. Das fehlende Ödem im angrenzenden Knochenmark bzw. subperiostal, sowie die fehlende Weichteilinfiltration kann bei unklarer Röntgenmorphologie die Diagnose erhärten.

### Osteochondrom (Kartilaginäre Exostose)

■ **Ätiologie und Pathogenese:** Osteochondrome werden als Wachstumsstörungen interpretiert, die durch Versprengung von embryonalem Knorpel (enchondralen Ossifikationskeimen der Epiphysenfuge) unter das Periost entstehen und experimentell erzeugt werden können. Multiple kartilaginäre Exostosen gehören zu den Skelettdysplasien.

■ **Epidemiologie:** 8,5% der primären Knochentumoren sind Osteochondrome. Hohe Dunkelziffer, da die Läsionen oft asymptomatisch sind. Gehäuftes Auftreten in der 2. Dekade mit Bevorzugung des männlichen Geschlechts.

■ **Lokalisation:** Metaphysen, Metadiaphysen. Die Läsion wächst immer vom Gelenkspalt weggerichtet. Prädilektionsstellen sind Femur, Tibia und Humerus.

■ **Klinik:** In der Regel schmerzlose Schwellungen in Gelenknähe. Schmerzen können durch Größenzunahme, mechanische Irritation von Nerven, Gefäßen und Muskeln, darüberliegende Bursen oder maligne Entartung auftreten.

Das multiple Auftreten von Exostosen nennt man Exostosenkrankheit, wobei es zu zum Teil ausgeprägten Verformungen der Knochen kommen kann. Hier liegt die Entartungswahrscheinlichkeit zwischen 10–20%.

■ **Morphologie:** Auswuchs der Knochens mit typischem kontinuierlichen Verlauf der Kortikalis und mit einer Knorpelkappe.

■ **Differentialdiagnose:** Parostales Osteosarkom, marginale Osteophyten.

■ **Diagnose:** Röntgenbild, Ganzkörperskelettszintigraphie bei Verdacht auf Exostosenkrankheit zur Lokalisation der Exostosen. Biopsie bei Verdacht auf Entartung.

■ **Bedeutung der MRT:** Der knöcherne Anteil ist kontinuierlich isointens zum angrenzenden Knochenmarkraum, die Knorpelkappe zeigt ein intermediäres Signal in T1-gewichteten Sequenzen und ist stark hyperintens auf T2. Zur Bestimmung der Knorpelkappendicke ist die MRT die exakteste bildgebende Modalität. Bei einer Dickenzunahme bzw. einer Dicke beim Erwachsenen von über 2 cm besteht der Verdacht auf Entartung, ebenso bei einem Ödem im an die Knorpelkappe angrenzenden Markraum oder intensivem Kontrastmittelenhancement.

### Osteoid Osteom und Osteoblastom

■ **Ätiologie und Pathogenese:** Ungeklärt, der Nidus ist stark vaskularisiert mit einer guten Innervation. Hierdurch wird die starke Schmerzhaftigkeit der Läsion erklärt.

■ **Epidemiologie:** Bis 3% der primären Knochentumoren, Osteoblastom 0,8% der primären Knochentumoren. Gehäuft 1.–3. Dekade. Männer sind zweimal häufiger betroffen.

■ **Lokalisation:** Metaphyse, Diaphyse. 80% der Osteoid Osteome sind in den langen Röhrenknochen lokalisiert, insbes. in Femur und Tibia. 10% findet man in der Wirbelsäule. 40% der Osteoblastome liegen in der Wirbelsäule. Am zweithäufigsten sind die langen Röhrenknochen besonders der unteren Extremitäten betroffen.

■ **Klinik:** Schmerzen. Stärkste Intensität in der Nacht. In ca. 60% Schmerzlinderung durch Aspirin (Prostaglandinsynthesehemmung). Dies gilt nicht in gleichem Maße für das Osteoblastom. Hier stehen weniger gut lokalisierbare Schmerzen und evtl. Schwellung im Vordergrund. Bei Lokalisation in der Wirbelsäule kann eine skoliotische Fehlhaltung vorliegen.

■ **Morphologie:** Das Osteoid Osteom ist eine randständig meist stark sklerosierte Läsion von weniger als 2 cm Größe, die bevorzugt in der Kortikalis liegt und einen zentralen teils fibrösen teils verkalkten Nidus vorweist, der aus Osteoid, Knochen und stark vaskularisiertem Gewebe sowie Nervenfasern besteht.

Das Osteoblastom entspricht dem Osteoid Osteom, ist jedoch größer als 2 cm und liegt in der Regel intramedullär.

■ **Differentialdiagnose:** Stressfraktur, Brodie Abzess, solitäre Enostose (Knocheninsel), Eosinophiles Granulom, Osteomyelitis, Riesenzelltumor, Osteosarkom.

■ **Diagnose:** Skelettszintigraphie und Computertomographie. Eine fehlende Mehrbelegung in der Szintigraphie spricht gegen ein Osteoid Osteom. Eventuell CT-gezielte Biopsie und Nidusentfernung oder Thermokoagulation.

■ **Bedeutung der MRT:** Der zentrale Nidus zeigt ein niedriges bis intermediäres Signal in T1-gewichteten Sequenzen und ist hyperintens auf T2, die randständige Sklerose ist hypointens in sämtlichen Sequenzen. Markantes angrenzendes Markraumödem, Periostreaktion und frühes Enhancement in der dynamischen Untersuchung machen eine Abgrenzung zu entzündlichen oder malignen Läsionen schwierig.

**Solitäre Knochenzyste** (Juvenile Knochenzyste, einkammerige Knochenzyste)

■ **Ätiologie und Pathogenese:** Unklar; posttraumatisch?, vaskulär?

■ **Epidemiologie:** 90% der Patienten sind in der 1. und 2. Dekade.

■ **Lokalisation:** Metaphysär. Im Zuge des Längenwachstums der Röhrenknochen Ausdehnung bis in die Diaphyse möglich. 90% im proximalen Humerus und Femur.

■ **Klinik:** Die juvenile Knochenzyste ist gutartig, neigt jedoch zu Rezidiven und pathologischen Frakturen. Plötzliche Schmerzen bei pathologischer Fraktur, sonst nur geringe oder keine Schmerzen, gelegentlich Schwellung.

■ **Morphologie:** Zyste mit diskretem Sklerosesaum, die mit seröser oder blutigseröser Flüssigkeit gefüllt und von einer Zystenwand ausgekleidet ist.

■ **Differentialdiagnose:** Aneurysmatische Knochenzyste, fibröse Dysplasie, Osteoblastom, teleangiektatisches Osteosarkom.

■ **Diagnose:** Nativ-Röntgenbild, CT, MRT.

■ **Bedeutung der MRT:** Das Signal- und Kontrastverhalten ist charakteristisch! Der Zysteninhalt ist homogen hypointens auf T1- und intensiv hyperintens auf T2-gewichteten Sequenzen und zeigt kein Enhancement. Der randständige Sklerosesaum ist hypointens auf sämtlichen Sequenzen.

Bei Einblutungen ändert sich des Signalverhalten des Zysteninhaltes je nach Alter und Ausmaß der Blutung (siehe Tabelle 1). Bei pathologischer Fraktur ist die MRT zum Ausschluss einer soliden Tumorkomponente hilfreich.

### Intraossäres Ganglion

(Ganglion mit Knochenbeteiligung, subchondrale Knochenzyste)

■ **Ätiologie und Pathogenese:** Eventuell posttraumatische Genese, mucoide Degeneration oder sekundär bei Beteiligung des Knochens durch ein extraossäres Ganglion.

■ **Epidemiologie:** Sehr selten. 0,16% der biopsierten Knochentumoren.

■ **Lokalisation:** Lange Röhrenknochen mit Bevorzugung der proximalen und distalen Tibia. Juxtakortikal, subchondral.

■ **Klinik:** Mäßiggradige Schmerzen, evtl. Druckschmerz, keine Schwellung.

■ **Morhpologie:** Ovaläre zystische Läsion mit dünnem Sklerosesaum meist gelenksnahe bei fehlenden Arthrosezeichen.

■ **Differentialdiagnose:** Chondroblastom, Osteoid-Osteom, Osteoblastom, Cyste bei Arthrose, aneurysmatische Knochenzyste, Brodie-Abszess.

■ **Diagnose:** Nativ-Röntgen.

■ **Bedeutung der MRT:** Das Signal- und Kontrastverhalten ist typisch. Der häufig eiweisreiche Zysteninhalt ist hyperintens auf T1- und auf T2-gewichteten Sequenzen und zeigt kein Enhancement. Meist besteht ein diskretes randständiges Enhancement entsprechend der Zystenwand. Der randständige Sklerosesaum ist hypointens auf sämtlichen Sequenzen.

## Benigne primäre Knochentumoren

### Enchondrom (Chondrom)

■ **Ätiologie und Pathogenese:** Vermutlich versprengte Knorpelinseln aus der Wachstumsfuge.

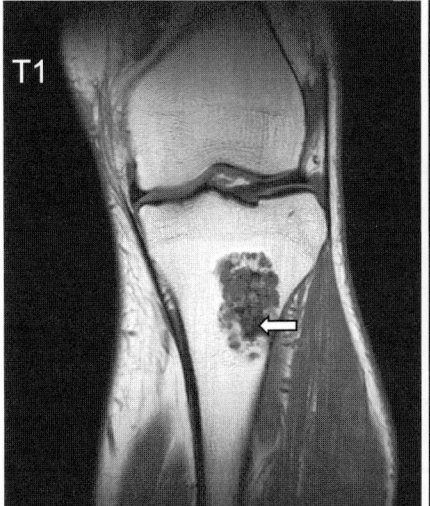

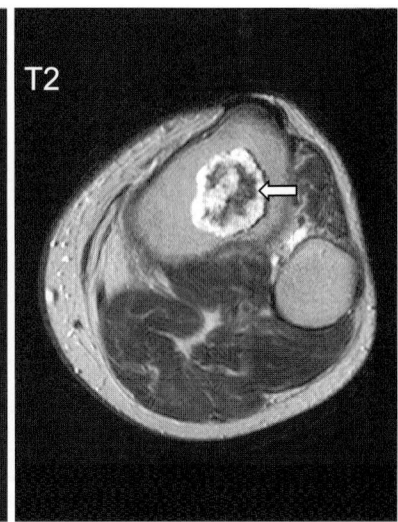

**Abb. 3.** Enchondrom der proximalen Tibiametaphyse links als Zufallsbefund. Typische lobulierte Konfiguration, der knorpelige Anteil zeigt intermediäres Signalverhalten in den T1-gewichteten Sequenzen und ist intensiv hyperintens in den T2-gewichteten Sequenzen, die zentralen Verkalkungen (*Pfeil*) sind hypointens in sämtlichen Sequenzen

■ **Epidemiologie:** Enchondrome machen 3% der primären Knochentumoren aus. Häufung im 3. und 4. Dezennium, Enchondromatose früher.

■ **Lokalisation:** Metaphyse, Diaphyse. Hände und Füße, lange Röhrenknochen.

■ **Klinik:** In der Regel asymptomatisch, selten pathologische Fraktur. Oft Zufallsbefund, bei Schmerzen oder Größenzunahme Verdacht auf Entartung!
Multiple Enchondromatose: Ollier Erkrankung. Mafucci-Syndrom: Ollier Erkrankung mit Hämangiomatose. Achsfehlstellungen, Deformierungen der Extremitäten bei Enchondromatosen durch Auftreibung und Verformung der Knochen.

■ **Morphologie:** Intramedullär gelegener meist lobulierter glatt begrenzter rein knorpelbildender Knochentumor mit sklerotischem Randsaum und eventuell typischen stippchenförmigen zentralen Verkalkungen.

■ **Differentialdiagnose:** Knocheninfarkt, hochdifferenziertes Chondrosarkom, Chondroblastom, Chondromyxoidfibrom.

■ **Diagnose:** Nativröntgenaufnahme, Ganzkörperskelettszintigraphie.

■ **Bedeutung der MRT:** Typisch sind die lobulierte Struktur (Abb. 3) mit in T2-Wichtung stark hyperintensen knorpeligen Anteilen, in sämtlichen Sequenzen (insbesondere Gradientenecho) hypointense zentrale Verkalkungen und ein vorwiegend peripheres Enhancement. Bei endostaler Kortikalisarrosion und/oder milchigen Kalzifikationen, im Gegensatz zu typischen stippchenförmigen Verkalkungen und/oder bei Aufblähung des Knochens erhärtet ein frühes Enhancement in der dynamischen MRT den Malignitätsverdacht.

## Aneurysmatische Knochenzyste (AKZ)

■ **Ätiologie und Pathogenese:** Gutartige Läsion, ausgekleidet mit einer Zystenwand, gefüllt mit fibrösem Gewebe und Blut, die aggressiv wachsen und eine beträchtliche Größe annehmen kann. Diskutiert wird eine traumatische Genese einer vorbestehenden Läsion mit nachfolgenden gefäßartigen Anomalien und reparativen Vorgängen. AKZ-artige Veränderungen können sekundär in vielen anderen Läsionen wie Chondroblastomen, fibrösen Dysplasien, nichtossifizierenden Fibromen, Riesenzelltumoren und Osteosarkomen vorkommen.

■ **Epidemiologie:** 1% der primären Knochentumoren. 85% der Patienten sind jünger als 20 Jahre. Die AKZ findet man sehr selten bei Patienten jünger als 5 und älter als 50 Jahre.

■ **Lokalisation:** Bevorzugt sind die Metaphysen befallen. 53% lange Röhrenknochen, 15% Wirbelsäule, knapp 15% Beckenskelett.

■ **Klinik:** Meist rasch zunehmende Schwellung und/oder Schmerzen. In 20% pathologische

Frakturen. In Abhängigkeit von der Lokalisation auch ggf. Bewegungseinschränkung.

▪ **Morphologie:** Meist exzentrisch im Markraum gelegene osteolytische Läsion eventuell mit feinen Septen und Auftreibung und Verdünnung der Kortikalis.

▪ **Differentialdiagnose:** Osteosarkom, Riesenzelltumor, fibröse Dysplasie, Osteoblastom.

▪ **Diagnose:** Nativ-Röntgenbild, MRT. Biopsie.

▪ **Bedeutung der MRT:** Charakteristisch sind die Spiegelbildungen innerhalb der heterogen flüssigen Anteile (teils seriös, teils eiweißreich bzw. eingeblutet – Signalverhalten siehe Tabelle 1). Die Läsion ist meist glatt begrenzt mit dünner Kortikalis und intaktem Periost. Aufgrund der Rezidivneigung der AKZ empfiehlt sich eine postoperative MR-tomographische Basisuntersuchung nach ca. 3–6 Monaten.

### Eosinophiles Granulom – Langerhanszellhistiozytose
(solitäres eosinophiles Granulom)

▪ **Ätiologie und Pathogenese:** Ungeklärt. Pathologische Proliferation von Histiozyten mit Knochendestruktion. Benigne Verlaufsform der Histiozytosis X, bei welcher drei klinisch unterschiedliche Erkrankungen mit steigender Aggressivität unterschieden werden: eosinophiles Granulom, Hand-Schüller-Christian-Krankheit, Abt-Letterer-Siwe-Krankheit.

▪ **Epidemiologie:** 0,2% der primären Knochentumoren und tumorähnlichen Läsionen. 1. und 2. Dekade. Jungen häufiger Betroffen als Mädchen.

▪ **Lokalisation:** 50–75% monostotisch. Becken, Wirbelsäule (typisch: Vertebra plana), Femur, Schädel, Kieferknochen.

▪ **Klinik:** Bei größeren Läsionen belastungsabhängige Schmerzen, je nach Lokalisation auch Druckschmerz. Vertebra plana macht kaum neurologische Ausfälle. Spontanheilungstendenz.

▪ **Morphologie:** Geographische, etwas unscharf begrenzte Osteolyse besonders typisch am Schädel und Kieferknochen.

▪ **Differentialdiagnose:** Ewing-Sarkom, Osteosarkom, Lymphom, Metastase, Osteomyelitis.

▪ **Diagnose:** Nativ-Röntgenbild, ggf. MRT. Biopsie zur Diagnosesicherung!

▪ **Bedeutung der MRT:** Meist stellt sich eine umschriebene Markraumläsion mit niedrigem Signal in T1- und hohen Signalen in T2-gewichteten Sequenzen mit intensiven Kontrastmittelenhancement dar. Es besteht ein perifokales Markraumödem mit Periostreaktion und Infiltration der periossären Weichteile und ist somit von entzündlichen oder tumorösen Knochenveränderungen auch unter Zuhilfenahme der dynamischen MRT nicht zu differenzieren.

### Intraossäres Lipom

▪ **Ätiologie und Pathogenese:** Unklar.

▪ **Epidemiologie:** Sehr selten, besonders 4.–6. Dekade.

▪ **Lokalisation:** Metaphyse, besonders Kalkaneus, Extremitäten, kann überall vorkommen.

▪ **Klinik:** Meist asymptomatisch, evtl. lokale Schmerzen.

▪ **Morphologie:** Expansive Läsion im Markraum mit nativradiologisch vermehrter Transparenz und feiner Trabekulierung sowie zarter Randsklerose. Eventuell zentral dystrophe Verkalkungen im Rahmen der Fettnekrose.

▪ **Differentialdiagnose:** Fibröse Dysplasie, solitäre Knochenzyste, Riesenzelltumor.

▪ **Diagnose:** Nativ-Röntgen, MRT.

▪ **Bedeutung der MRT:** Das Erscheinungsbild ist chakteristisch! Fettäquivalentes Signalverhalten (hyperintens auf T1- und T2-gewichteten Sequenzen) und eventuell minimales Kontrastmittelenhancement. Fettunterdrückte Sequenzen bestätigen die Diagnose (Abb. 4). Die Kortikalis ist verdünnt, aber intakt.

## Semimaligner Tumor des Knochens

### Riesenzelltumor (Osteoklastom)

▪ **Ätiologie und Pathogenese:** Riesenzelltumoren bestehen aus osteoklastären Riesenzellen und Stromazellen. Es wird vermutet, dass beide Zell-

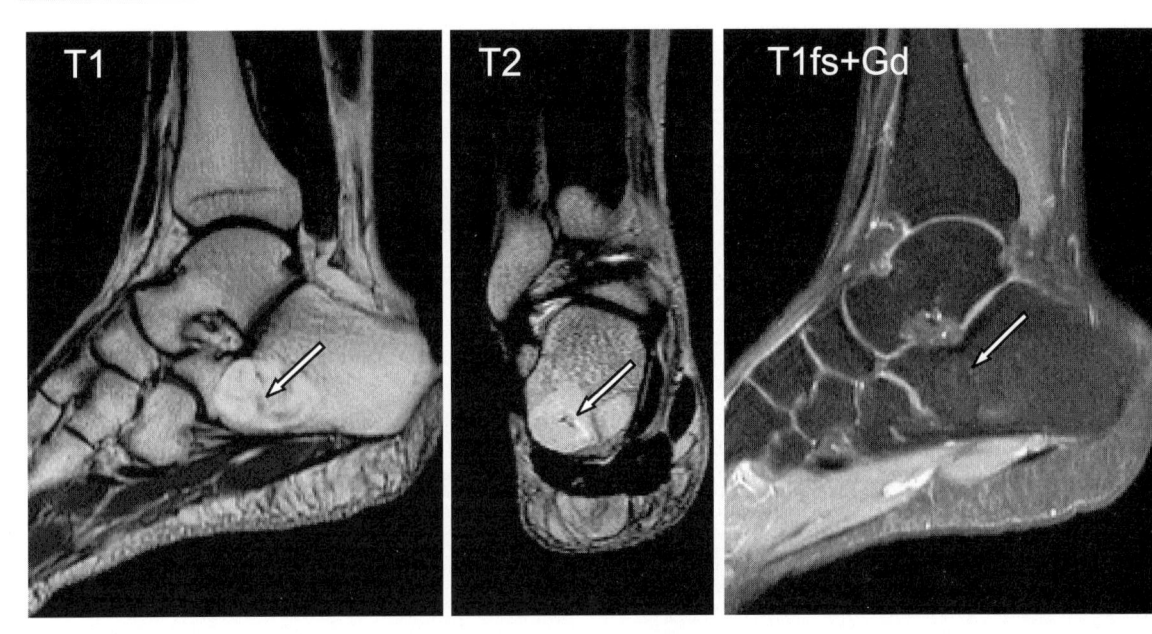

**Abb. 4.** Intraossäres Lipom im Calcaneus. Der fetthältige Tumor im Markraum ist hyperintens in T1- und T2-gewichteten Sequenzen. In der fettunterdrückten Sequenz verhält er sich wie die fetthältigen Gewebsstrukturen (z. B. Knochenmark oder subkutanes Fett). Der Pfeil markiert eine typische intraläsionale Verkalkung (hypointens in sämtlichen Sequenzen)

typen gleichen Ursprungs sind. Der konventionelle Riesenzelltumor ist eine solitäre Läsion aus osteoklastären Riesenzellen und Stromazellen mit Ursprung in den Epiphysen. Riesenzelltumoren wachsen lokal aggressiv und können Lungenmetastasen machen. Der maligne Riesenzelltumor kann von Anbeginn maligne sein oder es kommt zur Entartung eines konventionellen Riesenzelltumors.

■ **Epidemiologie:** 5% der primären Knochentumoren sind Riesenzelltumoren mit einer Geschlechtsverteilung von 1:1,3 zugunsten der Frauen. 98% treten nach Schluss der Epiphysenfuge auf.

■ **Lokalisation:** Metaepiphysär, bevorzugt sind die Epiphysen der langen Röhrenknochen besonders der unteren Extremitäten (75%); das Becken und das Os sacrum.

■ **Klinik:** Schmerzen, Schwellung allgemeine Schwäche und gelegentlich pathologische Frakturen. Tumor ist sehr rezidivfreudig (10%). Kann zusammen mit Morbus Paget auftreten.

■ **Morphologie:** Meist große, expansive lytische exzentrisch in der Metaphyse bzw. in die Epiphyse reichende Läsion mit Destruktion der Kortikalis.

■ **Differentialdiagnose:** AKZ, brauner Tumor bei Hyperparathreoidismus, Nichtossifizierendes Fibrom, Chondroblastom, Osteoblastom, Osteosarkom.

■ **Diagnose:** Nativ-Röntgenbild, CT, MRT, Röntgen-Thorax (zum Ausschluss von Lungenmetastasen). Laborchemisch: Calcium und Phosphat und alkalische Phosphatase zum Ausschluss eines Hyperparathyreoidismus und Paget bestimmen.

■ **Bedeutung der MRT:** Heterogene Läsion mit vorwiegend hypointensem Signal in T1- und hyperintensem Signal in T2-gewichteten Sequenzen mit inhomogenem Kontrastmittelenhancement (Abb. 5). Fibrose, Nekroseareale und Einblutungen bewirken das heterogene Signalverhalten (siehe Tabelle 1). Begleitendes Knochenmarksödem und Weichteilinfiltration machen eine Abgrenzung zu malignen Tumoren unmöglich. Es empfiehlt sich aufgrund der hohen Rezidivneigung des Tumors eine Basis-MRT-Kontrolluntersuchung 3–6 Monate post-operativ.

## Primär maligne Knochentumoren

**Medulläres Plasmozytom** (Plasmazellmyelom, Morbus Kahler, multiples Myelom)

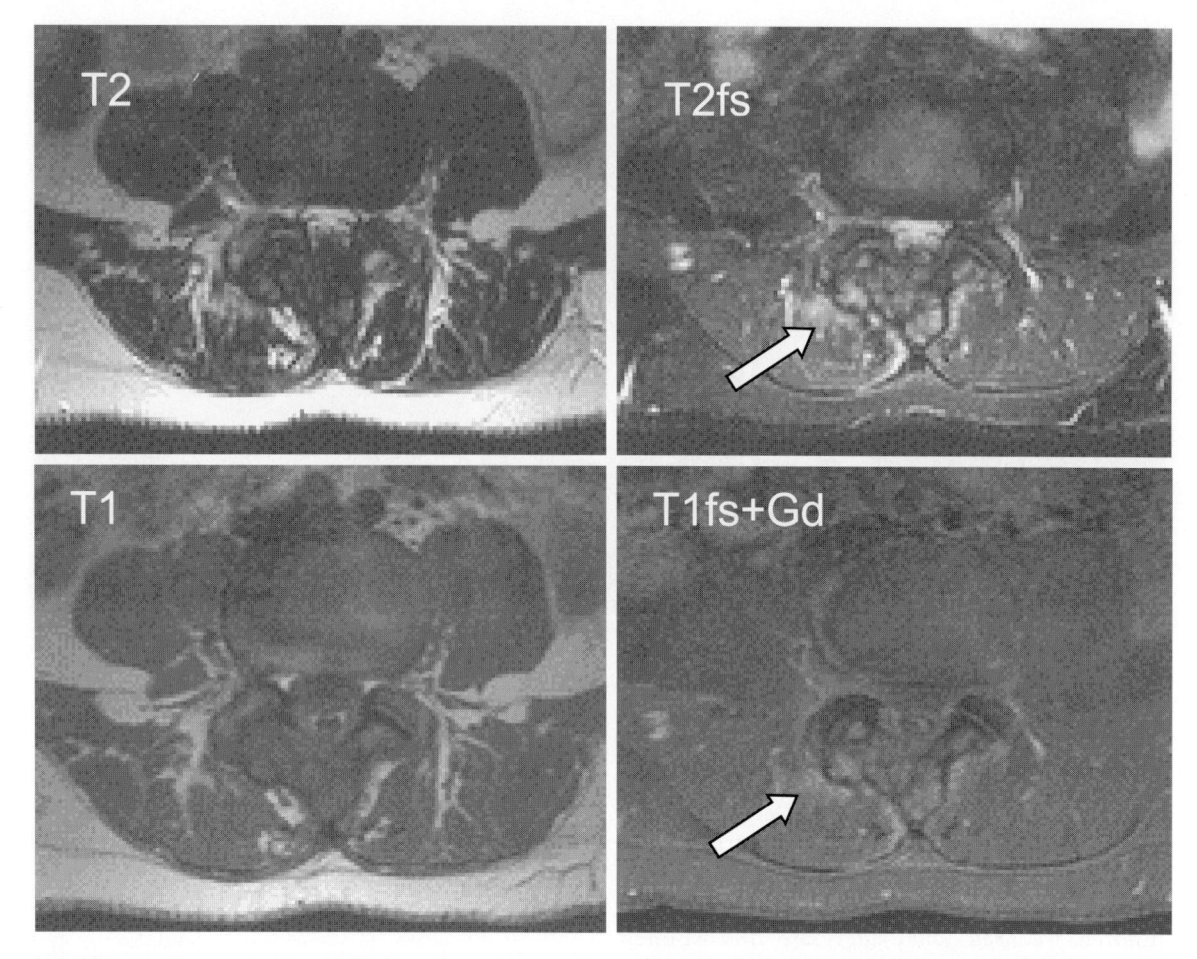

**Abb. 5.** Riesenzelltumor des Wirbelbogens und des Processus spinosus von LWK 4. Auftreibung der betroffenen Knochenabschnitte, inhomogenes zum Teil stark hyperintenses Signal in den T2-gewichteten Sequenzen und hypointenses Signal in den T1-gewichteten Sequenzen. Ödemsaum und vermehrtes Enhancement der angrenzende Abschnitte des Musculus errector spinae (*Pfeil*) und deutliches Enhancement des Tumors

■ **Ätiologie und Pathogenese:** Maligne Entartung der Plasmazellen des Knochenmarks. Lokalisierte oder multiple Knochendestruktionen sind die Folge. Störung der Eiweißsynthese mit Überproduktion eines monoklonalen Immunglobulins oder freier monoklonaler Kappa- oder Lambda-Ketten (Bence-Jones-Protein). IgG 55%. Solitäres Myelom selten, meist generalisiert.

■ **Epidemiologie:** Häufigster primär maligner Knochentumor. 35% aller Knochentumoren und 45% aller maligner Knochentumoren. 5.–7. Lebensjahrzehnt bevorzugt betroffen. Geschlechtsverhältnis Männer zu Frauen 2:1.

■ **Lokalisation:** Schädel, Wirbelsäule, Becken, Rippen, seltener lange Röhrenknochen.

■ **Klinik:** Knochenschmerzen bes. im Bereich des Rückens. Pathologische Fraktur. Müdigkeit. Labor: BSG stark beschleunigt, sog. Sturzsenkung (>100mm/1h), Anämie, Hyperproteinämie. Serum- u. Urinelektrophorese, Immunelektrophorese.

■ **Morphologie:** Multiple, z.T. wie ausgestanzt imponierende lytische Läsionen im Knochen mit evtl. endostaler Kortikalisarrosion, kein sklerotischer Randsaum.

■ **Differentialdiagnose:** Osteoporose, Metastasen.

■ **Diagnose:** Nativ-Röntgen von Becken, Schädel (Schrotschussschädel), Wirbelsäule, beiden Oberarmen- und Oberschenkeln. Szintigraphie oft falsch negative Befunde. Evtl. MRT. Knochenmarkspunktion.

**Bedeutung der MRT:** Wichtig für die Interpretation ist die Kenntnis des morphologischen Erscheinungsbildes des normalen Knochenmarkes. Die Tumorinfiltrationen im Markraum stellen sich meist als hypointense Läsionen in den T1-gewichteten Sequenzen und äquivalent hyperintens auf T2-Wichtung dar und zeigen mitunter starkes Kontrastmittelenhancement. Auch eine inhomogene diffuse Markrauminfiltration mit Ersatz des fettigen Knochenmarkes ist möglich.

## Osteosarkom (Osteogenes Sarkom)

**Ätiologie und Pathogenese:** Letztlich hypothetisch. Der Tumor geht aus einer multipotenten mesenchymalen Stammzelle hervor. Osteoid oder reifen Knochen produzierender hoch maligner mesenchymaler Tumor. Es werden verschiedene Osteosarkomtypen unterschieden:
- Hochmaligne intramedulläre Osteosarkome: osteoblastisch, chondroblastisch, fibroblastisch, riesenzellreich, MFH-like, teleangiektatisch.
- Low-grade intramedulläre Osteosarkome: fibröse Dysplasie ähnlich, nichtossifizierendes Fibrom ähnlich, Osteoblastom ähnlich.
- Juxtakortikale Osteosarkome: Parostales Osteosarkom, Periostales Osteosarkom, High-grade surface Osteosarkom.
- Sekundäres Osteosarkom.

**Epidemiologie:** 15% der primären Knochentumoren. Verhältnis Jungen zu Mädchen 1,5:1. Bevorzugt 2. Lebensdekade. Das Alter der meisten Patienten liegt zwischen 15 und 25 Jahre. Zweiter Gipfel nach dem 40. Lebensjahr.

**Lokalisation:** Kann jeden Knochen befallen. 54% in Kniegelenksnähe (Abb. 6), ca. 10% proximaler Humerus, knapp 10% Beckenskelett mit Os sacrum. 90% der Tumoren sind in der Metaphyse, 9% diaphysär und nur 1% epiphysär lokalisiert.

**Klinik:** Schmerzen und/oder Schwellung, pathologische Fraktur möglich.

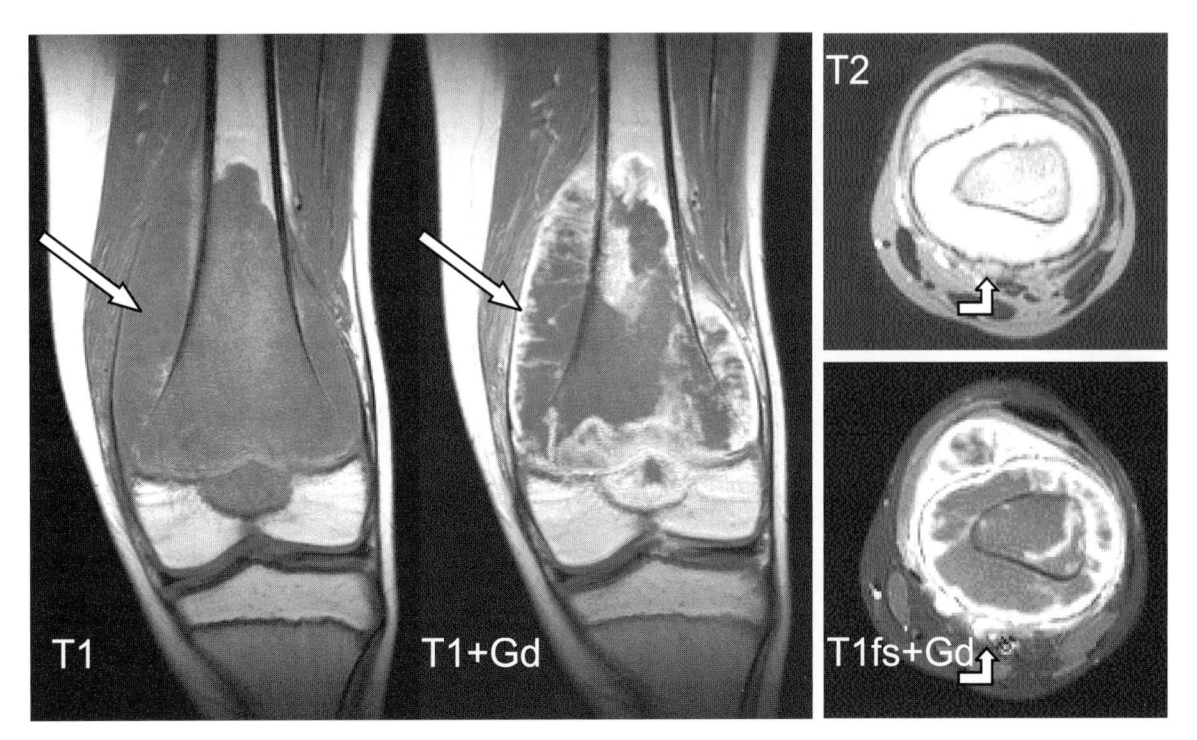

**Abb. 6.** Osteosarkom des distalen Femur links. Der schräge Pfeil markiert den extraossären subperiostalen Tumoranteil mit starkem randständigen Enhancement und zentraler Nekrose (hypointens auf T1-gewichteten und intensiv hyperintens auf T2-gewichteten Sequenzen, kein Enhancement) sowie zarte Tumormatrixmineralisation und radiär streifige Periostreaktion. Die axialen Sequenzen ermöglichen eine gute Beurteilbarkeit der beginnenden Tumorinfiltration der poplitealen Gefäße (*eckiger Pfeil*)

■ **Morphologie:** Unscharf begrenzte, z. T. mottenfraßartige osteolytische Destruktion mit unterschiedlichen periostalen Reaktionen (zwiebelschalenartig oder fleckige oder streifige Kalzifikationen normal zum Kortikalisverlauf). Unterschiedlich große periossäre Weichteilkomponente des Tumors mit dichten wolkigen Matrixmineralisationen.

■ **Differentialdiagnose:** Ewing-Sarkom, Chondrosarkom, Fibrosarkom, Chondroblastom, Osteoblastom, aneurysmatische Knochenzyste, Kallus.

■ **Diagnose:** Nativröntgenbild, klinische Untersuchung, MRT, Thorax Röntgen. Offene Probegewebsentnahme. Bei bestätigter Diagnose Staging.

■ **Bedeutung der MRT:** Die MRT ist für sämtliche Phase des Krankheitsverlaufes von großer Bedeutung, insbesondere jedoch im Rahmen des Staging. Charakteristisch ist die meist glatt begrenzte, jedoch diffuse Infiltration des Knochenmarkraumes mit unterschiedlich ausgeprägter Infiltration der periossären Weichteilstrukturen. Die MRT ist exzellent in der Detektion von Skipläsionen im Markraum des betroffenen Knochens und bei der Weichteilkomponente optimal für die Beurteilung einer Überschreitung des Kompartments und der Lagebeziehung zu den Gefäßen und Nerven (Panicek, 1997), (Abb. 6). Auch für die Beurteilung des peritumorösen Ödems und der eventuellen Periostreaktion ist die MRT sensitiver als die Computertomographie. Fokale Tumormatrixmineralisationen bzw. Ossifikationen imponieren insbesondere auf Gradientenechosequenzen als umschriebene signallose Areale. Diesbezüglich hat jedoch die Computertomographie nach wie vor ihren Stellenwert. Ebenso ist die röntgenologische Untersuchung und die Computertomographie für die Beurteilung des Ausmaßes der kortikalen Destruktion unverzichtbar.

Bei entsprechender Größe und histologischer Differenzierung wird postbioptisch eine adjuvante Chemotherapie durchgeführt und es erfolgt unmittelbar vor dem chirurgischen Eingriff ein erneutes Staging. Reduktion des Tumorvolumens und Zunahme der nekrotischen Tumorareale weisen auf ein gutes Ansprechen des Tumors auf die Chemotherapie hin. Eine dynamische MRT kann hier auf eine Änderung der Perfusions- und Vaskularisationsverhältnisse und somit auf einen Tumorrespons gute Hinweise geben (Shapeero, 2000). Diffusionsgewichtete MRT kann hilfreich sein in der Beurteilung der Tumorvitalität (Lang, 1988).

Nach erfolgter Operation und gegebenenfalls nach postoperativer Radiatio sollte spätestens nach 3 Monaten eine kernspintomographische Basisuntersuchung des operierten Tumorareals erfolgen um damit in 3–6-monatigen Intervall Kontrolluntersuchungen vergleichen zu können. Metallimplantate soweit sie aus Titan sind, stellen dabei nur bedingt ein Problem dar. Aufgrund der vorhandenen Suszeptibilitätsartefakte ist die Weichteilregion unmittelbar angrenzend an das Implantat zwar eingeschränkt beurteilbar, die Detektion von klinisch relevanten Rezidivtumoren ist jedoch kaum eingeschränkt. Bei unklarer Morphologie findet die dynamische MRT ihre derzeit sicherlich bedeutendste Anwendung zur Differenzierung zwischen Narbe und Rezidivtumor (Davies, 1998).

## Chondrosarkom

■ **Ätiologie und Pathogenese:** Unklar. Spekuliert wird, ob es sich primär um versprengten Knorpel der Wachstumsfuge handelt, der dann maligne transformiert.

Das Chondrosarkom ist ein maligner knorpelbildender Tumor, der metaphysär oder auch diaphysär lokalisiert ist.

Es werden 4 Chondrosarkomtypen mit unterschiedlicher Prognose unterschieden:
■ klassisches Chondrosarkom, (am häufigsten, ausschließlich knorpelbildend)
■ dedifferenziertes Chondrosarkom, (bis 20%, schlechte Prognose)
■ mesenchymales Chondrosarkom (schlechte Prognose)
■ Klarzellchondrosarkom, (epiphysär gelegen; Malignität entspricht dem klassischen Chondrosarkom).

Das Chondrosarkom existiert als primärer Knochentumor und kann sekundär bei Osteochondrom, Enchondrom bzw. aus einem Barostealen Chondrom entstehen.

■ **Epidemiologie:** 7–10% der primär malignen Tumoren. Das klassische Chondrosarkom und das Klarzellchondrosarkom treten gehäuft in der 4. bis 6. Lebensdekade auf, während das mesenchymale Chondrosarkom am häufigsten in der 2. und 3. Dekade auftritt. Patienten mit dedifferenziertem Chondrosarkom sind im Vergleich zum klassischen Chondrosarkom 10 Jahre älter. Verhältnis Männer zu Frauen 2–3:1.

■ **Lokalisation:** Metaphysäre und diaphysäre Lage. 5% epiphysär. 25% der Läsionen sind im Becken lokalisiert, weitere 40% im Bereich der proximalen Extremitäten.

■ **Klinik:** 90% der Patienten klagen über Schmerzen und in Anhängigkeit der Lokalisation auch über Schwellungen. Beckentumoren können auch zu Kompression von Gefäßen der unteren Extremitäten führen.

■ **Morphologie:** Expansive osteolytische Läsion mit evtl. bestehender Destruktion der Kortikalis und oft großer Weichteilkomponente mit charakteristischen flockigen Binnenkalzifikationen. Ein niedriggradiges zentrales klassisches Chondrosarkom ist von einem Enchondrom morphologisch meist nicht differenzierbar.

■ **Differentialdiagnose:** Enchondrom, Osteochondrom, evtl. Chondroblastom, Osteosarkom.

■ **Diagnose:** Nativröntgenbild, Skelettszintigraphie und MRT. Biopsie (auch histologisch ist die Unterscheidung zwischen hochdifferenziertem Chondrosarkom und Enchondrom oft schwierig).

■ **Bedeutung der MRT:** Heterogene Läsion mit T1-Wichtung hypointens und T2-Wichtung hyperintens im knorpeligen Anteil, inhomogenem Kontrastmittelenhancement und in sämtlichen Sequenzen hypointensen Tumormatrixmineralisationen. Die Bedeutung der MRT liegt vorwiegend in der Beurteilung der Tumorausdehnung im Kompartment und der Relation des Tumors zu angrenzenden Gefäßnervensträngen. Im Rahmen der Tumornachsorge stellt die MRT die optimale bildgebende Modalität dar und eine Differenzierung zwischen Narbe und Rezidivtumor ist mittels dynamischer MRT möglich (Davis, 1998).

## Ewing-Sarkom

■ **Ätiologie und Pathogenese:** Herkunft aus primitivem skelettalen Mesenchym oder dem retikulären System, rundzelliger Tumore aus der PNET-Ewing-Gruppe.

■ **Epidemiologie:** 5% der biopsierten Knochentumoren sind Ewing-Sarkome. Verhältnis Jungen zu Mädchen 1,4:1. 75% der Patienten sind zwischen 10 und 25 Jahre alt.

■ **Lokalisation:** Theoretisch kann das Ewing-Sarkom jeden Knochen befallen. Am häufigsten sind jedoch die Diaphysen der langen Röhrenknochen (55%) und das Beckenskelett sowie die Rippen (25%) befallen. In 60% sind die untere Extremität und das Beckenskelett betroffen.

■ **Klinik:** Schmerz und/oder Schwellung. Fieber, schlechtes Allgemeinbefinden. Anamnese ist sehr wichtig hinsichtlich der Differentialdiagnose Osteomyelitis. In der Regel benötigt das Ewing-Sarkom ca. 6 Monate um den Knochen zu verändern, die Osteomyelitis dagegen nur ca. 6 Wochen. Entsprechend unterschiedlich ist die Dauer der Anamnese. Die Osteomyelitis hat im Gegensatz zum Ewing-Sarkom in der Regel keinen extraossären Anteil.

■ **Morphologie:** Am häufigsten permeative oder mottenfraßartige (selten geographische) Knochendestruktion mit unterschiedlichen periostalen Reaktionen (lamellär, hair-on-end-Muster, Codman-Dreieck), eventuell Endostose. Häufig große Weichteilkomponente, keine Tumormatrixmineralisation.

■ **Differentialdiagnose:** Osteomyelitis, Neuroblastom, Rhabdomyosarkom, Lymphom, primitiver neuroektodermaler Tumor.

■ **Diagnose:** Schmerzen und Schwellung sind die Hauptsymptome. Nativ-Röntgenbild, MRT, ggf. CT, Skelettszintigraphie, Röntgen-Thorax, nach bioptischer Sicherung der Diagnose Staging (siehe Osteosarkom).

■ **Bedeutung der MRT:** Glatt begrenzte in T1-gewichteten Sequenzen homogen hypointense und in T2 intensiv hyperintense meist den gesamten Markraumquerschnitt einnehmende stark enhancende Signalalteration des Knochens mit umschriebenen Kortikalisdestruktionen und oft zirkulärer Periostreaktion und ausgeprägter periossärer Weichteilinfiltration (Abb. 7). Die Bedeutung der MRT liegt wiederum in erster Linie in der Beurteilung der Tumorausdehnung im Kompartment und in der Tumornachsorge.

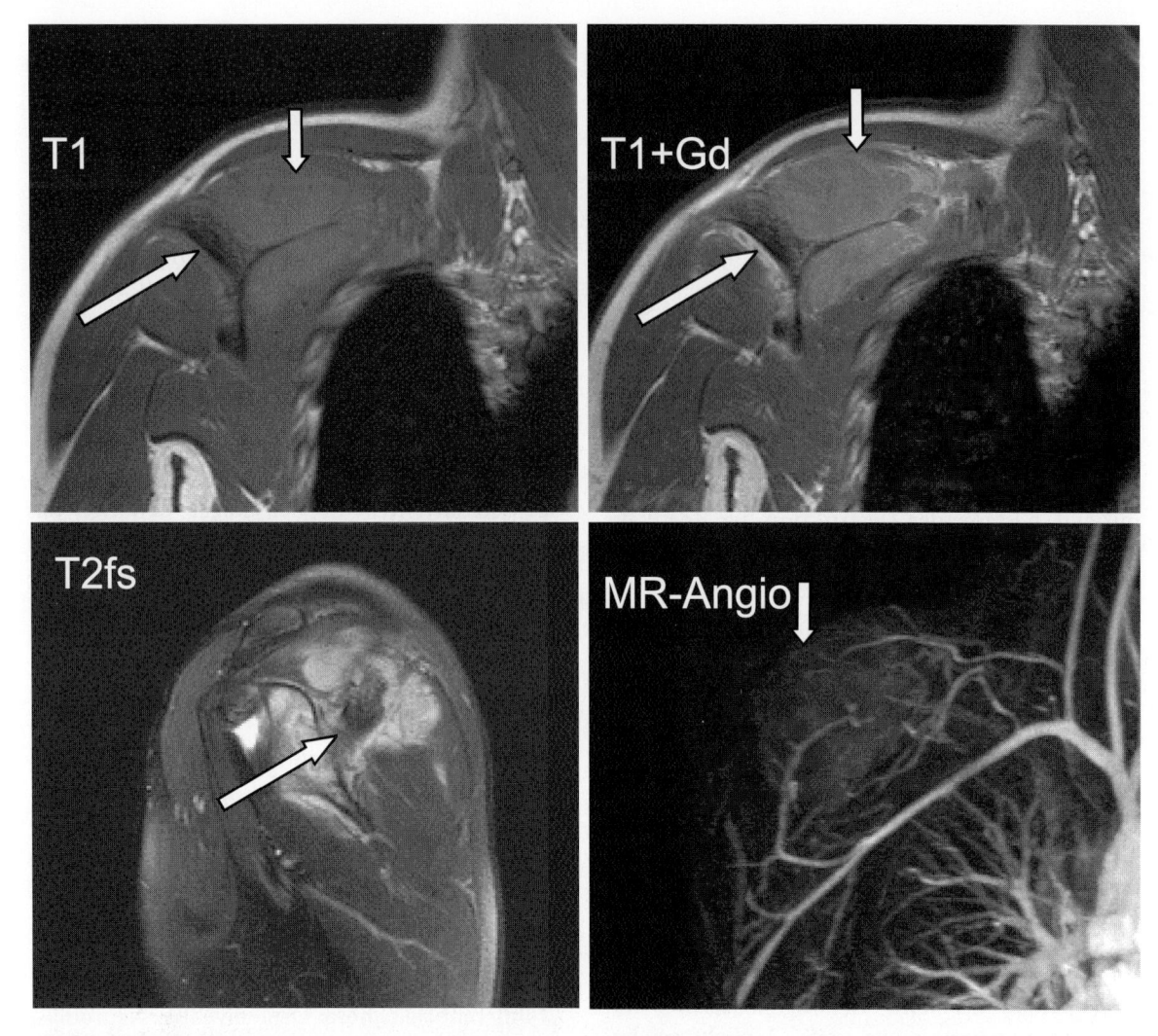

**Abb. 7.** Ewing-Sarkom der rechten Skapula. Der schräge Pfeil markiert den vermehrt sklerosierten Tumoranteil im Bereich der Spina scapulae (hypointens in sämtlichen Sequenzen) und die angrenzende Periostreaktion. Der Tumor besitzt eine große Weichteilkomponente (*vertikaler Pfeil*), der auch in der MR-Angiographie deutlich zu sehen ist

## Weichteiltumore

### Benigne Weichteiltumoren

**Ganglion** (Ganglionzyste)

■ **Ätiologie und Pathogenese:** Mucin-hältige Zyste, die in Sehnenscheiden, Gelenkskapseln und Bursen entsteht, evtl. durch Ausstülpung der Synovialis oder myxomatöse Degeneration.

■ **Epidemiologie:** Häufig.

■ **Lokalisation:** Meist gelenksnahe, am häufigsten Hand-, Fuß- und Kniegelenk.

■ **Klinik:** Mäßiggradige Schmerzen, evtl. Druckschmerz, Schwellung.

■ **Morphologie:** Ovaläre (mitunter schlauchförmige) manchmal subseptierte zystische Läsion, evtl. mit Eindellung der angrenzenden Kortikalis.

■ **Differentialdiagnose:** Pigmentierte villonoduläre Synoviitis, Riesenzelltumor der Sehnescheide, Synovialsarkom.

■ **Diagnose:** Ultraschall, MRT.

■ **Bedeutung der MRT:** Das Signal- und Kontrastverhalten ist typisch. Der Zysteninhalt ist hypointens auf T1-gewichteten und intensiv hy-

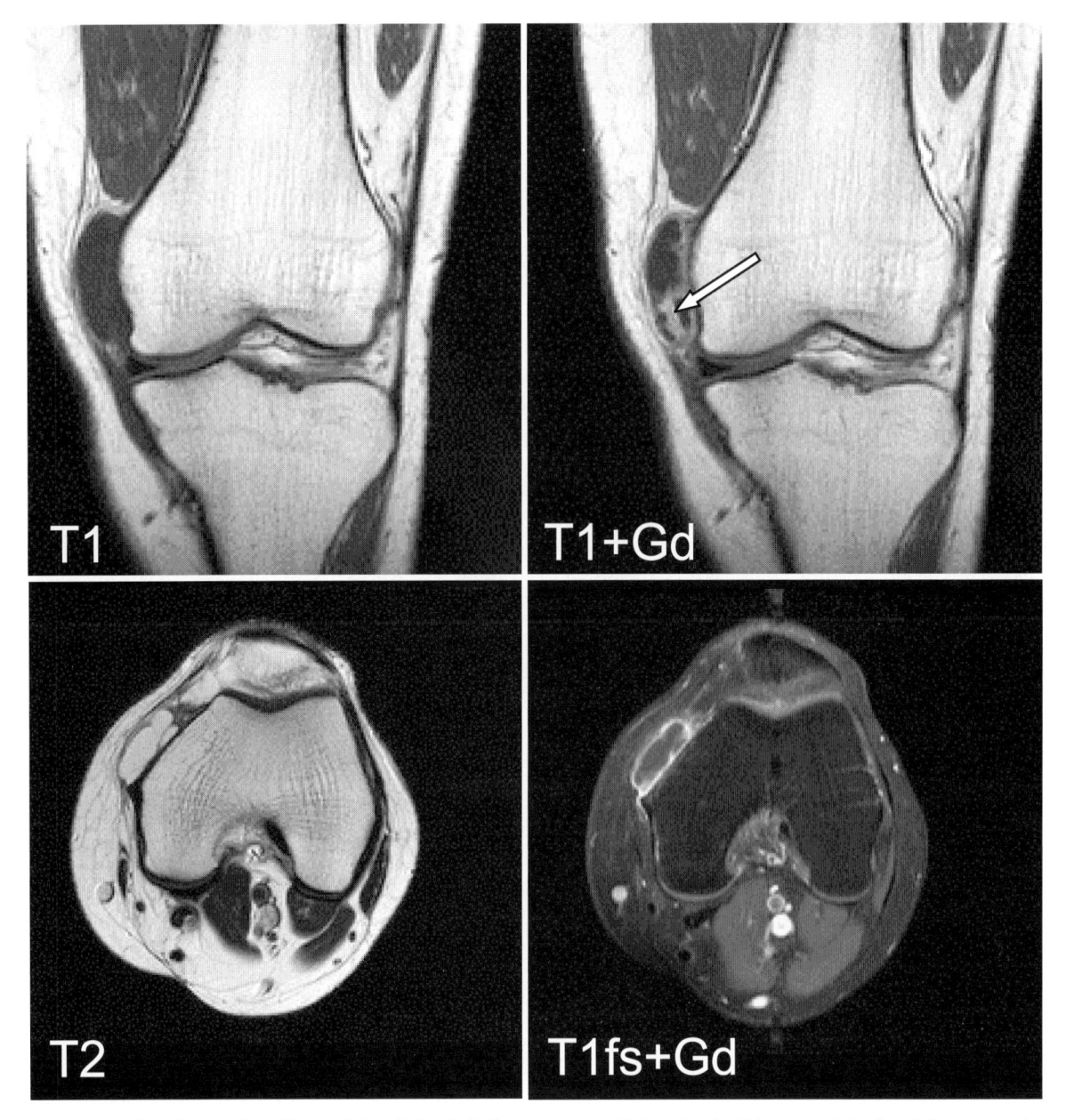

**Abb. 8.** Kapselganglion medialseitig am linken Kniegelenk. Der Zysteninhalt ist hypointens auf T1-gewichteten und intensiv hyperintens auf T2-gewichteten Sequenzen und zeigt kein Enhancement. Es besteht ein diskretes randständiges Enhancement der Zystenwand und der Zystensepten (*Pfeil*). Fettunterdrückung verbessert die Abgrenzbarkeit der Läsion

perintens auf T2-gewichteten Sequenzen und zeigt kein Enhancement. Es besteht ein diskretes randständiges Enhancement entsprechend der Zystenwand (Abb. 8).

## Lipom

■ **Ätiologie und Pathogenese:** Benigne Proliferation von reifem Fettgewebe.

■ **Epidemiologie:** Häufigster mesenchymaler Tumor.

■ **Lokalisation:** Häufig subkutan (Körperstamm, Nacken und proximale Extremitäten), selten tiefliegend (retroperitoneal, Thoraxwand, Hände und Füße).

■ **Klinik:** Asymptomatisch, nach initialem Wachstum größenstabil, bei Größenprogredienz oder Schmerzen malignitätsverdächtig.

■ **Morphologie:** Glatt begrenzter, evtl. lobulierter Fettgewebstumor.

■ **Differentialdiagnose:** Hochdifferenziertes Liposarkom.

■ **Diagnose:** Ultraschall, CT, MRT, Biopsie (bei Schmerzen, Größenprogredienz).

■ **Bedeutung der MRT:** Das Erscheinungsbild ist chakteristisch! Fettäquivalentes Signalverhalten (hyperintens auf T1- und T2-gewichteten Sequenzen) und minimales Kontrastmittelenhancement. Fettunterdrückte Sequenzen bestätigen die Diagnose (Abb. 4). Die angrenzenden Strukturen sind unauffällig. Jede untypische Läsion muss biopsiert werden!

## Maligne Weichteiltumoren

### Malignes Fibröses Histiozytom (MFH)

■ **Ätiologie und Pathogenese:** Mesenchymales spindelzelliges Neoplasma bestehend aus Fibroblasten und Riesenzellen.

■ **Epidemiologie:** Häufigster maligner Weichteiltumor des späten Erwachsenenalters, am häufigsten tritt der Tumor in der 5. Dekade auf, männlich : weiblich = 3 : 2. Der Tumor kann prinzipiell in jedem Organ auftreten, am häufigsten jedoch im Weichteilgewebe, sehr selten im Knochen.

■ **Lokalisation:** Besonders an den Extremitäten (untere Extremität 50%, obere Extremität 25%), Retroperitoneum (15%) und Schädel und Hals (5%).

■ **Klinik:** Langsam wachsende schmerzlose, meist intramuskulär gelegene Resistenz.

■ **Morphologie:** Bei der Erstdiagnose oft über 5 cm großer multinodulärer Tumor. Zumeist schlecht von den angrenzenden Strukturen abgrenzbar mit kleinen, vorwiegend peripher gelegenen Verkalkungen bzw. Ossifikationen (bis zu 20%). Oft besteht eine Erosion des angrenzenden Knochens. Der Tumor ist inhomogen aufgebaut, z. T. zystisch und neigt oft zu Einblutungsarealen mit umschrieben sehr gefäßreichen Anteile.

■ **Differentialdiagnose:** Myxoides Liposarkom (Abb. 9), Raptomyosarkom, Synovialsarkom.

■ **Diagnose:** Ultraschall, evtl. Röntgen oder CT bei Knochendestruktion, MRT, Biopsie.

■ **Bedeutung der MRT:** Hochgradig inhomogener, zum Großteil relativ glatt begrenzter Tumor mit niedrigem bis intermediärem Signal in T1-gewichteten Sequenzen und inhomogen hohem Signal auf T2-gewichteten Sequenzen. Nekroseareale, Einblutungen und Kalzifikationen tragen zu einem charakteristischen bunten Bild bei (Signalverhalten siehe Tabelle 1). Inhomogenes, z. T. sehr starkes Enhancement nach Gadolinium-Applikation illustriert die gefäßreichen Tumorareale. Eine Infiltration der angrenzenden Nerven und Gefäßstrukturen ist optimal mit axialer Schnittbildtechnik beurteilbar. Die Differenzierung zwischen perifokalem Ödem und evtl. Tumorinfiltration ist mit dynamischer MRT möglich.

### Synovialsarkom (Tendosynoviales Sarkom, Synovialzellsarkom)

■ **Ätiologie und Pathogenese:** Die Herkunft von präformiertem synovialem Gewebe wurde nie vollständig erhärtet. Maligner Tumor der von Bursen, Gelenkkapseln und Sehnen ausgeht.
Verschiedene Typen: Monophasisch, spindelzellig (häufigster Typ), biphasisch, gering differenziert, monophasisch-epithelial (extrem selten).

■ **Epidemiologie:** Ca. 6% aller Weichteilsarkome. Häufung zwischen dem 15. und 30. Lebensjahr.

■ **Lokalisation:** 60% im Bereich der unteren Extremitäten, besonders Knieregion.

■ **Klinik:** Meist tiefgelegene Schwellung in 50% schmerzhaft. Evtl. Gelenkserguss.

■ **Morphologie:** Meist gut abgrenzbarer gelenksnaher Tumor mit vorwiegend peripher gelegenen amorphen Kalzifikationen und Infiltration der angrenzenden Knochenstrukturen (Periostreaktion, umschriebene druckbedingte Kortikalisimpression oder Kortikalisdestruktion).

■ **Differentialdiagnose:** Epitheliodes Sarkom, malignes Schwannom, Fibrosarkom, Klarzellsarkom.

■ **Diagnose:** Klinische Untersuchung, MRT, Biopsie.

■ **Bedeutung der MRT:** Für die Beurteilung der intra- bzw. extraartikulär gelegenen Tumorkomponenten ist die MRT unverzichtbar. Der Tumor imponiert typischerweise als heterogene multilokuläre Weichteilstruktur mit niedrig bis intermediärem Signal in T1-gewichteten Sequenzen und homogen intensivem Signal auf T2-gewichteten Sequenzen und inhomogenem Kontrastmittelenhancement. Die Differenzierung von Tumornekrosen, Einblutungen und Kalzifikationen ist nicht möglich (Signal- und Kontrastverhalten siehe Tabelle 1). Die Hauptbedeutung der MRT

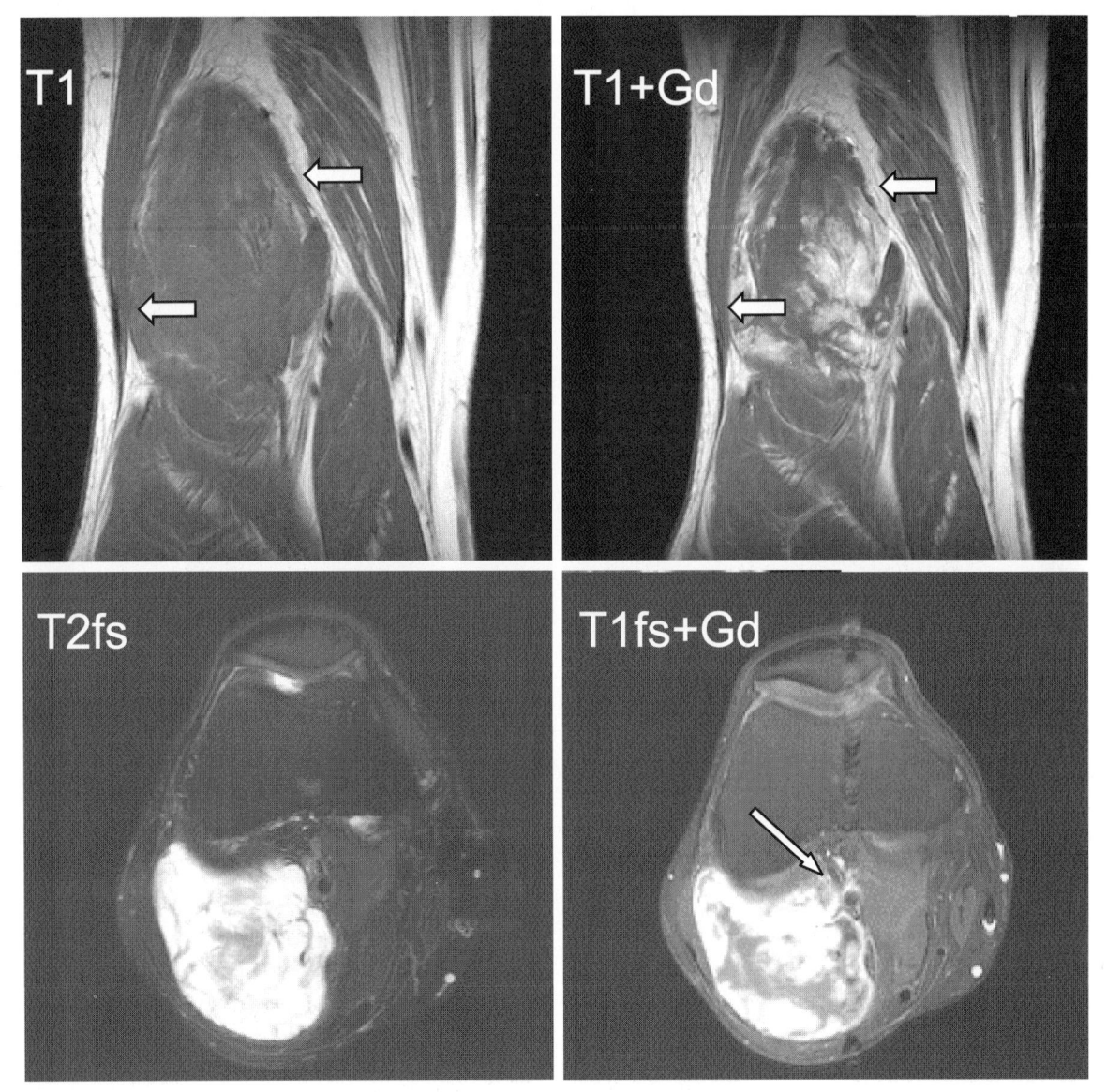

**Abb. 9.** Myxoides Liposarkom der rechten Kniekehle. Die koronalen Sequenzen zeigen die Tumorausdehnung im Kompartment und die Lagebeziehung des Tumors zu den angrenzenden Muskeln (*waagrechte Pfeile*). Die axialen Sequenzen sind optimal für die Beurteilung einer beginnenden Gefäßumscheidung (*schräger Pfeil*)

liegt auch bei diesem Tumor im Staging sowie im postoperativen Follow-up.

## Maligne sekundäre Knochentumoren (Metastasen)

**Ätiologie und Pathogenese:** 80% der Knochenmetastasen sind Absiedlungen vom Mamma-, Prostata-, Lunge-, Schilddrüsen- und Nierenzell-Karzinom.

**Epidemiologie:** Metastasen machen den größten Teil der malignen Knochentumore aus.
Lokalisation: Die Metastase findet sich am häufigsten im Wirbelkörper (Abb. 10). Insbesondere in der Brustwirbelsäule, nachfolgend LWS und HWS. Häufig sind auch die proximalen Abschnitte von Femur und Humerus und hier die Metaphysen betroffen. Die Häufigkeit von Akrometastasen beträgt ca. 0,5%.

**Klinik:** Das Hauptsymptom ist der Schmerz. Hypercalcämie, Tumormarker, Parathormon, AP, Saure Phosphatase. Durch die Störung des Mineralmetabolismus kann es zu einer Hypercalcämie kommen. In 10 bis 20% ist eine pathologische Fraktur die Erstmanifestation eine Knochenmetastase bzw. einer Tumorerkrankung. Sind 50% der Cirkumferenz des Knochens zerstört und beträgt die Länge der Metastase mehr als 5 cm, so besteht ein erhöhtes

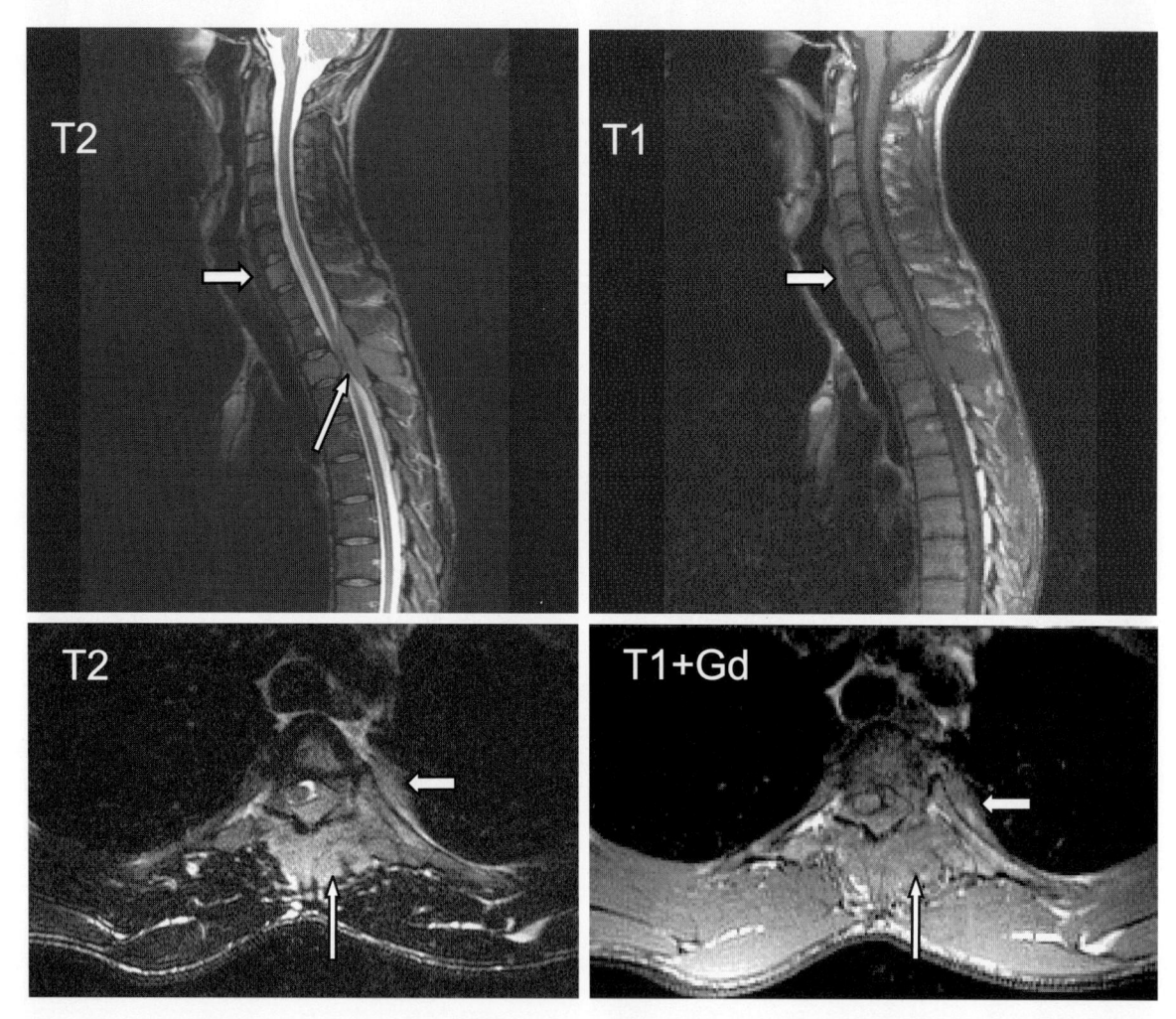

**Abb. 10.** Knochenmetastasen eines Seminoms im BWK 3 mit beginnender Wirbelkörperkompression und ausgedehntem Befall des Wirbelbogens mit großem extraossären Anteil, einerseits epidurale Infiltration mit Kompression des angrenzenden thorakalen Myelon (*schräger Pfeil*) und andererseits Infiltration der paravertebralen Muskulatur (*vertikaler Pfeil*) und der Pleura parravertebral links (*waagrechter Pfeil von rechts*). Diffuse Infiltration von HWK 3 (*waagrechter Pfeil von links*)

Frakturrisiko. Am häufigsten treten pathologische Frakturen an den langen Röhrenknochen und der Wirbelsäule auf.

■ **Morphologie:** Der Knochen kann je nach Primärtumor destruiert werden oder es kommt zu Knochenneubildung, es kann auch eine osteolytisch-osteoblastische Metastase vorliegen.

■ **Differentialdiagnose:** Primäre Knochentumore, insbesondere Plasmozytom.

■ **Diagnostik:** Anamnese, Nativröntgen, MRT, CT (bes. bei osteolytischen Prozessen), Knochenszintigraphie, Tumormarker, Thorax-Röntgen, Abdomensonographie, Biopsie.

■ **Bedeutung der MRT:** Für die Detektion von pathologischen Knochenmarksveränderungen ist die Kernspintomographie hochsensitiv (Vande Berg, 1998). Typisch sind Läsionen, die sowohl den Markraum als auch die Kompakta betreffen und hypointens in den T1-gewichteten Sequenzen und häufig (ausgenommen vorwiegend osteoblastische Metastasen) intensiv hyperintens in den T2-gewichteten Sequenzen zur Darstellung kommen und meist ein starkes Enhancement nach Gadoliniumapplikation aufweisen. Perifokales Knochenmarködem und Infiltration der periössären Weichteile ist möglich (Abb. 10). Bezüglich der Detektion von Fernmetastasen kann aufgrund der sich rasch verbesserten technischen Möglichkeiten (vor allem schnellere Sequenzen) und der leichten Verfügbarkeit die Ganzkörper-MRT in Zukunft möglicherweise eine bedeutende Rolle übernehmen (Eustace, 1999). Mittels diffusionsgewichteter MRT besteht die Möglichkeit der Differenzierung zwischen metastatischen und nicht metastatischen Wirbelsäulenveränderungen (Herneth, 2000).

## Literatur

1. Bielack S, Kempf-Bielack B, Schwenzer D, Birkfellner T, Delling G, Ewerbeck V, Exner GU, Fuchs N, Gobel U, Graf N, Heise U, Helmke K, von Hochstetter AR, Jurgens H, Maas R, Munchow N, Salzer-Kuntschik M, Treuner J, Veltmann U, Werner M, Winkelmann W, Zoubek A, Kotz R (1999) Neoadjuvant therapy for localized osteosarcoma of extremities. Results from the Cooperative osteosarcoma study group COSS of 925 patients. Klin Pädiatr 211:260–270
2. Davies AM, Vanel D (1998) Follow-up of musculoskeletal tumors. 1. local recurrence. Eur Radiol 8:791–799
3. Eustace SJ, Wlaker R, Blake M et al (1999) Whole-body MR imaging. Magnetic Resonance Imaging 7:209–236
4. Herneth AM, Naude J, Philipp M, Beichel R, Trattnig S, Imhof H (2000) Wertigkeit der diffusionsgewichteten MRT in der Beurteilung von Knochenmarkveränderungen bei Wirbelkörpermetastasen. Radiologe 40:731–736
5. Lang P, Wendland MF, Saeed M, Gindele A, Rosenau W, Mathur A, Gooding CA, Genant HK (1998) Osteogenic sarcoma: noninvasive in vivo assessment of tumor necrosis with diffusion-weighted MR imaging. Radiology 206(1):227–235
6. Panicek DM, Gatsonis C, Rosenthal DI, Seeger LL, Huvos AG, Moore SG, Caudry DJ, Palmer WE, McNeil BJ (1997) CT and MR imaging in the local staging of primary malignant musculoskeletal neoplasms: Report of the Radiology Diagnostic Oncology Group. Radiology 202:237–246
7. Reske SN, Bares R, Bull U, Guhlmann A, Moser E, Wannemacher MF (1996) Clinical value of positron emission tomography (PET) in oncologic questions: results of an interdisciplinary consensus conference. Schirmherrschaft der Deutschen Gesellschaft für Nuklearmedizin. Nuklearmedizin 35:42–52
8. Schima W, Amann G, Stiglbauer R, Windhager R, Kramer J, Nicolakis M, Farres M, Imhof H (1994) Preoperative staging of osteosarcoma: efficacy of MR imaging in detecting joint involvement. AJR 157:347–351
9. Shapeero LG, Vanel D (2000) Imaging of the response of high-grade osteosarcoma and Ewing sarcoma to chemotherapy with emphasis on dynamic contrast-enhanced MR imaging. Semin Musculoskeletal Radiol 4:137–146
10. Swan JS, Grist TM, Sproat JA, Heiner JP, Wiersma SR, Heisey DM (1995) Musculoskeletal neoplasms: preoperative evaluation with MR angiography. Radiology 194:519–524
11. Verstraete KL, De Beene Y, Roels H, Dierick A, Uyttendale D, Kunnen M (1994) Benign and malignant muskuloskeletal lesions: dynamic contrast-enhanced MR imaging. Radiology 192:835–843
12. Verstraete KL, Lang P (1999) Post-therapeutic magnetic resonance imaging of bone tumors. Top Magn Reson Imaging 10(4):237–246
13. Vande Berg BC, Malghem J, Lecouvet FE, Maldague BE (1998) Classification and detection of bone marrow lesions with magnetic resonanace imaging. Skeletal Radiol 27:529–554
14. Vanel D, Verstraete KL, Shapeero LG (1997) Primary tumors of the musculoskeletal system. Radiol Clin North Am 35:213–237

# MRT bei Tumoren: Indikationen, Abklärung und Operationsplanung

H. Rechl, R. Burgkart, N. Hof

## Einleitung

Verglichen mit der Gesamtzahl gut- und bösartiger Neubildungen sind muskulo-skelettale Tumoren eher selten. Weichteiltumoren treten mit einer Häufigkeit von 1:100000, Knochentumoren mit 1:200000 pro Jahr auf [4, 37]. Aufgrund ihrer meist erheblichen Aggressivität und des breiten Spektrums der Differentialdiagnosen sind sie für den Kliniker von enormer Wichtigkeit. Da alle Gewebsanteile des Bewegungsapparates Ursprung tumoröser Entartung sein können, ergeben sich eine Vielzahl klinischer, radiologischer und histologischer Befunde. Zur Diagnosestellung und Therapie ist deshalb die enge und intensive Zusammenarbeit der verschiedenen, mit diesen Tumoren befassten medizinischen Fachrichtungen essentiell.

Neben der Einführung der neoadjuvanten bzw. adjuvanten Therapiemethoden sind die Behandlungserfolge im Bereich der muskulo-skelettalen Tumoren während der letzten drei Jahrzehnte nicht zuletzt auf erhebliche Fortschritte in der bildgebenden Diagnostik zurückzuführen. Insbesondere die Einführung des MRT hat die präoperative Diagnostik und Operationsplanung erheblich verbessert.

Da unter entsprechenden Voraussetzungen eine Amputation keine bessere Überlebenschance bietet als die alleinige Lokalresektion, haben diesbezüglich etwa seit Mitte der 70er Jahre sogenannte Gliedmaßen erhaltende Operationen zunehmend an Bedeutung gewonnen. Insbesondere der von Enneking geprägte Begriff der Kompartmentresektion [8] hat zusammen mit der MRT eine erhebliche Verbesserung der lokalen Kontrolle gebracht [2, 11, 35]. Aber auch zur Artdiagnose und Dignität von Neubildungen kann die Kernspintomografie einen Beitrag leisten. Sie ist hier von erheblicher Sensitivität, hat jedoch Defizite bezüglich der Spezifität.

## Epidemiologie

Die meisten muskulo-skelettalen Tumoren unterliegen einer typischen Altersverteilung, wobei bei den Knochentumoren der Großteil der gutartigen Läsionen sowie das Osteosarkom und Ewing-Sarkom gehäuft in der 2. und 3. Lebensdekade auftreten, während Chondrosarkome, Fibrosarkome, Myelome, Lymphome und Metastasen eher höhere Altersgruppen betreffen (Abb. 1). Mit Ausnahme des Riesenzelltumors sind die meisten gutartigen und bösartigen Tumoren beim männlichen Geschlecht etwas häufiger. Auch die Häufigkeitsverteilung im Gesamtskelett ist für einen Großteil der Tumoren ebenso typisch wie deren Lokalisation innerhalb des betroffenen Knochens. So kommen Chondrosarkome häufig im Beckenbereich und proximalen Femur vor, während das Osteosarkom seine größte Inzidenz in den kniegelenksnahen Metaphysen aufweist, und das Myelom sowie Metastasen eine deutliche Häufung an der Wirbelsäule zeigen. Bevorzugte Lokalisationen einzelner Tumoren innerhalb des Knochens sind z.B.: Chondroblastom, Riesenzelltumor epi/epimetaphysär; Osteosarkom metaphysär; Ewing-Sarkom diaphysär; in den vorderen Anteilen der Wirbelsäule Metastasen, das Myelom und Häm-

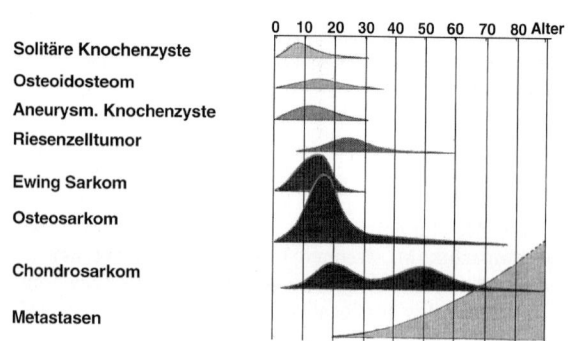

**Abb. 1.** Altersverteilung der Inzidenz von verschiedenen Knochentumoren. (Aus Burgkart 1998)

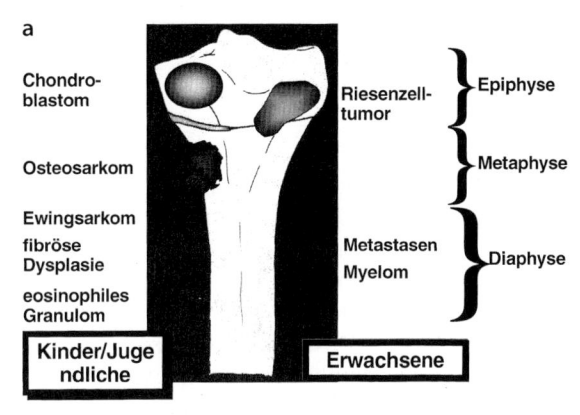

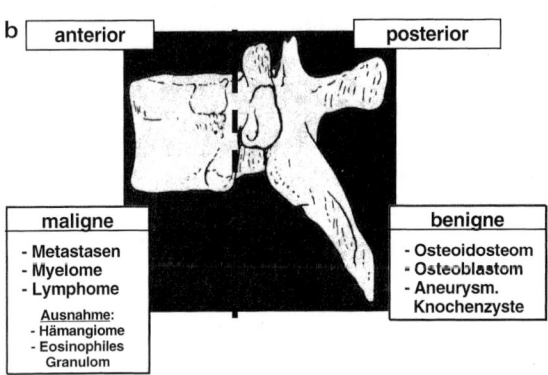

**Abb. 2. a** Häufigkeitsverteilung verschiedener Knochentumoren bezüglich Lokalisation in langen Röhrenknochen, **b** Häufigkeitsverteilung verschiedener Knochentumoren bezüglich Lokalisation im Bereich der Wirbelsäule. (Aus Burgkart 1998)

angiom, und in den hinteren Anteilen das Osteoid-Osteom, Osteoblastom, und die AKZ (Abb. 2) (3, 25).

## Stufendiagnostik

**Klinik.** Die *Anamnese* ist meist unspezifisch. Bei Knochentumoren klagen die Patienten mitunter über Schmerzen unterschiedlichsten Charakters, welche aufgrund eines Kausalitätsbedürfnisses nicht selten einem Trauma zugeordnet werden (Häufige Diagnosen: „Muskelfaserriss", „Prellung"). Erst bei Persistenz der Beschwerden, und dann oft verspätet nach symptomatischer Therapie, kommen die Patienten zur weiteren Abklärung. Weichteiltumoren imponieren häufig aufgrund einer indolenten Schwellung. Andererseits fallen viele Läsionen als Zufallsbefunde z. B. im Rahmen der Röntgendiagnostik aus anderen Gründen auf. Bei manchen Tumoren, wie dem Osteoid-Osteom, kann der Schmerzcharakter mit seinem zirkadianen Maximum (in der Regel nachts) zur Diagnosefindung beitragen. Auch eine pathologische Fraktur kann manchmal das erste Symptom der Krankheit sein.

Die *körperliche Untersuchung* zeigt bei gutartigen Läsionen oft Minimalbefunde, während maligne Tumoren mitunter mit einer tastbaren Gewebsschwellung verbunden sind, welche berührungsempfindlich sein kann. Große Läsionen (> 5 cm) bzw. Befunde mit rascher Größenzunahme sind mit hoher Wahrscheinlichkeit bösartig, langsames Wachstum, auch über Jahre, spricht deshalb jedoch nicht gegen Malignität. Tief gelegene subfasziale Weichteiltumoren sind häufiger maligne, subkutan gelegene mesenchymale Tumoren seltener maligne [21, 28, 29].

Zuweilen können Überwärmung, Rötung, Ödem, venöse Stauung und sogar Lymphangitis die Differenzierung von einer Infektion erschweren. Systemische Symptome fehlen im Allgemeinen, außer bei Patienten mit Ewing-Sarkom oder Lymphom, bei denen Fieber, Schüttelfrost, Appetitlosigkeit, und im fortgeschrittenen Stadium Gewichtsverlust auftreten können. Diese Symptomatik kann die Abgrenzung zur Osteomyelitis und Spondylitis erschweren.

Unspezifische Hinweise kann die Labordiagnostik durch die BKS, das Blutbild, die CRP und eventuell durch die Aktivität der alkalischen Phosphatase (AP) geben. Hier muss allerdings auf die physiologische Erhöhung der AP bei Kindern im Wachstumsalter hingewiesen werden. Spezifischer ist das Auftreten von Bence-Jones-Proteinen im Urin als Hinweis auf das Vorliegen eines Myeloms. Verlässliche Tumormarker zur Diagnostik und Verlaufskontrolle von Sarkomen sind derzeit nicht verfügbar, können jedoch bei der Metastasenerkrankung von Karzinomen (Prostata – PSA; Colon – $\alpha$-Fetoprotein) wichtige Anhaltspunkte zum Verlauf geben.

## Bildgebende Verfahren

Unverzichtbarer Bestandteil der Stufendiagnostik ist nach wie vor, nach klinischer Untersuchung und Labor, die Nativ-Röntgenaufnahme in zwei Ebenen. Dabei ist auf Lokalisation, Größe, Zustand der Kortikalis, knöcherne Abgrenzung und das Vorliegen eines Weichgewebsanteils zu achten [19].

Man unterscheidet zwei grundlegende Reaktionsmuster des Knochens: *Osteolyse* und *reaktive*

Knochenneubildung. Ein knöchern schlecht abgegrenzter osteolytischer Tumor mit geringer peritumoraler Knochenneubildung ist mit großer Wahrscheinlichkeit sehr aggressiv wachsend. Dagegen spricht eine knöchern gut abgegrenzte Osteolyse bzw. Zyste mit intakter Kortikalis für einen langsam wachsenden Tumor. Weichteiltumoren sind im Röntgenbild meist nur bei Arrosion eines benachbarten Knochens indirekt erkennbar, bzw. können sich als Weichteilschatten mit gelegentlicher Kalzifizierung darstellen.

Die *Skelettszintigrafie* mit Technetium-99-Methylen-Diphosphonat gibt Aufschluss über den Knochenstoffwechsel der Läsion (Osteoblastenaktivität) und ggf. über bereits vorhandene weitere Absiedlungen im Knochen. Es ist jedoch zu berücksichtigen, dass bestimmte Tumoren, wie das eosinophile Granulom, die einfache Knochenzyste, das multiple Myelom und die Knochenmetastasen verschiedener Karzinome im Szintigramm stumm sein können [14, 32].

Die *SPECT* (Single Photon Emission Computer Tomography) bietet die Möglichkeit innerhalb der Läsion aktives Tumorgewebe genauer zu lokalisieren [7]. Die Gallium-Szintigrafie wird von verschiedenen Autoren insbesondere bezüglich der Weichteilsarkome empfohlen. Die Charakterisierung der veränderten Stoffwechselsituation von Tumoren durch die PET (Positronen-Emissions-Tomographie) soll in Zukunft Aufschluss über die Dignität eines Tumors geben und eine verbesserte Rezidivdiagnostik ermöglichen [33].

Ziel der ersten Untersuchungen in der Stufendiagnostik ist die vorläufige Entscheidung zwischen *gut- oder bösartig, Metastase oder Primärmalignom, solitärer oder multipler Befall.*

Wenn nach diesen diagnostischen Maßnahmen mit großer Wahrscheinlichkeit ein primär gutartiger Knochentumor vorliegt, kann er entweder weiterhin beobachtet oder exzidiert werden. Bei Malignomverdacht sind zur weiteren Eingrenzung der Artdiagnose sowie zur Bestimmung der Gesamtausdehnung des Tumors zusätzliche Staging-Untersuchungen erforderlich wie: Computertomografie, sowie in erster Linie die Kernspintomografie.

Die Angiografie bleibt speziellen Fragestellungen vorbehalten (Ausmaß der Vaskularität, Relation zu den großen Gefäßen und zuführende Arterien, Embolisation).

## Kernspintomografie

Die Kernspintomografie (MRT) eignet sich insbesondere zur Einschränkung der präoperativen Differentialdiagnose und Planung.

Die MRT analysiert grundsätzlich den Anteil von Fett, Flüssigkeit oder solidem Gewebe und zeichnet sich gegenüber der CT dadurch aus, dass eventuell vorhandene, extraossäre Weichteilanteile und die Abgrenzung bzw. Ausdehnung des intramedullären Signals eindeutig erkennbar werden. Aufgrund der heterogenen Gewebszusammensetzung der Knochen-Weichteiltumoren kann anhand der Signalcharakteristik in der MRT jedoch oft nur näherungsweise auf die Diagnose geschlossen werden.

Beispielsweise weisen maligne Tumoren als Folge gesteigerter Zelldichte, und eines damit größeren Quotienten von intra- zu extrazellulärem Flüssigkeitsvolumen, abgesehen von wenigen Ausnahmen, einen erhöhten Wassergehalt auf. Infolgedessen kommt es zu einer Signalabschwächung in der T1-Wichtung und einer Signalanhebung in der T2-Wichtung. Ferner führt die häufig erhöhte Vaskularisation der Neubildungen zur Anhebung des T1-Signals nach Kontrastmittelgabe (Abb. 3).

Dieses sind Anhaltspunkte zur Bildanalyse, denn Abweichungen von diesem Muster sind nicht selten und, wie oben angegeben, allein von der Gewebscharakteristik abhängig.

Chondroide Tumoren sind aufgrund der extrazellulären, wasserreichen Knorpelmatrix geprägt von einem hypointensen T1- und hohen T2-Signal sowie einer häufig vorhandenen läppchenartigen Struktur (Abb. 4, 5). Ausnahmen hiervon sind oft die Chondroblastome und die synoviale Chondromatose [5]. Nach i.v.-KM-Gabe zeigen Enchondrome häufig eine T1-Signalanhebung in der Peripherie und im Bereich der unterschiedlich stark ausgeprägten Septierung innerhalb des Tumorgewebes. Selten kann bei hohem T2-Signal und lediglich peripherer KM-Aufnahme die Differenzierung von einer zystischen Struktur Probleme bereiten.

Als weiteres Beispiel für ein Abweichen von o.g. Signalverhalten sind faserreiche Malignome zu nennen, welche, neben ihrem Zellreichtum, auch reichlich extrazelluläre Fasermatrix bilden. Dadurch kann der zellbedingte Nettoanstieg des Wassergehaltes im Gewebe fehlen, so dass diese Tumoren trotz Zellreichtum dennoch in der T2-Wichtung dunkel bleiben oder wasserreiche-

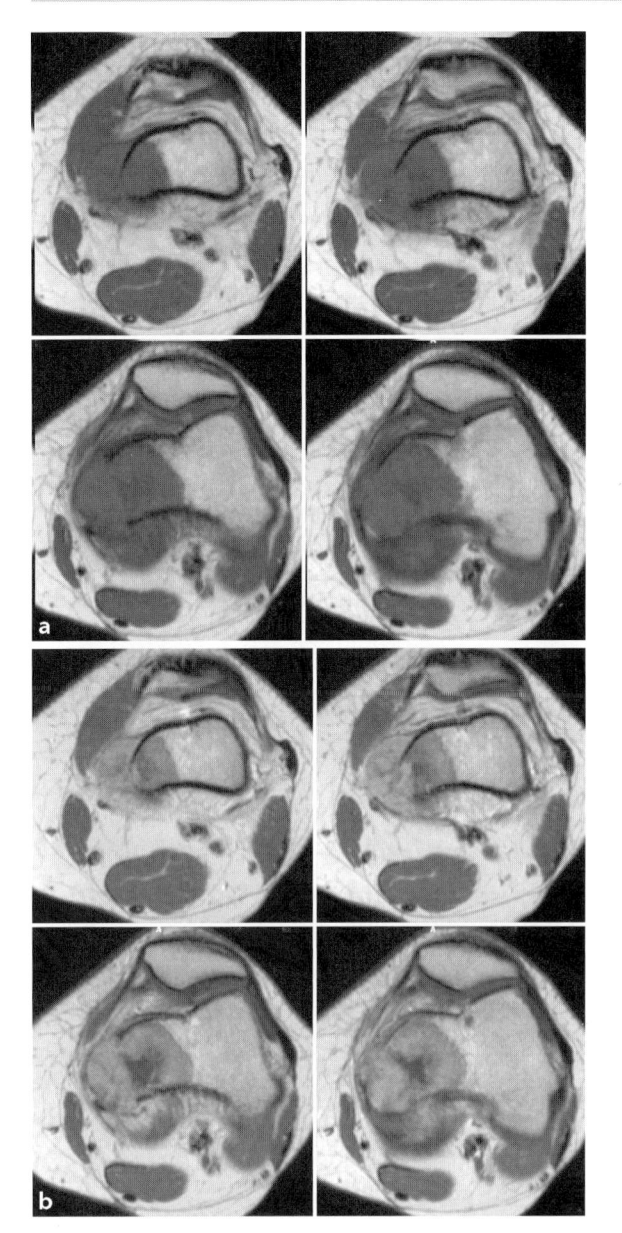

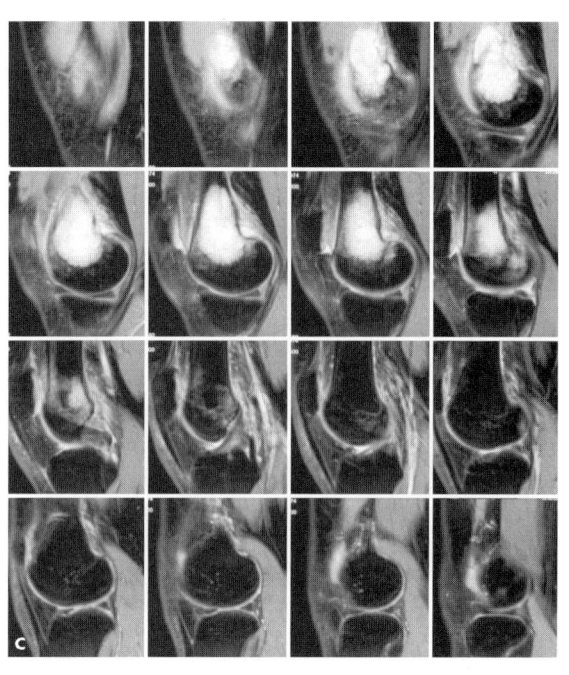

**Abb. 3.** Osteosarkom linker distaler Femur einer 23jährigen Frau. **a** in der T1-Wichtung typische Signalminderung und scharfe intramedulläre Abgrenzung mit großem extraossären Weichteilanteil; **b** deutliches Enhancement nach Gadolinium-Kontrastmittelgabe; **c** Signalanhebung in der T2-Wichtung (fettsaturiert)

re neben wasserärmeren Arealen erkennen lassen.

Abhängig vom Anteil fettbeladener Schaumzellen und Hämosiderin beladener Stromazellen zeigen nicht-ossifizierende Fibrome neben des aufgrund des Faser- und Knochengehaltes zu erwartenden niedrigen T1-Signals, auch Areale mit Signalanhebung (Abb. 6) [27].

Bei der fibrösen Dysplasie liegen oft unterschiedliche Gewebsanteile nebeneinander vor mit Geflechtknochen, kollagenem Fasergewebe, Fettmark, zystischen Bezirken und Knorpelgewebe, welche sich je nach Zusammensetzung in einer sehr heterogenen MRT-Morphologie niederschlagen.

Zystische Läsionen zeigen meist eine homogene, abgeschwächte Signalstruktur im T1-gewichteten Bild (angehobenes T1-Signal kann durch hohen Proteingehalt der Flüssigkeit entstehen) mit peripherer Kontrastmittelaufnahme. Dabei weichen die aneurysmatischen Knochenzysten zum Teil von diesem Muster ab. Die hier typischerweise vorhandenen, reichlich mit Gefäßen ausgestatteten Septen nehmen Kontrastmittel auf und es kommt zu einer sog. Spiegelbildung in der T2-Wichtung, da die vorhanden

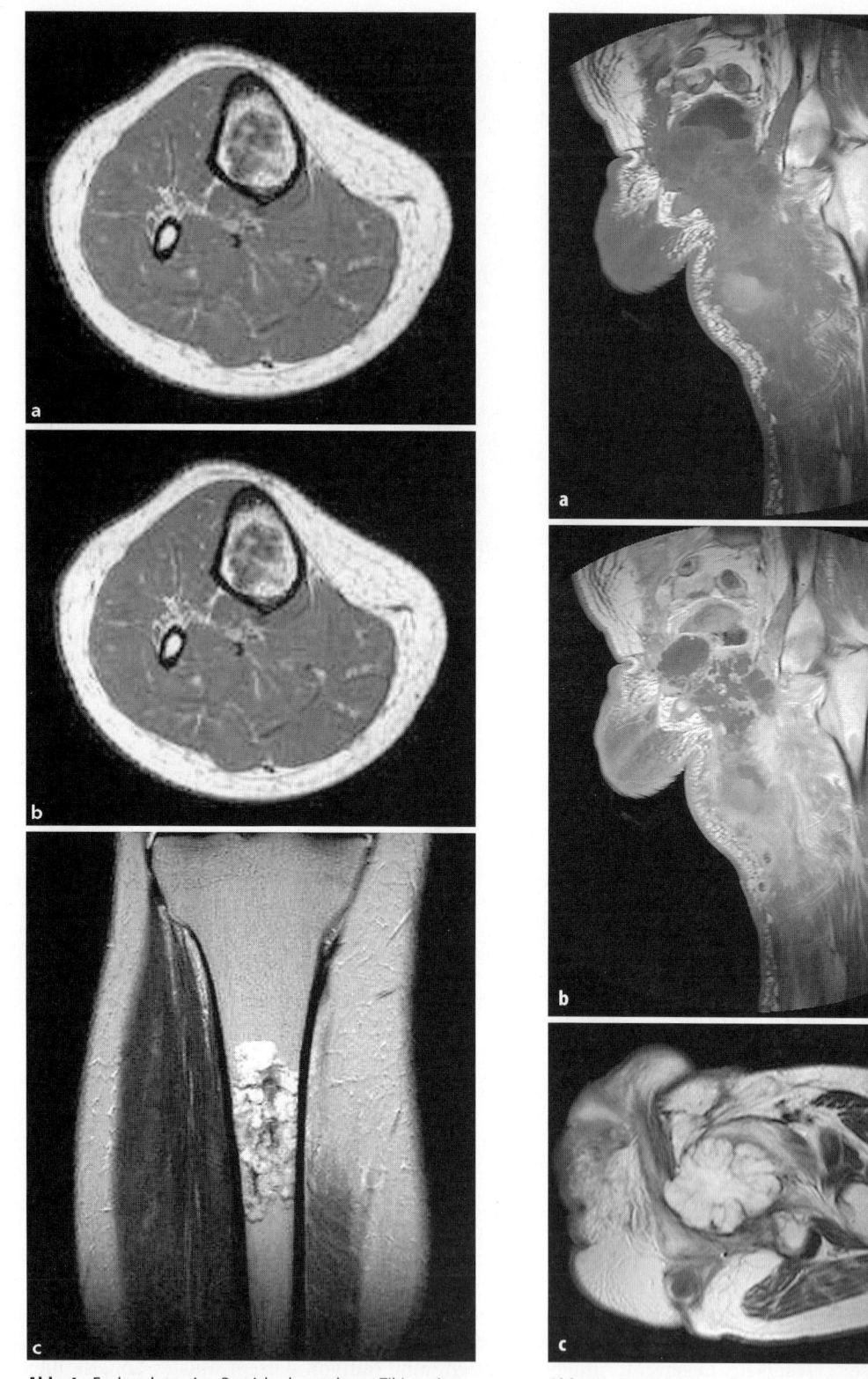

**Abb. 4.** Enchondrom im Bereich der rechten Tibia mit typisch lobulierter Gewebsstruktur intraossär und **a** hypointensem T1-Signal, das **b** vorwiegend randständig Kontrastmittel (KM) aufnimmt und **c** in der T2-Wichtung eine deutliche Signalanhebung zeigt

**Abb. 5.** Ausgedehntes Chondrosarkomrezidiv im Adduktorenkompartiment nach Hemipelvektomie mit typischem MRT-Signalverhalten. **a** T1-Wichtung; **b** T1-Wichtung mit KM und **c** T2-Wichtung

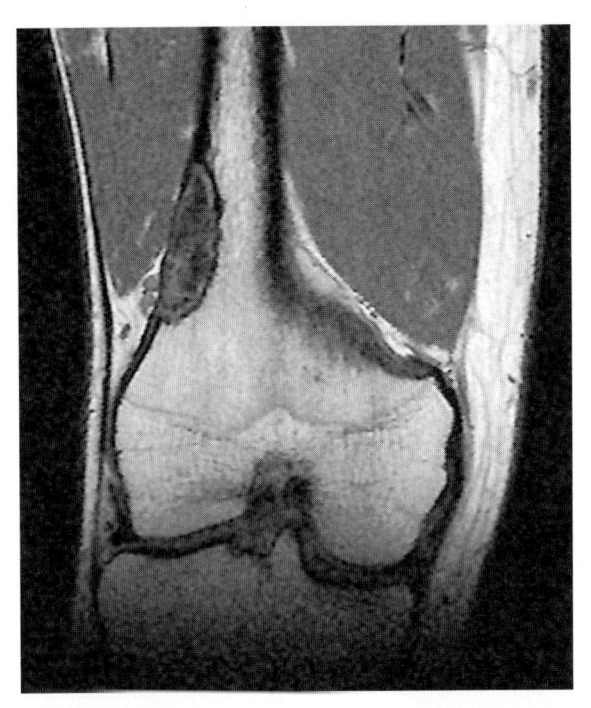

**Abb. 6.** Nicht-ossifizierendes Fibrom in der T1-Wichtung distaler Femur mit heterogener MR-Morphologie (signalreiche neben signalarmen Arealen)

Zellanteile in der Zyste sedimentieren (Abb. 7) [20].

Generell bedürfen solide Zystenwandanteile mit KM-Aufnahme besonderer Aufmerksamkeit, da verschiedene maligne Tumoren (z. B. Synovialsarkome) zystische Anteile aufweisen können (Abb. 8).

Wichtige Differentialdiagnosen zu malignen Tumoren sind entzündliche Veränderungen, wie die Osteomyelitis und Myositis ossificans, sowie reaktive Veränderungen, wie die Stressfraktur. Ein wichtiger Punkt der Differenzierung Tumor versus Entzündung bzw. reaktive Läsion sind die meist *scharfe Begrenzung* der Tumoren zum gesunden Fettmark innerhalb der Markhöhle in der T1-Wichtung, und der bei Malignomen häufig vorhandene *Weichteilanteil.* Je nach Stadium der Osteomyelitis und ihrer Aktivität kann jedoch auch diesbezüglich eine Abgrenzung Probleme bereiten. Das dann häufig typisch veränderte Labor und die Klinik schränken allerdings die Diagnose ein.

Ein Charakteristikum der Myositis ossificans im aktiven Stadium ist das Muskel isointense T1-Signal, die starke Kontrastierung nach i.v.-KM-Gabe in T1 und das in der T2-Wichtung nahezu das gesamte Muskelkompartiment be-

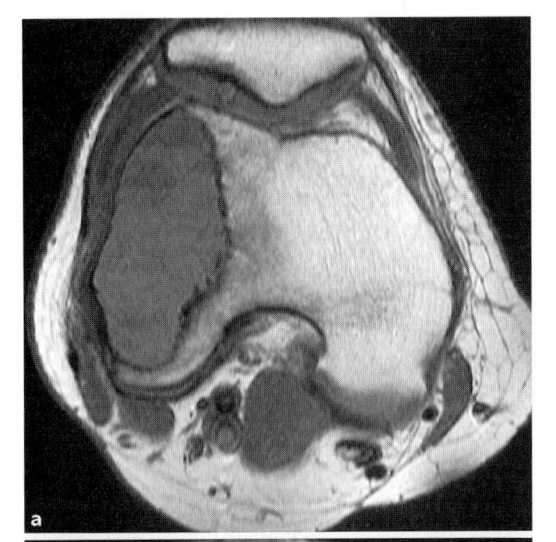

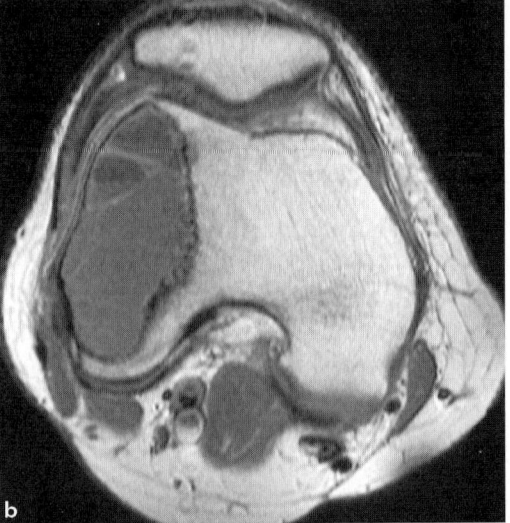

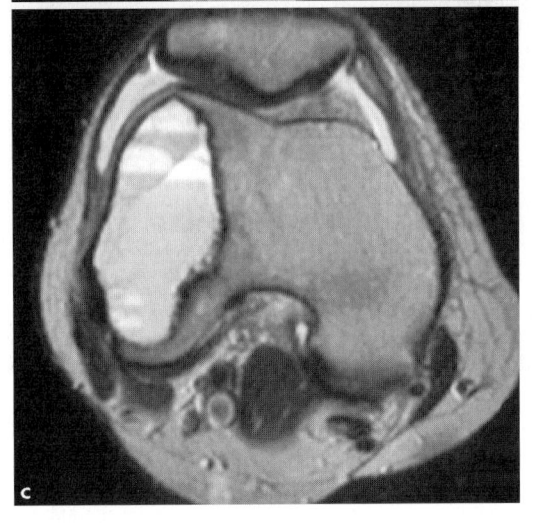

**Abb. 7.** Aneurysmatische Knochenzyste distaler Femur mit **a** intermediärem T1-Signal; **b** KM-Aufnahme der peripheren Zystenanteile und Septen sowie **c** Spiegelbildung der in der T2-Wichtung stark Signal gebenden Zystenflüssigkeit

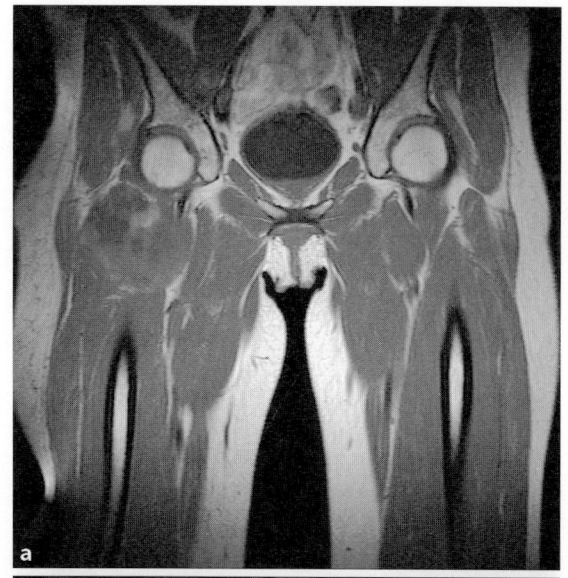

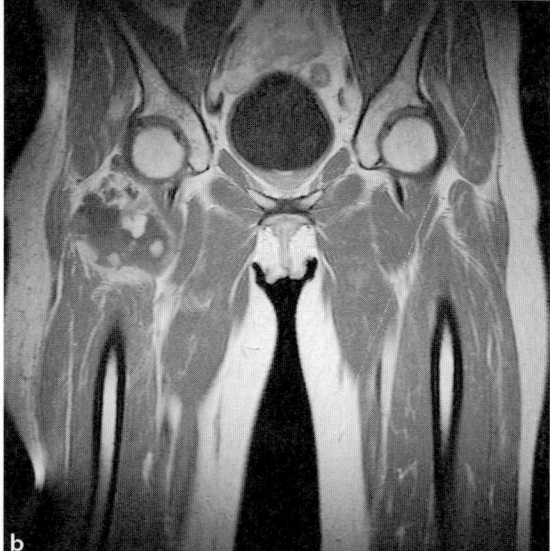

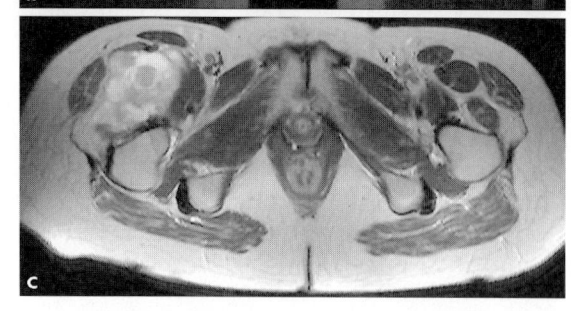

**Abb. 8.** Synovialsarkom im Bereich der rechten Hüfte ventrolateral mit heterogenem MRT-Signal mit abwechselnd signalarmen und signalreichen Arealen in T1- bzw. T2-Wichtung. Neben soliden Tumoranteilen zeigen sich auch ausgedehnte zystische Bereiche mit breiten Zystenwandanteilen. **a** T1-, **b** T1- mit KM und **c** T2-Wichtung

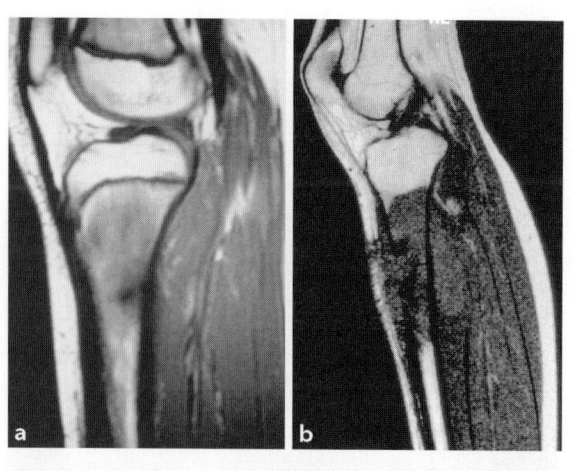

**Abb. 9. a** Stressfraktur im Bereich der proximalen dorsalen Tibia mit typischer diffuser Signalminderung in der T1-Wichtung auf Grund des perifokalen Ödems; **b** im Gegensatz dazu scharf begrenzte intraossäre Signalminderung eines malignen Tumors mit zusätzlichem Weichteiltumoranteil

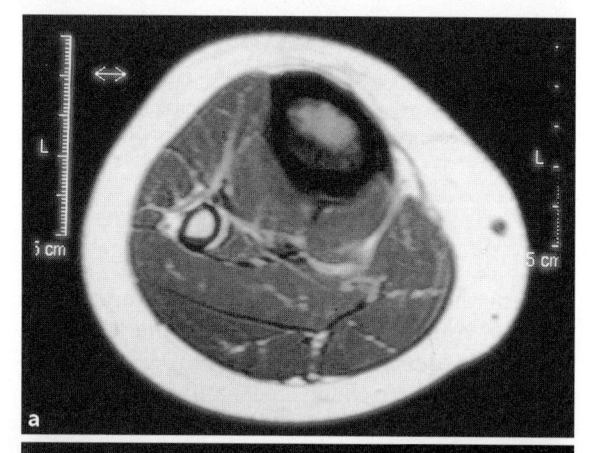

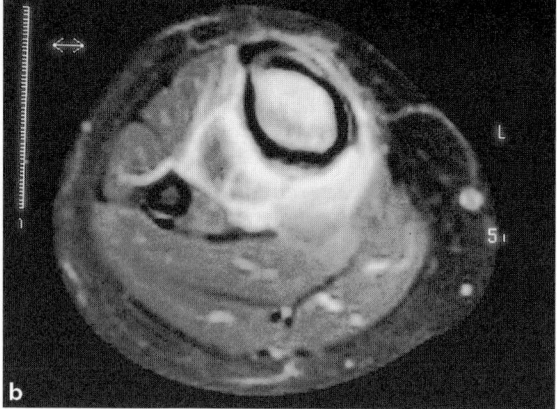

**Abb. 10.** Axiale Schnitte zu Abb. 9a mit korrespondierendem Signalcharakteristik des Ödem in der **a** T1- und **b** T2-Wichtung. Im Gegensatz zu einem Weichteiltumor zeigen sich die angrenzenden Muskelanteile Signal verändert jedoch mit erhaltener typischer Gewebsstruktur

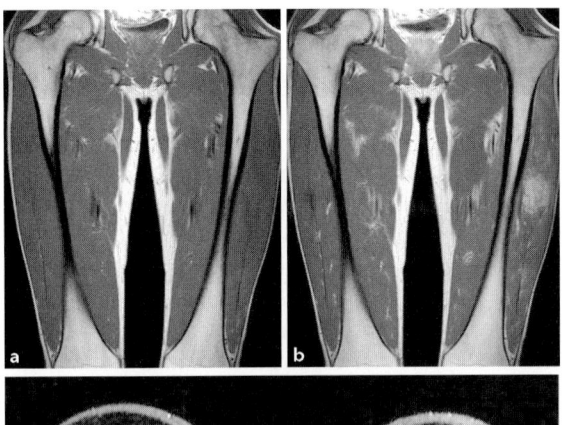

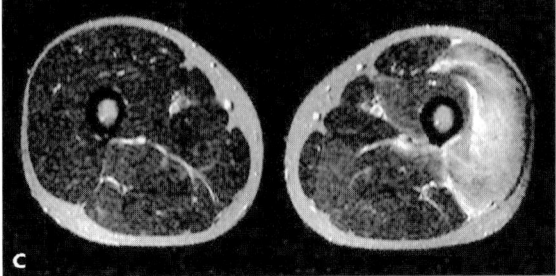

**Abb. 11.** Myositis ossificans im Bereich des M. vastus lateralis im subakuten Stadium. **a** Muskel isointens in der T1-Wichtung, **b** deutliches Enhancement bei KM-Gabe und **c** ausgedehntes perifokales Ödem, fast die gesamte Muskelloge betreffend

treffende Ödem, bei sichtbarer, muskulärer Textur. Im Verlauf kommt es zur peripheren, girlandenförmigen Ossifizierung (Abb. 11) (17, 18].

Bei der Stressfraktur ist neben der anamnestisch regelhaft erhebbaren *Überlastung* (bei nicht ausreichendem Trainingszustand) die genaue Analyse des MRT nötig. Typischerweise lässt sich in der T1-Wichtung eine signalarme Fissur bzw. Frakturlinie abgrenzen, die i.d.R. in Höhe der deutlichsten Periostreaktion liegt. Als weiteres Differenzierungskriterium gegenüber dem Malignom liegt hier auch eine diffuse, unscharf begrenzte, meist sehr ausgedehnte Signalanhebung in der T2-Wichtung vor (Abb. 9, 10). Klinisch ist die sofortige Schmerzfreiheit unter Entlastung relevant.

■ **OP-Planung.** Die Analyse durch die bildgebenden Verfahren ergibt, zusammen mit dem Ergebnis der im Anschluss daran durchgeführten Gewebsuntersuchung, die Information über die drei essentiellen Fragen bezüglich des *Stagings* nach Enneking [8, 9, 26]: Diagnose und Grading, lokale anatomische Ausdehnung bezüglich der Kompartimente und das Vorhandensein etwaiger Metastasen.

Die Abgrenzung gegenüber den benachbarten anatomischen Strukturen kann schwierig sein, wenn die Umgebung Signalveränderungen zeigt, die sowohl durch den erhöhten Wassergehalt perifokal als auch durch das Tumorgewebe selbst hervorgerufen werden können. Auch die Kontrastmittelgabe lässt dies nicht zuverlässig differenzieren, da diese zum Einen durch Tumorinfiltration zum Anderen durch eine Umgebungsreaktion verursacht sein kann.

Besonders im *Hinblick auf ein Extremitäten erhaltendes Vorgehen* ist die Beziehung der Tumormasse zu den umgebenden anatomischen Strukturen äußerst wichtig. Dabei hängt die Indikation der verschiedenen Rekonstruktionstechniken von der *Abgrenzbarkeit des Gefäß-Nervenbündels* sowie der *Differenzierung infiltrierter und tumorfreier Muskulatur* entscheidend ab (Amputation, Umkehr-Plastik, Spaceholder, Prothese nach geschlossener oder offener Gelenkresektion) [15, 16, 23, 24].

Bei freiem Gefäß-Nervenbündel und genügend funktionsfähiger Muskulatur kann bei ausreichender Weichteildeckung die Extremität erhalten werden, z. B. durch eine Spezialprothese. Der *Einbruch von Tumoren in ein Gelenk* ist selten und erfordert dann eine geschlossene Gelenkresektion. Bei ausgedehnter Resektion der Muskulatur, schlechter Weichteildeckung und tumorfreiem Gefäß-Nervenbündel besteht die Indikation zur Implantation eines Spaceholders bzw. zur Durchführung einer Umkehr-Plastik, letzteres Verfahren kann auch bei Befall der Gefäße durchgeführt werden. Diese können ggf. auch überbrückt werden. Die Amputation ist aufgrund der verbesserten Bildgebung und Resektionstechniken sowie wirksamerer adjuvanter Therapiemethoden nur noch relativ selten notwendig.

Die hierzu nötigen Informationen liefern das *Kontrastmittel-CT mit Knochen- und Weichteilfenster* zusammen mit der *Kernspintomografie*. Bei beiden Verfahren kann zum Vergleich der Anatomie die Abbildung der gesunden und der befallenen Seite notwendig werden.

Die MRT hat dabei verschiedene entscheidende Vorteile gegenüber dem CT: Die Abbildung in verschiedenen Schichtebenen, die bessere Abbildung der intramedullären Tumorausdehnung sowie die bessere Differenzierung der verschiedenen Gewebsarten [2, 11, 30, 35, 38]. Zur Festlegung der Tumorgrenzen ist die periläsionale Signalveränderung in der MRT (T2) jedoch nach wie vor nicht ausreichend geklärt und

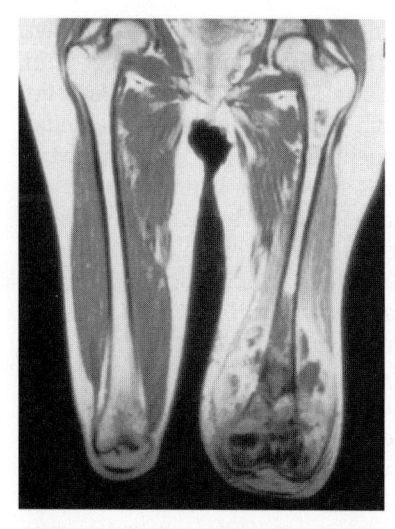

**Abb. 12.** Ausgedehntes Osteosarkom (G3) im Bereich des distalen Femurs mit „skip lesion" proximal (T1-Wichtung)

Für Verlaufskontrollen und als Anhalt für das Ansprechen adjuvanter Therapie sind im Verlauf annähernd gleiche Messsequenzen und Schnittebenen zu verwenden. Axiale Schnitte sind dabei essentiell für die Tumorabgrenzung von den Weichteilen und erleichtern den Vergleich mit der CT [10, 13]. Aufgrund bereits vorliegender Erfahrungen in der Interpretation sollten Spin-Echo-Sequenzen in T1-Wichtung (SE-T1) und SE-T2-Sequenzen als Basisuntersuchung verwendet werden, wobei darauf aufbauend zusätzlich neuere Sequenzen erprobt werden können.

Zwar sind für die Artdiagnostik und Dignitätsbestimmung bestimmte Tumoren in ihrer MRT-Morphologie charakterisiert worden [5, 6, 12, 20, 27, 34, 36], für die Eingrenzung der Diagnose sind jedoch trotzdem Anamnese, Klinik und vor allem das Standardröntgenbild von entscheidender Bedeutung.

Insbesondere das Röntgenbild in zwei Ebenen gilt nach wie vor als der Goldstandard in der Tumordiagnostik, da viele hier erkennbare, morphologische Kriterien, wie der Destruktionstyp, die Beschaffenheit einer eventuellen Tumormatrix, die Art der Periostreaktion und die Art der Kortikalisveränderungen, sowie die Lokalisation der Läsion zusammen mit Altershäufigkeit und Wachstumsdynamik die Differentialdiagnose einschränken lassen [19].

Bei Metastasenverdacht [31] kann die Primärtumorsuche nach ausführlicher Anamnese ein Mammogramm, die Urinanalyse, ein i.v.-Pyelogramm, die Bestimmung der PSA, ein Schild-

auch die Artdiagnose des Tumors gelingt häufig nur näherungsweise.

### Zusammenfassung der Anforderungen an die Diagnostik. 
Bezüglich der intramedullären Tumorausdehnung zur Bestimmung der Resektionsgrenzen und zum Ausschluss von skip-lesions (intrakompartimentäre Metastase) ist in der Kernspintomografie die Abbildung des befallenen Knochens (in einer Schnittebene) in voller Länge mit den angrenzenden Gelenken zu fördern (Abb. 12). Nur so kann mit der nötigen Sicherheit im Gesunden reseziert werden [1, 17, 22].

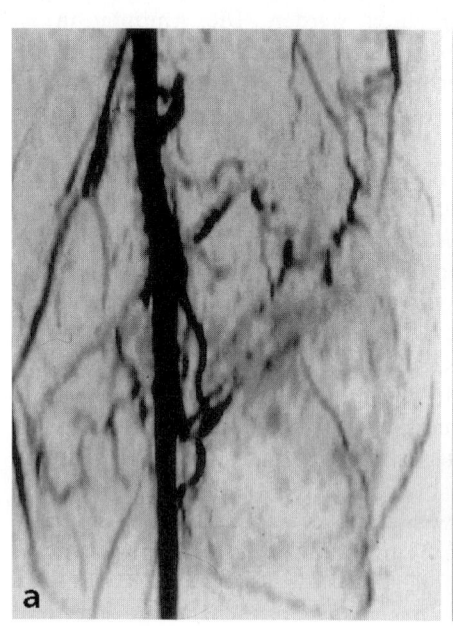

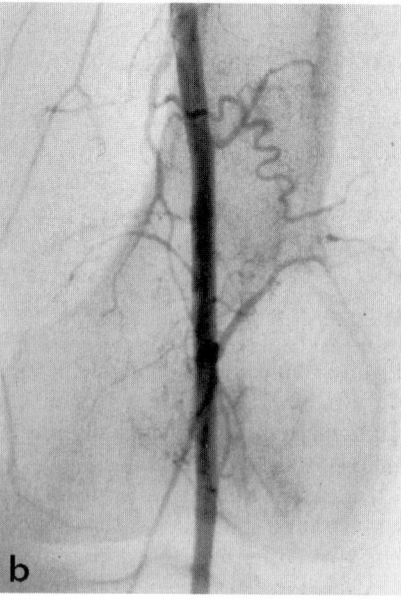

**Abb. 13.** Osteosarkom distaler Femur. Vergleich einer **a** MR-Angiografie mit der **b** konventionellen Angiografie. Die Detailgenauigkeit der MRA bezüglich der Gefäßabgrenzung wird deutlich

drüsensonogramm bzw. -szintigramm und Thorax-CT beinhalten. Der Verdacht auf Rundzelltumoren, wie das Ewing-Sarkom, Myelom, PNET und Lymphom sollte zusätzlich Anlass zur Durchführung eines Gallium-Scan und Abdomen-CT geben. Myelompatienten erfordern eine BKS sowie Serum-Immun-Elektrophorese, Röntgenuntersuchung des stammnahen Skeletts und der Wirbelsäule, sowie eine Knochenmarksbiopsie. Neuerdings kommt hier alternativ die Ganzkörper-MRT zur Anwendung.

Die Indikation zur Angiografie ist heute seit Einführung der MRT streng zu stellen, z.B. bei vaskulären bzw. gefäßreichen Tumoren, bei der Therapieplanung mit Gefäßersatz und bei Tumoren und Tumorrezidiven an der Wirbelsäule (Embolisierung zuführender Gefäße). Die MRA wird zukünftig diese Indikationen wahrscheinlich noch weiter einschränken (Abb. 13).

Die Differenzierung sogenannter Pseudotumoren (inkl. entzündl. Veränderungen) von Neoplasmen ist n.w.v. schwierig. Auch heute können zelluläre Zusammensetzung und Matrix der Läsion nicht sicher (auch unter Einbeziehung aller bildgebenden Möglichkeiten) als neoplastisch identifiziert werden. Diese Differenzierung gelingt auch heute noch nur unter Einbeziehung von Klinik, radiologischen Befunden und der pathohistologischen Information.

Aufgrund unserer Erfahrung geben wir abschließend bezüglich Schnittführung und Darstellung mit der MRT folgende Empfehlung:

- Axiale Schnittführung mit Darstellung des gesamten Tumors inkl. eines angrenzenden Gelenkes in SE-T1-Wichtung ohne und mit Kontrastmittel, sowie in SE-T2-Wichtung.
- Darstellung des gesamten betroffenen Kompartimentes in Längsausdehnung (sagittal oder koronar) mit Darstellung beider angrenzenden Gelenke in einem Stück in T1-Wichtung zum Ausschluss von Skip-Lesions.

## Zusammenfassung

Muskulo-skelettale Neubildungen sind relativ selten und ihre Klinik ist meist uncharakteristisch. Ziel der ersten Untersuchungen der Stufendiagnostik ist die vorläufige Entscheidung zwischen gut- und bösartig. Wenn die Neubildung mit großer Wahrscheinlichkeit primär gutartig ist, sollte sie weiter beobachtet oder exzidiert werden. Bei Verdacht auf ein primäres Malignom müssen jedoch im Sinne einer Stufendiagnostik weitere Untersuchungen durchgeführt werden. Zu diesem Zweck sollen die Patienten vor der Biopsie einem Therapiezentrum zugeführt werden, welches auch die endgültige Versorgung übernehmen kann. Für Staging und Therapieplanung sind derzeit Nativröntgenbilder, Szintigramm, CT und MRT unverzichtbar. Besonders im Hinblick auf ein Extremitäten erhaltendes Vorgehen ist die Beziehung des Tumors zu den umgebenden anatomischen Strukturen entscheidend. Dazu ist kernspintomografisch die Abbildung des befallenen Knochens in voller Länge mit angrenzenden Gelenken entweder sagittal oder koronar zu fordern. Verlaufskontrollen sind in der MRT nur dann verwertbar, wenn Messsequenzen und Schnittebenen konstant gehalten werden.

## Literatur

1. Aisen AM, Martel W, Braunstein EM, McMillin KI, Phillips WA, Kling TF (1986) MRI and CT evaluation of primary bone and soft-tissue tumors. AJR 146:749–756
2. Bohndorf K, Reiser M, Lochner B, Feaux de Lacroix, Steinbrich W (1986) Magnetic resonance imaging of primary tumors and tumor-like-lesions of bone. Skeletal Radilol 15:511
3. Burgkart R, Schelter R, Rechl H, Gerhardt P, Hipp E (1998) Epidemiologie und diagnostische Strategie. In: Hipp E et al. (Hrsg) Limb Salvage, 1. Auflage. W Zuckschwerdt Verlag, München Bern Wien New York, S 10–22
4. Campanacci M (1990) Bone and soft tissue tumors. Springer Verlag, Wien, New York, pp 5–90
5. Cohen E, Kressel H, Frank T, Fallon M, Burk D, Dalinka M, Schiebler M (1988) Hyaline cartilage-origin bone and soft tissue neoplasms: MR-appearance and histological correlation. Radiology 167:477
6. Duda S, Binner R, Lobeck H, Langer M (1989) Bildgebende Diagnostik der aggressiven Fibromatosen und MRT-pathologische Korrelation. Fortschr Röntgenstr 151.1:57
7. English RJ, Brown SE (1990) SPECT Single-Photon Emission Computed Tomography: A Primer. The Society of Nuclear Medicine (Ed) Library of Congress Cataloging, New York
8. Enneking WF, Spanier SS, Goodman MA (1980) A system for the surgical staging of musculoskeletal sarcoma. Clin Orthop 153:106–120
9. Enneking WF (1984) A system of staging musculoskeletal neoplasms. Clin Orthop 204:9
10. Erlemann R, Sciuk J, Bosse A, Ritter J, Kusnierz-Glaz CR, Peters PE, Wuisman P (1990) Response of osteosarcoma and Ewing sarcoma to peropera-

tive chemotherapy: assessment with dynamic and static MR-Imaging and skeletal scintigraphy. Radiology 175:791–796
11. Gillespy T, Manfrini M, Ruggieri P, Spanier S, Peterson H, Springfield D (1988) Staging of intraosseous extent of osteosarcoma. Radiology 167:765
12. Heuck A, Reiser M, Lehner K (1988) Die Darstellung des Osteoid-Osteoms in der Kernspintomographie. Radiologe 28:522
13. Holscher HC, Bloem JL, Nooy MA, Tamianau AHM, Eulderink F, Hermans J (1990) The value of MR-Imaging in monitoring the effect of chemotherapy on bone sarcomas. AJR 154:763–769
14. Kirchner PT, Simon MA (1981) Current concepts review: Radioisotopic evaluation of skeletal disease. J Bone Joint Surg 63A:673–681
15. Kotz R (1991) Die Umkehrplastik bei malignen Tumoren der unteren Extremität. Operative Orthopädie und Traumatologie 3, Heft 2, S 117
16. Kotz R, Ritschl P, Kropej D, Schiller C, Wurnig C, Salzer-Kuntschik M (1992) Die Grenzen der Extremitätenerhaltung – Amputation versus Resektion. Z Orthop 130:299
17. Lehner K, Rechl H, Luttke G, Heuck A, Allgayer B (1990) MRT bei Tumoren des Muskel-Skelett-Systems. Röntgenpraxis 43, Heft 7:237
18. Lehner K, Hof N, Rechl H, Plötz W, Burgkart R, Gerhardt P (1998) Kernspintomographische Differenzierung der Osteomyelitis/Stressfraktur vs. Knochensarkom. In: Hipp E et al. (Hrsg) Limb Salvage, 1. Auflage. W Zuckschwerdt Verlag, München Bern Wien New York, S 23–28
19. Lodwick GS (1965) A systematic approach to the roentgen-diagnosis of bone tumors. In: Tumors of Bone and Soft tissues. Chicago, Year Book Medical, pp. 49–68
20. Munck P, Helms C, Holt R, Johnston J, Steinbach L, Neumann C (1989) MR-imaging of aneurysmal bone cysts. AJR 153:99
21. Myhre-Jensen O (1981) A Consecutive-7-year-series of 1331 benign soft tissue tumors, clinicopathologic Data. Comparison with sarcomas. Acta Orthop Scand 52:287–293
22. Pettersson H, Gillespy III T, Hamlin DJ, Enneking WF, Springfield DS, Andrew ER, Spanier S, Slone R (1987) Primary musculoskeletal tumors: Examination with MR-imaging compared with conventional modalities. Radiology 167:237–241
23. Rechl H, Plötz W, Schittich I, Träger J, Weinhart H, Schelter R, Gradinger R (1994) Spezialprothesen des Kniegelenkes bei Knochentumoren. Fortschr Med 111(24):374–376
24. Rechl H, Schittich I, Plötz W, Träger J, Gradinger R, Burgkart R, Reeg S (1994) Custom made total knee-replacement in patients with primary and secondary bone tumors. Acta Chirurgiae Orthopaedicae et traumatologiae Cechosl 61:92–96
25. Rechl H, Plötz W, Burgkart R, Schelter R, Träger J, Hipp E (1995) Muskuloskelettale Tumoren: Epidemiologie, Klinik und Anforderung an die Diagnostik. Röntgenpraxis 48:217–222
26. Rechl H, Plötz W (1998) Resektionsgrenzen und klassisches chirurgisches Staging. In: Hipp E et al. (Hrsg) Limb Salvage, 1. Auflage. W Zuckschwerdt Verlag, München Bern Wien New York, S 78–79
27. Ritschl P, Hajek P, Pechmann U (1989) Fibrous metaphyseal defects. Skeletal Radiology 18:253
28. Rydholm A, Berg NO (1983) Size, site and clinical incidence of lipoma. Factors in the differential diagnosis of lipoma and sarcoma. Acta Orthop Scand 54:929–934
29. Rydholm A, Gustafson P, Rööser B, Willen H, Berg NO (1991) Subcutaneous sarcoma, A population-based study of 129 patients. J Bone Joint Surg 73B:662–667
30. Schreiman JS, Crass JR, Wick MR, Maile CW, Thompson jun. RC (1986) Osteosarcoma: Role of CT in Limb-Sparing treatment. Radiology 161:485–488
31. Simon MA, Kirchner PT (1980) Scintigraphic evaluation of primary bone tumors. Comparison of Technetium-99-phosphonate and Gallium citrate imaging. J Bone Joint Surg 62A:758–764
32. Simon MA, Karluk ME (1982) Skeletal metastases of unknown origin. Clin Orthop 166:96–103
33. Strauss LG, Conti PS (1991) The applications of PET in clincal oncology. J Nuclear Med Vol. (32)4:623–648
34. Sundaram M, McGuire M, Herbold D, Beshany S, Fletcher J (1987) High signal intensity soft tissue masses on T1-weighted pulsing sequences. Skeletal Radiol 16:30
35. Tehranzadeh I, Mnaymneh W, Ghavam C, Morillo G, Murphy B (1989) Comparison of CT and MR-imaging in musculoskeletal neoplasms. J Comp Ass Tomogr 13(3):466
36. Tehranzadeh J, Murphy B, Mnaymneh W (1989) Giant cell tumor of the proximal tibia: MR and CT appearance. J Ass Tomogr 13(2):282
37. Yang JC, Rosenberg SA (1992) Surgical treatment of soft tissue sarcomas of the extremities. In: Sugarbaker RH, Malawer MM (eds) Musculoskeletal surgery for Cancer. Georg Thieme Verlag, Stuttgart New York, pp 1–11
38. Zimmer WD, Berquist TH, McLeod RA, Sim FH, Pritchard DJ, Shives TC, Wold LE, May GR (1985) Bone Tumors: Magnetic Resonance Imaging versus Computed Tomography. Radiology 155:709–718

# Zukunft der MRT –
# Aus der Perspektive orthopädischer Anwendungen

W. R. Nitz

Die Magnetresonanztomographie (MRT) hat sich seit ihrer Einführung in die klinische Praxis um 1984 als ein führendes Schnittbildverfahren etabliert. Hervorragender Weichteilkontrast in Verbindung mit einer hohen räumlichen Auflösung ermöglichen den Nachweis pathologischer Veränderungen in Knochen, Gelenken, Sehnen und Bändern, Muskeln und Gefäßen. Die nahe Zukunft der MRT bei orthopädischen Anwendungen ist vorgegeben durch die aktuellen Entwicklungen auf dem „Hardware"-Sektor und durch die derzeitig im Experimentierstadium befindlichen „neuen" Anwendungen.

## Dedizierte Systeme

Speziell für den Markt orthopädischer Anwendungen wurden dedizierte Niederfeldgeräte (< 0,5 T) entwickelt. Die Entwicklung solcher Niederfeldgeräte erfolgte in erster Linie unter dem Kostenaspekt, in zweiter Linie in Richtung „offener" Systeme. Offene Systeme bieten einen größeren Freiheitsgrad bei Aufnahmen in verschiedenen Gelenkstellungen und sie ermöglichen „dynamische" Bewegungsstudien. Die Abb. 1 und 2 zeigen ein solches Niederfeldsystem der Firma Siemens (Magnetom Jazz), mit je einem Beispiel anatomiespezifischer Oberflächenspulen. Das Signal-zu-Rausch Verhältnis (SNR) ist näherungsweise proportional zur Feldstärke des verwendeten Magneten. Niederfeldsysteme kompensieren diesen Nachteil durch die Verwendung von Sequenzen mit kleiner Frequenzbandbreite. Das Rauschen findet sich annähernd gleichmäßig verteilt über alle Frequenzen. Die Verwendung einer kleinen Frequenzbandbreite beinhaltet also eine Verminderung der Rauschanteile. Eine andere Möglichkeit der Verbesserung des SNR ist die Verwendung zusätzlicher Akquisitionen (Mittelungen), was aber einhergeht mit längeren Messzeiten. Nach bisherigen Studien (Bonél 1997; Kersting-Sommerhoff 1995) können zahlreiche orthopädische Fragestellungen mit einem Niederfeld ausreichend abgeklärt werden, die übrigen profitieren nicht nur von dem SNR-Vorteil eines Hochfeldgerätes, sondern in der Regel auch von den dort verwendeten stärkeren Gradientensystemen. Letztere sind Voraussetzung für räumlich hochaufgelöste Aufnahmen, Bildgebung mit kurzen Echozeiten und für spezielle Anwendungen wie diffusionsgewichtete Messungen.

Sowohl im Bereich der offenen Systeme als auch im Bereich der Ganzkörpergeräte laufen Entwicklungen zu höheren Feldstärken. Auf dem Gebiet der „offenen" Systeme gibt es hier einen potentiellen Zugewinn für die MRT in der

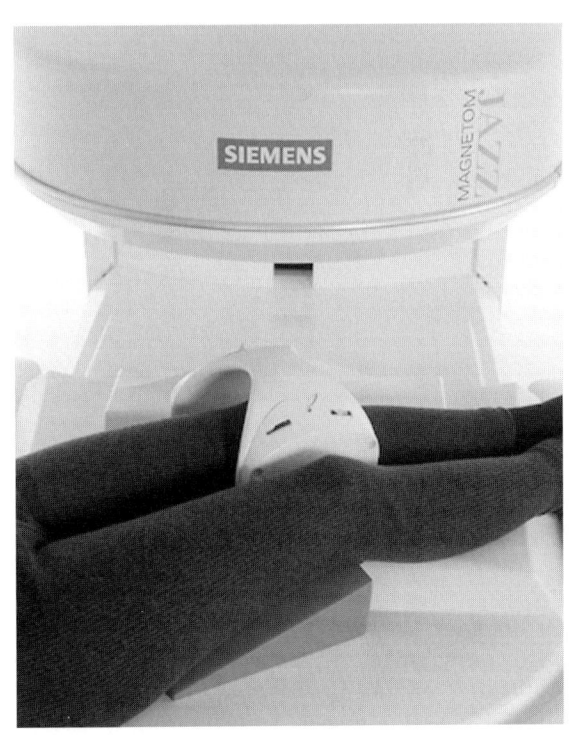

**Abb. 1.** Dediziertes Niederfeldsystem (0,2 T) „Siemens Magnetom Jazz" mit Oberflächenspule zur Untersuchung des Kniegelenks

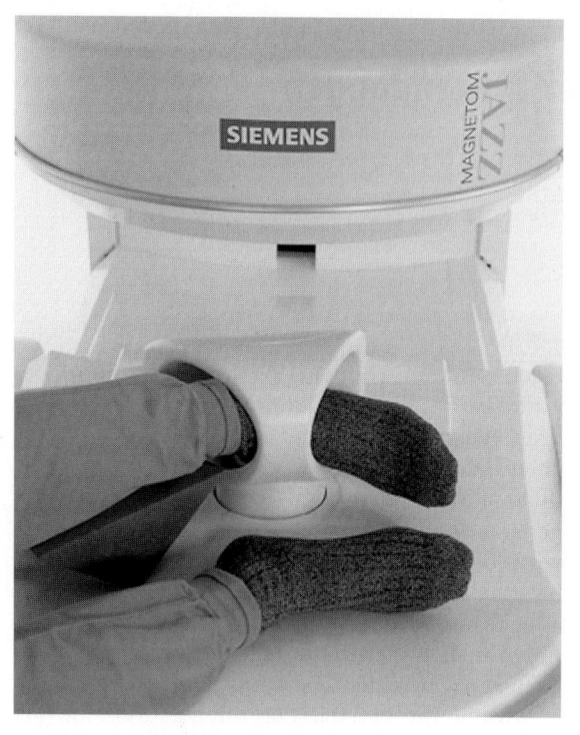

**Abb. 2.** Dediziertes Niederfeldsystem (0,2 T) „Siemens Magnetom Jazz" mit optimierter Oberflächenspule für die Darstellung des Fußgelenkes

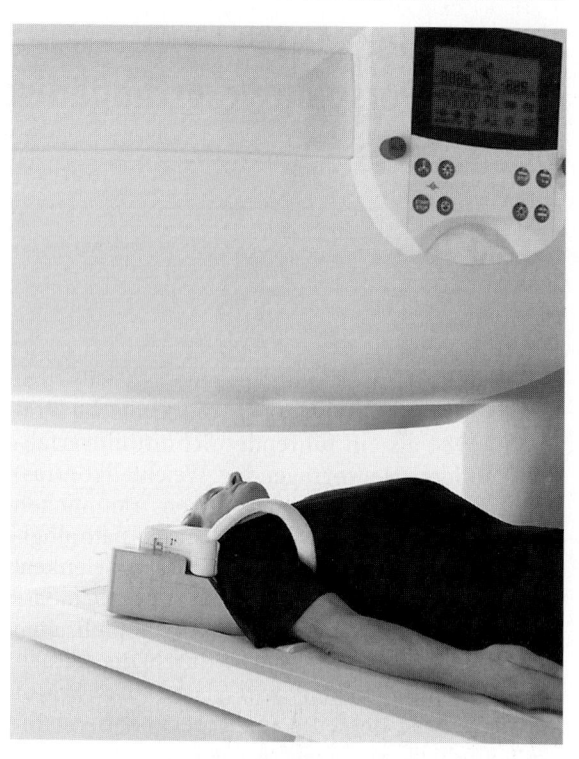

**Abb. 4.** „Siemens Magnetom Rhapsody" – ein in der Entwicklung befindliches offenes supraleitendes 1,0 T System, hier mit der Darstellung einer Ringspule geeignet zur Untersuchung eines Schultergelenks

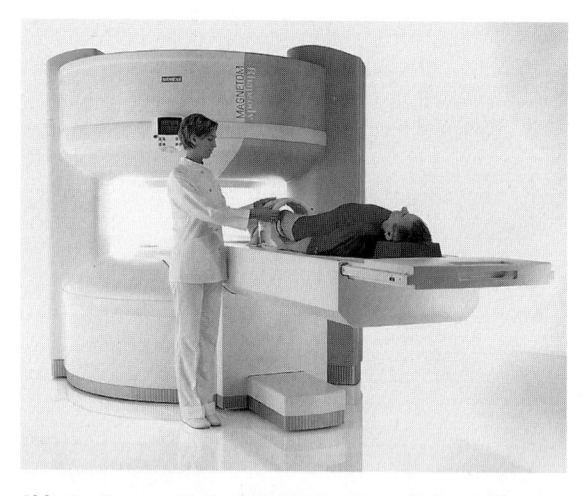

**Abb. 3.** „Siemens Magnetom Rhapsody" – ein in der Entwicklung befindliches offenes supraleitendes 1,0 T System, hier mit der Darstellung der Kniegelenksspule

Orthopädie. Das damit verbundene höhere SNR wird Aufnahmen mit einer räumlich besseren Auflösung erlauben, als es derzeit praktiziert wird. Die Abbildungen 3 und 4 zeigen das in der Entwicklung befindliche „offene Hochfeldsystem" (Magnetom Rhapsody).

## Systeme mit höherer Magnetfeldstärke (3T)

Die bisherigen Erfahrungen mit 3T-„Kopfscannern" haben die Entwicklung von 3T-Ganzkörpergeräten ausgelöst. Die derzeitigen offensichtlichen Vorteile beziehen sich in erster Linie auf neuroradiologische Fragestellungen. Das höhere SNR-Verhältnis ermöglicht eine bessere räumliche Auflösung bei gleicher Messzeit, und die gesteigerte Empfindlichkeit auf Suszeptibilitätsgradienten kommt der fMRI- oder BOLD (Blood Oxygenation Level-Dependent)-Bildgebung zugute. Ähnliche Steigerungen wurden erzielt auf dem Gebiet der Schlaganfalldiagnostik (Diffusion und Perfusion). Ein weiteres Anwendungsfeld, welches von höheren Feldstärken profitiert, ist das Feld der spektroskopischen Bildgebung. Auch auf dem Gebiet der Knorpeldiagnostik darf man sich durch derartige Hochfeldsysteme eine weitere Verbesserung erwarten.

## Stärkere Gradientensysteme

Das mit der Magnetfeldstärke erhöhte SNR lässt sich in Kombination mit einem starken Gradientensystem zu einer räumlich hochaufgelösten Bestimmung der gewebespezifischen Relaxationszeiten und Diffusionskoeffizienten verwenden. Eine Komponente der Osteoarthritis ist die Veränderung und der nachfolgende Verlust an Gelenkknorpel. Die frühzeitige Erkennung degenerativer Veränderungen des Knorpels erlaubt einen effektiveren Einsatz von knorpelerhaltenden Medikamenten und Maßnahmen. Die makromolekulare Umgebung des im Knorpel eingeschlossenen Wassers lässt sich mit Hilfe der MRT charakterisieren und sollte zu einem besseren Verständnis der Knorpelphysiologie und der degenerativen Prozesse führen. Die Bewegungsfreiheitsgrade der im Knorpel befindlichen wasser-gebundenen Protonen beeinflussen die messbare T2-Relaxationszeit. Eine Verlängerung dieser T2-Zeit gilt als Indikation für eine degenerative Veränderung, wenngleich hier nicht nur eine alters- oder aktivitätsbedingte Variation zu berücksichtigen ist, sondern auch die räumliche Variation der T2-Relaxation innerhalb des Knorpels. Hier kommen die Möglichkeit einer höheren räumlichen Auflösung eines Hochfeldes ($\geq 1,5$ T) zur Anwendung (Mosher 2000).

Neben den Fortschritten im Bereich der Hardware-Entwicklungen ist die Zukunft der MRT geprägt durch die Etablierung neuer Bildgebungssequenzen, neuer Anwendungen und Ausnutzung zusätzlicher MR-spezifischer Kontrastparameter.

## Fortschritte in der MR-Angiographie

Die T1-Relaxation hängt, vereinfacht ausgedrückt, von den „Rotationsfrequenzen" der Moleküle ab, die entsprechende B1-Feld-Fluktuationen erzeugen. Liegen diese B1-Feld-Fluktuationen in der Nähe der Larmorfrequenz, so wird eine kurze T1-Relaxationszeit erwartet. Mit höherer Feldstärke steigt die Larmorfrequenz linear, während die „Rotationsfrequenzen" der Moleküle gleich bleiben. Dies hat zur Folge, dass die gewebespezifischen T1-Relaxationszeiten sich zu höheren Magnetfeldstärken hin verlängern. Für die T2-gewichtete Bildgebung bedeutet dies bei gleicher Repetitionszeit eine Verschlechterung des Kontrastes. Die MR-Angiographie profitiert allerdings dramatisch von diesem Konzept und auch der Einsatz von paramagnetischen Kontrastmitteln wird effektiver, weil es bei generell längeren T1-Relaxationszeiten zu einer Verminderung des Hintergrundsignales kommt. Für die orthopädische Anwendung ist die MR-Angiographie eine wichtige Technik bei der Beurteilung muskuloskeletaler Neoplasmen (Verstraete 1996).

## Messung des Sauerstoffgehaltes im Muskelgewebe

Bezogen auf die zukünftige Verwendung höherer Magnetfeldstärken führt die damit verbundene Steigerung der Sensitivität auf Suszeptibilitätsgradienten zu einer größeren Signaldifferenz bei Änderungen der Sauerstoffkonzentration im Gewebe. In der Vergangenheit wurde diese Technik bei neuroradiologischen Fragestellungen angewendet, aktuelle Arbeiten (Hennig 2000) zeigen aber, dass sich die gleiche Technik offensichtlich auch zum Studium der Muskelphysiologie verwenden lässt. Die Änderung des Sauerstoffgehaltes im Muskelgewebe bei isometrischen Übungen führt zu einer nachweisbaren Signaländerung in der MR-Bildgebung. Es ist an dieser Stelle verfrüht, eine Aussage über die klinische Relevanz zu machen. Zu diesem Zeitpunkt ist es lediglich eine interessante zusätzliche Informationsquelle zum Studium der Physiologie von Muskelgruppen.

## Räumlich hochaufgelöste Diffusionsmessungen

Eine generelle Verbesserung des SNR lässt sich nicht nur durch die Verwendung einer höheren Magnetfeldstärke erreichen, sondern auch durch die Anwendung lokaler Oberflächenspulen oder einer Verwendung von Bildgebungssequenzen mit kurzen Echozeiten. Letztere haben ein starkes Gradientensystem zur Voraussetzung. In einer Arbeit von Frank et al. (Frank 1999) wurde eine lokale 50 mT/m (5 G/cm) Gradientenspule verwendet, mit einer Anstiegszeit von 100 µs auf volle Amplitude (Anstiegszeit = 2 µs/mT/m, slew rate = Gradientenstärke/Gesamtanstiegszeit = 500 T/m/s), um physiologische Parameter des normalen und degenerativen Gelenkknorpels aufzunehmen. Strukturveränderungen des degenerativen Knorpels sind mit einer Hydratation verbunden, resultierend in einer Verlängerung von T1- und T2-Relaxationszeiten, einer Zunahme der Protonendichte und des Diffusionskoeffizienten (ADC, apparent diffusion coefficient). In der von Frank et al. veröffentlichten Arbeit ist zwar eine Änderung des Diffusionskoeffizienten für den degenerativen Knorpel dokumentiert, die Zunahme der Protonendichte ist allerdings viel dramatischer und eindrucksvoller erkennbar. Die Diagnostik über die Protonendichtewichtung profitiert hier von der kürzeren Echozeit und dem höheren Auflösungsvermögen, welches durch das starke Gradientensystem ermöglicht wird.

Ein anderes Anwendungsfeld für diffusionsgewichtete Techniken scheint sich bei der Beurteilung von Wirbelkörperläsionen zu ergeben. Bauer et al. berichten in ersten Resultaten von der Möglichkeit einer Unterscheidung zwischen gutartigen und bösartigen Läsionen (Bauer 1998).

## Interventionen unter MR-Bildgebung

Auf der Anwendungsseite ist eine Zunahme an interventionellen Eingriffen unter MR-Bildgebung zu verzeichnen (Schoenenberger 1997). Die bisher schwerpunktmäßig auf offenen Niederfeldsystemen durchgeführten Biopsien, Drainagen, Thermotherapien und neurochirurgischen Eingriffe kommen zunehmend auch bei „geschlossenen" Kernspintomographen zur Anwendung. Vaskuläre Interventionen unter MR-Bildgebung wurden bereits an einem geschlossenen Hochfeldsystem durchgeführt (Manke 2000) und werden sicher zur klinischen Routine werden, sobald das Sicherheitsproblem des elektrischen leitenden Führungsdrahtes gelöst ist (Nitz 2001). Für die orthopädische Anwendung ist abzusehen, dass auch die bisher unter konventioneller Fluoroskopie eingeleitete MR-Arthrographie in Zukunft unter MR-Bildführung möglich sein wird.

## Magnetisierungs-Transfer-Bildgebung

Die schwerpunktmäßig derzeit in der orthopädischen MR-Bildgebung ausgenutzten Kontrastparameter sind die Protonendichte, die T1-Relaxation und die T2-Relaxation. Die Diffusionsbildgebung wird erst bei allgemeiner Verfügbarkeit stärkerer Gradientensysteme eine Rolle spielen. Ein anderer gewebespezifischer Parameter, der eine Aussage liefert zur makromolekularen Zusammensetzung, ist der Magnetisierungstransfer-Mechanismus (Lattanzio 2000; Gray 1995; Peterfy 1994). Die Osteoarthritis gilt als die am häufigsten auftretende Ursache für den Verlust einer Gelenkfunktion. In der frühen Phase der Osteoarthritis kommt es zu einer Auflösung des Kollagen-Netzwerkes und es besteht die Hoffnung, dass diese auf molekularer Ebene ablaufende Veränderung über das Magnetisierungstransfer-Verhalten dokumentiert werden kann. Die Verwendung der Magnetisierungstransfer-Technik zur Differentialdiagnose bei benignen und malignen Erkrankungen des Bewegungsapparates präsentiert sich derzeit nicht erfolgversprechend (Vahlensieck 1999).

## MR Bildgebung von Dehnungen und Scherkräften im Muskelgewebe

Die Untersuchung trabekulärer Strukturen und die Bildgebung des Knochenmarks mit der MRT sind in diesem Buch eingehend beschrieben und gelten als klinisch etabliert. Die in der MR-Diagnostik gebotene Möglichkeit der Bewegungsinformation über phasensensitive Techniken wird bei orthopädischen Fragestellungen dagegen noch wenig ausgenutzt (Drace 1994). Durch eine bestimmte, berechenbare, zeitliche Abfolge der in der MR-Bildgebung zum Zweck der räumlichen Kodierung verwendeten Gradienten, lässt sich eine Sequenz sensitivieren auf Bewegungen des signalgebenden Objektes. Eine Bewegung manifestiert sich dabei in der Phasenlage der transversalen Magnetisierung. Über die Auswertung dieser Phasenlage lassen sich Aussagen treffen zu Translations- und Rotationsbewegungen von Muskelgruppen und damit indirekt zu Scherkräften und Dehnspannungen. Selbst die elastische Deformation von Sehnen lässt sich mit dieser Technik analysieren.

## MR-Bildgebung der elastischen Eigenschaften von Muskelgruppen

Eine Erweiterung dieser phasensensitiven Technik erlaubt die Beurteilung der Elastizität des Weichteilgewebes (Muthupillai 1995). Dabei wird das Gewebe mechanisch angeregt (60–100 Hz) und eine phasensensitive MR Bildgebungstechnik mit dieser Anregung synchronisiert. Die entsprechend der Elastizität des Gewebes provozierte Bewegung etabliert sich in einer Phasenakkumulation des MR-Signals und kann direkt dargestellt werden. Dieser neuen Anwendung hat man den Namen MR-Elastographie (MRE) gegeben. Als nichtinvasive Technik zum Studium der Muskelfunktionen könnte sie in der Rehabilitationsmedizin zu fundamentaler Bedeutung heranwachsen (Klein 2000). Die MRE könnte auch in der Sportmedizin zu einem Verständnis bei Muskelasymmetrien beitragen. Bei postoperativen Komplikationen ist die MR-Elastographie eine potentielle Technik zur Identifikation von Narbenverläufen.

## „Molekulare" MR-Bildgebung

Es wird spekuliert, dass die MR-Bildgebung in den nächsten Jahren eine ähnliche kontrastmittelgetragene Euphorie erleben wird, wie es derzeit die Sonographie durchläuft. Das Schlagwort heißt „molecular imaging". Dabei ist nicht gerade die Bildgebung auf molekularer Ebene gemeint, sondern vielmehr die Verwendung MR-sichtbarer Markierungen von organ- oder pathologiespezifischen Kontrastmitteln, Medikamenten oder Genmanipulatoren (Fleige 2000). Ein aktuelles Beispiel ist die Kopplung spezifischer Liganden an Eisenoxide im Sinne einer selektiven Aufnahme durch bestimmte Zellen. Mit einer solchen Technik wird die Charakterisierung von Thromben über ein paramagnetische Nanopartikel enthaltendes Kontrastmittel ermöglicht, welches auf Fibrin angesetzt wird (Yu 2000).

Zusammenfassend lässt sich sagen, dass es bei der Beantwortung orthopädischer Fragestellungen noch signifikante Fortschritte geben kann durch die absehbaren Entwicklungen auf dem Hardware-Sektor. Selbst die bekannten kontrastmittelbeeinflussenden Parameter der MR Bildgebung sind in ihrer Abschätzung auf klinische Relevanz noch in keinster Weise vollständig evaluiert. Auf dem Gebiet der Kontrastmittelentwicklungen sind mit Sicherheit unter dem Schlagwort „Molekulare Bildgebung" noch einige Überraschungen zu erwarten. Zu erwähnen bleiben noch die Techniken, die sich schon in anderen Anwendungen etabliert haben und in ihrer Form auch bei orthopädischen Fragestellungen zur Anwendung kommen könnten, wie z. B. die noch zu entwickelnde virtuelle Arthrographie (Feldman 2000).

## Literatur

1. Bauer A, Stäbler A, Brüning R, Bartl R, Krodel A, Reiser M, Deimling M (1998) Diffusion-weighted MR imaging of bone marrow: differentiation of benign versus pathologic compression fractures. Radiology 207:349–356
2. Bonél H, Frick A, Sittek H, Heuck A, Steinborn M, Baumeister RGH, Reiser M (1997) Untersuchungen von Hand und Handgelenken mit einem dedizierten Niederfeldextremitäten-MRT-Gerät. Radiologe 37:785–793
3. Drace JE, Pelc NJ (1994) Skeletal muscle contraction: analysis with use of velocity distributions from phase-contrast MR imaging. Radiology 193:423–429
4. Feldman F (2000) Musculoskeletal radiology: then and now. Radiology 216:309–316
5. Fleige G, Hamm B, Zimmer C (2000) Molekulare MR Bildgebung. Fortschr Röntgenstr 172:865–871
6. Frank LR, Wong EC, Luh W-M, Ahn JM, Resnick D (1999) Articular cartilage in the knee: mapping of the physiologic parameters at MR imaging with a local gradient coil – preliminary results. Radiology 210:241–246
7. Gray ML, Burstein D, Lesperance LM, Gehrke L (1995) Magnetization transfer in cartilage and its constituent macromolecules. Magn Reson Med 34:319–325
8. Hennig J, Scheffler K, Schreiber A (2000) Time resolved observation of BOLD effect in muscle during isometric exercise. Proceedings of the Intern Soc Magn Reson Med, Denver, pp 122
9. Kersting-Sommerhoff B, Gerhardt P, Golder W, Hof N, Riel K-A, Helmberger H, Lenz M, Lehner K (1995) MRT des Kniegelenks: Erste Ergebnisse eines Vergleichs von 0,2T Spezialsystem mit 1.5 T-Hochfeldmagnet. Fortschr Röntgenstr 162/5:390–395
10. Klein O, Grimm R, Rossman PJ, Dresner MA, Manduca A, Ehman RL (2000) High speed tension mapping in muscle with MR elastography. Proceedings of the Intern Soc Magn Reson Med, Denver, p 121
11. Lattanzio P-J, Marshall KW, Damyanovich AZ, Peemoeller H (2000) Macromolecule and water ex-

change modeling in articular cartilage. Magn Reson Med 44:840–851
12. Manke C, Nitz WR, Lenhart M, Volk M, Geissler A, Djavidani B, Strotzer M, Kasprzak P, Feuerbach S, Link J (2000) Stent angioplasty of pelvic artery stenosis with MRI control: initial clinical results. Rofo Fortschr Geb Röntgenstr Neuen Bildgeb Verfahr 172/1:92–97
13. Mosher TJ, Dardzinski BJ, Smith MB (2000) Human articular cartilage: influence of aging and early symptomatic degeneration on the spatial variations of T2 – preliminary findings at 3 T. Radiology 214:259–266
14. Muthupillai R, Lomas DJ, Rossman PJ, Greenleaf JF, Manduca A, Ehman RL (1994) Magnetic resonance elastography by direct visualization of propagating acoustic strain waves
15. Nitz WR, Oppelt A, Renz W, Manke C, Lenhart M, Link J (2001) On the heating of linear conductive structures as guide wires and catheters in interventional MRI. J Magn Reson Imaging 13:105–114
16. Peterfy CG, Majumdar S, Lang P (1994) MR imaging of the arthritic knee: improved discrimination of cartilage, synovium, and effusion with pulsed saturation transfer and fat-suppressed T1-weighted sequences. Radiology 191:413–419
17. Schoenenberger AW, Steiner P, Debatin JF, Zweifel K, Erhart P, Schulthess GK von, Hodler J (1997) Real-time monitoring of laser diskectomies with a superconducting open-configuration MR-system. Am J Roentgenol 169/3:863–867
18. Vahlensieck M, Gieseke J, Träber F, Schild H (1999) Quantifizierung des Magnetization Transfer Contrast (MTC) Effektes durch Berechnung von MT-Quotienten: Ergeben sich Zusatzinformationen für die Differenzierung benigner und maligner Erkrankungen des Bewegungsapparates. Fortschr Röntgenstr 171:468–472
19. Verstraete KL, Van der Woude HJ, Hogendoorn PCW et al (1996) Dynamic contrast enhanced MRI of musculoskeletal tumors: basic principles and clinical applications. J Magn Reson Imaging 6:311–321
20. Yu X, Song S-K, Chen J, Scott MJ, Fuhrhop RJ, Hall CS, Gaffney PJ, Wickline SA, Lanza GM (2000) High-resolution MRI characterization of human thrombus using a novel fibrin-targeted paramagnetic contrast agent. Magn Reson Med 44:867–872

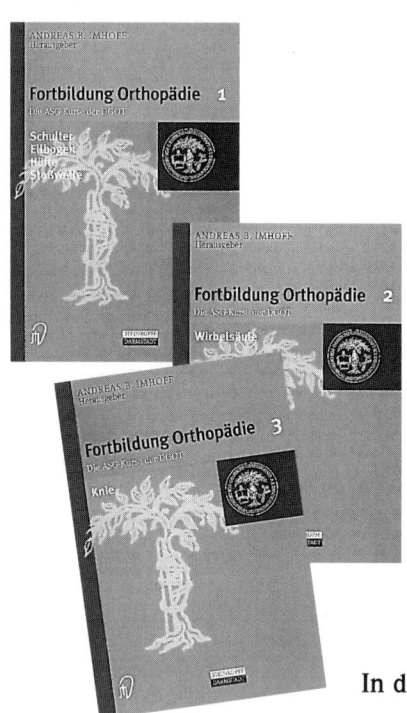

A. B. Imhoff (Hrsg.)

# Fortbildung Orthopädie

Die ASG-Kurse der DGOT

In dieser Reihe sind bereits erschienen:

**Band 1**
**Schulter / Ellbogen / Hüfte / Stoßwelle**
1999. 267 Seiten. 169 Abb. 31 Tab. broschiert
DM 99,90; sFr 88,–; ab 1. 1. 2002 € 49,95*
DM 89,90; sFr 80,–; ab 1. 1. 2002 € 44,95*
(Subskriptionspreis)
ISBN 3-7985-1148-9

**Band 2**
**Wirbelsäule**
1999. 136 Seiten. 72 Abb. 120 Tab. broschiert
DM 99,90; sFr 88,–; ab 1. 1. 2002 € 49,95*
DM 89,90; sFr 80,–; ab 1. 1. 2002 € 44,95*
(Subskriptionspreis)
ISBN 3-7985-1149-7

**Band 3**
**Knie**
2000. 172 Seiten. 136 Abb. 10 Tab. broschiert
DM 99,90; sFr 88,–; ab 1. 1. 2002 € 49,95*
DM 89,90; sFr 80,–; ab 1. 1. 2002 € 44,95*
(Subskriptionspreis)
ISBN 3-7985-1181-0

**Band 4**
**Fuß**
2000. 155 Seiten. 106 Abb. 11 Tab. broschiert
DM 99,90; sFr 88,–; ab 1. 1. 2002 € 49,95*
DM 89,90; sFr 80,–; ab 1. 1. 2002 € 44,95* (Subskriptionspreis)
ISBN 3-7985-1182-9

**Band 5**
**MRT**
2001. ca. 160 Seiten. 100 Abb. broschiert
DM 99,90; sFr 88,–; ab 1. 1. 2002 € 49,95*
DM 89,90; sFr 80,–; ab 1. 1. 2002 € 44,95* (Subskriptionspreis)
ISBN 3-7985-1183-7

Weitere Bände sind in Vorbereitung:

**Band 6**
**CAOS**
**Knochentumoren**
Mai 2002
ca. DM 99,90; sFr 88,–; ab 1. 1. 2002 € 49,95*
ca. DM 89,90; sFr 80,–; ab 1. 1. 2002 € 44,95* (Subskriptionspreis)
ISBN 3-7985-1184-5

* Die Euro-Preise für Bücher sind gültig in Deutschland und enthalten 7 % MwSt. Preisänderungen und Irrtümer vorbehalten.

**Subskriptionspreis bei Bestellung der gesamten Reihe:
ca. 20 % Nachlaß auf den Ladenpreis**

**Besuchen Sie unsere Homepage: www.steinkopff.springer.de**

STEINKOPFF DARMSTADT

Steinkopff Darmstadt, Postfach 100462, D-64204 Darmstadt

Druck: Zechner - Datenservice und Druck, Speyer
Verarbeitung: Buchbinderei Schäffer, Grünstadt